温病方论

主编　周　波　钱月慧

中国中医药出版社
·北京·

图书在版编目（CIP）数据

温病方论／周波，钱月慧主编. —北京：中国中医药出版社，2015.8
ISBN 978-7-5132-2534-2

Ⅰ.①温… Ⅱ.①周… ②钱… Ⅲ.①温病学说 Ⅳ.①R254.2

中国版本图书馆CIP数据核字（2015）第113697号

中国中医药出版社出版
北京市朝阳区北三环东路28号易亨大厦16层
邮政编码 100013
传真 010 64405750
三河双峰印刷有限公司印刷
各地新华书店经销
*
开本 880×1230 1/32 印张 11.75 字数 235 千字
2015 年 8 月第 1 版 2015 年 8 月第 1 次印刷
书号 ISBN 978-7-5132-2534-2
*
定价 29.00 元
网址 www.cptcm.com
如有印装质量问题请与本社出版部调换

社长热线 010 64405720
购书热线 010 64065415 010 64065413
微信服务号 zgzyycbs
书店网址 csln.net/qksd/
官方微博 http://e.weibo.com/cptcm
淘宝天猫网址 http://zgzyycbs.tmall.com

《温病方论》编委会

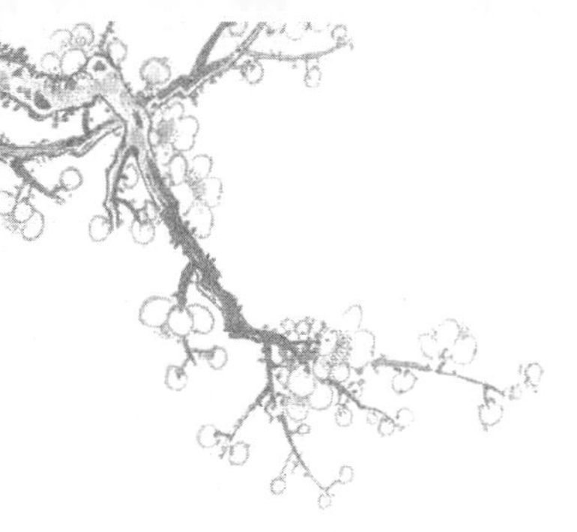

前　言

温病是感受温邪引起的，具有热象偏重、易化燥伤阴等特点的多种外感热性病的统称。自《黄帝内经》开始就有关于温病病名、病因等的记载，后世历代医家、医著也对温病的相关理论进行了阐述。尤其在明清时期，以叶天士、薛生白、吴鞠通、王孟英为代表的温病大家，更是在因、机、证、治等方面对温病进行了深入系统的论述，他们对温病学的形成和发展做出了卓越的贡献。

近十年来，各类新型传染病的发生使广大中医药工作者对温病学越来越重视，非典型性肺炎、甲型 H_1N_1 流感等疾病的流行促使温病学科有了进一步的发展，全国各地的中医医家们都试图找到治疗这些温病的有效方剂。虽然有学者对温病方剂进行过梳理，并出版了相应的著作，但以温病名方立论，选录其历代论述，并对现代研究进行系统的整理，尤其是关于整理温病方剂扩大到临床各科验案的书籍，并不多见。《温病方论》一书即以此为构架，选取了75个被研究较多的温病名方，结合临床实践进行整理，务使这些方剂的功用能够进一步发扬光大。

近年来，我们借国家中医药管理局“十二五”重点学科建设的春风，不断对温病学的理论和文献进行挖掘整理，并运用到临床实践中，取得了良好的效果，并相继编纂出版了《精选温病医案解析110例》《〈未刻本叶氏医案〉释按》等书籍，受到诸多同仁的赞许。希望此书的出版亦能给各位同行一些帮助。

本书的编写和出版得到了中国中医药出版社的支持和关心，中国中医药出版社的张伏震编辑对本书提出了宝贵的意见，在此表示深深的谢意！

由于编写时间仓促，本书自有不当之处，望读者及同仁们提出宝贵的意见，以便再版时修订提高。

编者

2015年7月于银川

目 录

概 述

温病是一大类外感热病的总称，是由温邪引起的，具有热象偏重、易化燥伤阴等特点的一类急性外感热病。在发病过程中具有几大特点：①具有特定的致病因素——温邪；②大多具有传染性、流行性，有明显的季节性和地域性；③病程发展有一定的规律性；④临床表现具有特殊性。温病的发生是内外因协同作用的结果，内因即人体的体质在发病中起决定性的作用，但从外界感受到的风热、暑热、湿热、燥热、温热、疫疠、温毒等病邪，在很大程度上决定了所患温病的类型。温病的治疗，是在辨证论治理论的指导下，明确病因、病位、病性、病机，制定相应治法，选用相应的方药，以祛除病邪，调整机体，扶助正气，从而促使患者恢复健康。随着现代研究的逐步深入，温病的范围也越来越广泛，尤其近些年有传染性的温病有明显的高发趋势，如非典型肺炎、禽流感等，因此选择合适的治疗温病的方剂，对于满足临床需求、加快治愈温病具有重要意义。

一、温病的治则

温病的治则，符合中医治疗疾病的一般原则，即所谓的“热者寒之”“寒者热之”“虚则补之”“实则泻之”等。

但温病作为一类特殊的外感热病，有自己独特的治疗原则，这些原则是根据叶天士所创的卫气营血辨证和吴鞠通所创的三焦辨证理论而确定的，即卫气营血治则和三焦治则。叶天士根据温病不同阶段的病理变化，提出“在卫汗之可也，到气才可清气，入营犹可透热转气，入血就恐耗血动血，直须凉血散血”。吴鞠通在三焦辨证理论的基础上提出了：“治上焦如羽，非轻不举；治中焦如衡，非平不安；治下焦如权，非重不沉。”这些都是温病的治则。

二、确立温病治法的依据

温病治法的确立主要有以下几方面的依据：首先是审查病因，当邪气侵犯人体的时候，根据临床表现，结合季节变化，找寻到温病的病因，进而确立相应的治疗方法。其次是辨别病机，病机不同，则治法迥异，要对温病各阶段不同病位、不同性质的证候进行全面的病机分析，从而确立相应的治法。再有就是观证候，察邪正，针对温病发病过程中的特殊症状以及邪正消长的变化，来确立相应的治疗方法。

三、治疗温病的方剂分类

温病的治疗方法内容丰富，涉及广泛，相应的治疗方剂也十分庞杂，将这些方剂系统归类，可便于学习和使用。如何对治疗温病的方法进行归类，则需要抓住温病发病过程中常见的症候群。本书将治疗温病的方剂概括为九大类，即解表方、清热方、滋阴方、通下方、祛湿方、和解方、息风方、开窍方、固脱方。

解　表　方

解表方是祛除表证，解除表邪的一类方剂，具有疏泄腠理，祛邪外出的作用。适用于温病初起，邪在卫分的表证。但由于温病初起，在表的病邪性质各有不同，所以解表方法各异：风热、燥热之邪在表者，主以辛凉解表；湿邪在表者，主以芳香化湿；暑湿在里而又感受了在表的寒邪者，要解表散寒与清除暑湿并用。

解表方在治疗温病时需要注意：治疗温病表证，要根据在表病邪性质的不同选用合适的方剂；温病初起，若属里热外发而无表证者，忌用此类方剂；解表剂中忌用辛温之品，即使“客寒包火”，也只可稍佐辛温之品，助其发散透邪，过用则有助热化火之弊端；要注意患者的体质和病邪的兼夹，如平素气虚而又外感温邪所致的卫表证，则要在运用解表剂的基础上酌加益气药物；应用解表剂当分清病邪的性质，表证解除后即停用，同时也不可发散太过，以免过汗伤津。

现代药理研究也证实，解表法能够促进汗腺分泌及血管舒张，加快散热及降温；能调整人体的免疫功能，有利于祛除病原体及病毒；能改善循环功能，有利于炎症吸收和功能恢复；还能抵抗病原微生物侵入机体。

银翘散

（《温病条辨》）

【组成】 连翘一两　银花一两　苦桔梗六钱　薄荷六钱　竹叶四钱　生甘草五钱　芥穗四钱　淡豆豉五钱　牛蒡子六钱

【用法】 上杵为散，每服六钱，鲜苇根煎汤，香气大出，即取服，勿过煎。肺药取轻清，过煎则味厚而入中焦矣。病重者，约二时一服，日三服，夜一服；轻者，三时一服，日二服，夜一服。病不解者，作再服。

【功效主治】 辛凉透表，清热解毒。主治温病初起。症见发热，微恶风寒，无汗或有汗，头痛，口渴，咳嗽，咽痛，舌边尖红，苔薄白或薄黄，脉浮数。

【方解】 银翘散是治疗温病初起的常用代表方剂。方中重用银花，甘寒芳香，清热解毒，辟秽祛浊，连翘苦寒，清热解毒，轻宣透表，共为君药；薄荷辛凉，发汗解肌，除风热而清头目，荆芥、豆豉虽属辛温之品，但温而不燥，与薄荷相配，辛散表邪，共为臣药；牛蒡子、桔梗、甘草宣肺祛痰，解毒利咽，竹叶、芦根甘寒轻清，透热生津，均为佐药；甘草能调和诸药，以为使。合而用之，共成疏散风热，清热解毒之剂。

【现代研究】

1. 实验研究：银翘散的现代应用被越来越多的医家、

研究者所重视。如余奇等人通过实验观察到银翘散加减对各种常见的引起咽喉部感染的病原菌均有不同程度的抑制作用，能减少醋酸致小鼠发生的扭体反应，具有良好的抗病毒、抑菌、镇痛作用。

2. 文献报道：银翘散中含有多种黄酮类物质，黄酮类物质是抗流感病毒的活性成分之一，可以抑制流感病毒唾液酸酶的活性和抑制膜融合。因此可以推断，黄酮类成分可能是银翘散抗流感病毒作用的主要物质基础之一。

【文献选录】

吴鞠通《温病条辨》：本方谨遵《内经》“风淫于内，治以辛凉，佐以苦甘；热淫于内，治以咸寒，佐以甘苦”之剂。又宗喻嘉言芳香逐秽之说，用东垣清心凉膈散，辛凉苦甘，病初起，且去入里之黄芩，勿犯中焦。加银花辛凉，芥穗芳香，散热解毒，牛蒡子辛平润肺，解热散结，除风利咽，皆手太阴药也。此方之妙，预护其虚，纯然清肃上焦，不犯中下，无开门揖盗之弊，有轻以去实之能，用之得法，自然奏效。

张秉成《成方便读》：银翘散，治风温温热，一切四时温邪，病从外来，初起身热而渴，不恶寒，邪全在表者。故以辛凉之剂，轻解上焦。银花、连翘、薄荷、荆芥，皆辛凉之品，轻扬解散，清利上焦者也。豆豉宣胸化腐，牛蒡利膈清咽，竹叶、芦根清肺胃之热而下达，桔梗、甘草解胸膈之结而上行，此淮阴吴氏特开客气温邪之一端，实前人所未发耳。

【医案举隅】

案例1：林某，男，教师。1973年10月5日就诊。

患者身热，头痛，恶寒而无汗，面赤，口渴引饮，咳嗽痰稠，溺赤，脉濡数，舌质红，苔白干。证脉合参，乃太阴伏暑证。治以辛凉解表，宣肺利湿。

处方：银翘散加味（金银花15g，连翘12g，桔梗10g，薄荷5g，牛蒡子10g，甘草5g，竹叶10g，荆芥10g，淡豆豉10g，杏仁10g，滑石15g，天花粉15g，浙贝母10g）。

用法：水二碗（约600mL），煮存一碗，日服二剂，连服四剂而痊愈。

按语：头痛恶寒，是伤寒与温病的共同症状。其鉴别在于脉象：伤寒脉紧，中风脉缓，暑脉本弱。"濡"为浮而无力的表现，类似于"弱"，故"弱"为"濡"的本体。面赤，烦渴，脉濡数，这是暑病的特点。但伤寒阳明证亦面赤、烦渴。因阳明病脉洪大，舌苔黄，今舌苔白，脉濡数又与阳明证不同。暑为阳邪，故烦渴。面赤是里热的表现。暑中兼湿，故舌苔白，是有湿滞的原因。具有上述症状，虽在冬季，但不是伤寒，仍然是太阴伏暑。

本例乃新凉引动伏邪，故恶寒无汗，其证轻，治宜辛凉泄卫，用银翘散加味而获愈。如果表解而热不罢或反炽，为伏暑随汗而发，这时必须审其上、中、下三焦，气营血三分，随证用药。大抵伏暑一证，早发则病轻而易愈，愈晚发则病愈重、治愈难而病程亦愈长。

案例2：郭某，男，2岁3个月，1959年4月10日住某医院。

发热已13日之久，高热不退，全身无汗，咳而微烦，诊其脉数，舌质微红，舌苔黄腻，此属表邪未解，肺卫不宣，热不得越，治宜清宣透表，邪热乃有外出之路。

处方：苏叶一钱，僵蚕一钱五分，金银花二钱，连翘一钱五分，杏仁一钱，桔梗八分，牛蒡子一钱五分，薏苡仁二钱，淡豆豉四钱，黄芩一钱，竹叶二钱，苇根五钱。一剂。

二诊：服药后微汗而热减，但仍咳嗽，舌苔灰腻，脉沉数。原方去金银花、淡豆豉，加枳壳一钱再服。

三诊：热全退，咳嗽息，肺水泡音减少，舌苔灰薄，脉缓，此风热虽解，肺胃未和，湿热未净，以调和肺胃并通阳利湿为治。

处方：连皮茯苓二钱，法半夏一钱五分，陈皮一钱，薏苡仁四钱，桑皮二钱，冬瓜仁三钱，通草一钱，谷麦芽各二钱。

上方服两剂而愈。

按语：风热久羁，表气郁闭，故法取清宣透表，用苏叶、僵蚕、牛蒡子辛以散风，金银花、连翘、黄芩苦以清热，竹叶、苇根凉而能透，杏仁、薏苡仁理肺去湿，桔梗为肺经引药，豆豉发散郁热，所以得药即汗而热减。

【方剂点评】银翘散乃辛凉解表的代表方剂，疏风透热的作用极好，而且非常平和，故吴鞠通称之为“辛凉平剂”，其特点是用药轻清，作用平和。此方配伍严谨，虽为辛凉之剂，但方中配伍辛温之芥穗、淡豆豉，有助于发汗，利于病情，是中医“发表不远温”思想的体现。临床中除了对外感热病有良好的疗效，在内科、神经科、儿科、妇科等领域也有广泛的应用。

【方歌与趣味速记】

方歌：银翘桔薄豉甘荆，牛蒡竹芦共合成。邪客卫分寒热渴，辛凉平剂取轻清。

趣味速记：荷牛豉草，连根梗叶花穗（想象：河牛吃草，连根梗叶花穗全吃了）。

【参考文献】

[1] 余奇，林庆华，黄天文.银翘散加减方药理作用初探[J].中医药研究，2002，18（3）：38-40.

[2] 杨茂春.医案[J].海南卫生，1984（2）：39.

[3] 高辉远.蒲辅周医案[M].北京：人民卫生出版社，1972.

[4] 彭述宪.温病方剂歌诀[M].北京：人民军医出版社，2005.

桑菊饮

（《温病条辨》）

【组成】 杏仁二钱　连翘一钱五分　薄荷八分　桑叶二钱五分　菊花一钱　苦梗二钱　甘草八分　苇根二钱

【用法】 水二杯，煮取一杯，日二服。

【功效主治】 疏风清热，宣肺止咳。主治风温初起，但咳，身热不甚，口微渴。

【方解】 本方用桑叶清透肺络之热，菊花清散上焦风热，并作君药。辛凉之薄荷，助桑、菊散上焦风热，桔梗、杏仁，一升一降，解肌肃肺以止咳，共为臣药。连翘清透膈上之热，苇根清热生津止渴，用作佐药。甘草调和诸药，用作使药。诸药配合，有疏风清热，宣肺止咳之功。但药轻力薄，若邪盛病重者，可依照原方加减法选药。

【现代研究】

1. 抗炎作用。杨奎等通过动物实验研究证实，桑菊饮对实验性急性炎症模型有较强的抑制作用，能明显增加大鼠肾上腺中胆固醇的含量，升高血浆中醛固酮和皮质醇的水平，此外，又能降低大鼠肾上腺中维生素 C 的含量，兴奋下丘脑－腺垂体－肾上腺皮质轴，表明桑菊饮的抗炎作用是通过多种途径相互整合而实现的。

2. 解热作用。桑菊饮煎剂对致热动物模型有明显的解热作用，许庆棣经研究证实，桑菊饮对五联疫苗所致发热的大鼠有明显的降温作用，并且还证实桑菊饮灌肠给药的解热效果优于口服给药。

3. 发汗作用。富杭育用桑菊饮 5g/kg 灌胃给予大鼠，能使正常大鼠的汗腺分泌增加，发汗作用的峰值一般在给药后 1.5 ～ 2.0 小时。充分证实内服桑菊饮煎剂可令动物发汗。

4. 抑制肠蠕动亢进的作用。富杭育等采取小肠推进运动实验，观察桑菊饮对小鼠肠道蠕动亢进的抑制作用。结果表明桑菊饮抑制肠蠕动亢进起效快，达到峰值的时间短，起效剂量小。

5. 免疫作用。内服桑菊饮有增强机体免疫力的功能，钱瑞生的实验显示，桑菊饮加减方可提高机体巨噬细胞的吞噬功能，使吞噬指数明显提高，吞噬能力可提高2.6倍嗜酸细胞增加约50%。说明桑菊饮能通过增加非特异性吞噬能力达到消除病原微生物的作用从而增加机体的免疫力。

【文献选录】《医方概要》：此方比银翘散更轻。桑叶、菊花泄风宣肺热，杏仁泄肺降气，连翘清热润燥，薄荷泄风利肺，甘、桔解毒利咽喉，能开肺泄肺，芦根清肺胃之热，合辛凉清解之法，以泄化上焦肺卫之风温。

【医案举隅】

案例1：黄某，男，35岁，工人。1959年1月20日初诊。

患者两天前突然发烧、恶寒、咳嗽，咯吐黑色痰涎，右下胸部疼痛，时有鼻衄。查体温39.1℃，咽充血，右下胸在背部可闻及少许湿啰音。血化验白细胞18.0×10^9/L，中性粒细胞0.87，淋巴细胞数0.10，单核细胞0.3×10^9/L。西医诊断为右下肺大叶性肺炎，曾用抗生素等治疗两天，疗效不显，故来中医科就诊。症见恶寒，发热，头痛有汗，咳嗽，痰中带血，量不多，右季肋疼痛，咳则加重，口渴喜饮，舌质红，苔薄白，脉浮数。辨证：风温犯肺，肺失宣降。立法：辛凉解表，化痰清肺。

处方：桑叶9g，菊花9g，杏仁9g，桔梗9g，连翘9g，鲜芦根30g，板蓝根30g，桃仁9g，冬瓜子15g，生薏苡仁15g，丹皮9g，仙鹤草9g。3剂。

复诊：药后表解热退，咳嗽胸痛亦减，痰中已无血，口渴，午后低热。脉转和缓，苔薄白。血检白细胞5.6×10^9/L。

治依原方加减。

桑叶 9g，杏仁 9g，桔梗 4.5g，生薏苡仁 15g，黄芩 6g，连翘 9g，冬瓜子 12g，广陈皮 6g。连服三剂，临床症状皆除。

按语：患者时值冬日发病，起病急，卫表证候突出，结合脉证，辨证属风热犯肺，肺失宣降，故治疗以宣通肺气，疏风清热为宜，拟用桑菊饮加减治疗，三剂后诸症好转，尚有低热等，再依原方加减治疗，重在养阴肃肺，终至症状消除。

案例 2：张某，男，2 岁。1959 年 3 月 10 日因发热 3 天住某医院。

住院检查摘要：血化验白细胞总数 27，400/mm^3，中性粒细胞百分比 76%，淋巴细胞百分比 24%，体温 39.9℃，听诊两肺有水泡音。诊断为腺病毒肺炎。

病程与治疗：住院后，曾用青霉素、链霉素、合霉素等抗生素进行治疗。会诊时，仍高热无汗，神昏嗜睡，咳嗽微喘，口渴，舌质红，苔微黄，脉浮数。乃风温上受，肺气郁闭，宜用辛凉轻剂，宣肺透卫，方用桑菊饮加味。

处方：桑叶一钱，菊花二钱，连翘一钱五分，杏仁一钱五分，桔梗五分，甘草五分，牛蒡子一钱五分，薄荷八分，苇根五钱，竹叶二钱，葱白三寸。

共进两剂。药后得微汗，身热略降，咳嗽有痰，舌质红，苔薄黄，脉滑数，表闭已开，余热未除，宜予清疏利痰之剂。

处方：苏叶一钱，前胡一钱，桔梗八分，桑皮一钱，黄芩八分，天花粉二钱，竹叶一钱五分，橘红一钱，枇杷叶二钱。

再服一剂。微汗出而身热退，亦不神昏嗜睡，咳嗽不显，唯大便两日未行。舌红减退，苔黄微腻，脉沉数。乃表解里未和之候。宜原方去苏叶，加枳实一钱，莱菔子一钱，麦芽二钱。

服后体温正常，咳嗽已止，仍未大便，舌中心有腻苔未退，脉滑数，乃肺胃未和之象，应调和肺胃，利湿消滞。

处方：冬瓜仁四钱，杏仁二钱，薏苡仁四钱，苇根五钱，炒枳实一钱五分，莱菔子一钱五分，麦芽二钱，焦山楂二钱，建曲二钱。

服两剂而诸症悉平，食、眠、二便俱正常。停药后饮食调养，痊愈出院。

按语：此病为风温，证属风温犯肺，西医诊断为腺病毒肺炎。叶天士谓“风热上受，首先犯肺”，故以桑菊饮清轻辛凉之剂，宣肺以散上受之风，透卫以清在表之热。一剂即得微汗，再剂即身热已退，不要因其为腺病毒肺炎，初起即投以苦寒重剂，药过病所，失去清轻透达之机，则反伤阳气，使轻者重，重者危。此案例正是吴鞠通“治上焦如羽，非轻不举”治疗思想的体现。

【方剂点评】桑菊饮组方严谨，应用广泛，在古今均为众医家所推崇。其组方颇有特点，如升降结合，增强功能，桔梗与杏仁相配伍，桔梗苦、辛、平，开宣肺气，杏仁降泄肺气，二者一升一降，恢复肺的宣发肃降功能，咳嗽自止；全方还体现出了疏风透表不伤阴的特点，桑叶、菊花共为君药，起到疏风透表之作用，疏散过度则令津液干燥，吴鞠通又用辛凉之薄荷、苦寒之连翘为佐药，并用芦根生津养阴，可谓思考周密，配伍得当；方剂剂量也体现出了用药轻清的特点，方中诸药用量大多少于银翘散，这种轻透祛表，养阴存阴的治法正是温病忌汗思想的体现。

【方歌与趣味速记】

方歌：桑菊饮中桔杏仁，翘苇薄草制方新。温邪袭肺宜宣泄，清热疏风此法珍。

趣味速记：（张）果老上河接人瞧芦花（国老即甘草，上即桑叶，河即薄荷，接即桔梗，人即杏仁，瞧即连翘，花即菊花）。

【参考文献】

[1] 杨奎，曾南，沈映君，等．桑菊饮抗炎作用的研究 [J]. 中药药理与临床，1994，（3）：4-5.

[2] 许庆棣．古典清热方对体温影响的实验观察 [J]. 中西医结合杂志，1985，5（6）：378-379.

[3] 富杭育，周爱香，贺玉琢，等．以发汗的药效法再探麻黄汤、桂枝汤、银翘散、桑菊饮的药代动力学 [J]. 中药药理与临床，1992，8（5）：1-3.

[4] 富杭育，周爱香，贺玉琢，等．以抑制肠蠕动亢进作用再探麻黄汤、桂枝汤、银翘散、桑菊饮的药代动力学 [J]. 中成药，1993，15（1）：35-36.

[5] 钱瑞生．中草药免疫促进剂 [J]. 中医杂志，1980，21（3）：235-236.

[6] 中医内科急症医案辑要 [M]. 太原：山西科学教育出版社，

1988.

[7] 高辉远等整理，中医研究院主编 . 蒲辅周医案 [M]. 北京：人民卫生出版社，1972.

[8] 彭述宪 . 温病方剂歌诀 [M]. 北京：人民军医出版社，2005.

银翘马勃散

（《温病条辨》）

【组成】 连翘一两　牛蒡子六钱　银花五钱　射干三钱　马勃两钱

【用法】 上杵为散。每服六钱，鲜苇根煎汤，香气大出，即取服，勿过煮。病重者，约两时一服，日三服，夜一服；轻者三时一服，日两服，夜一服，病不解者，作再服。

【功效主治】 清热利咽。主治湿温喉阻咽痛。

【方解】 该方原治湿热之邪郁肺，化火上阻咽喉。方用金银花、连翘清热解毒，开宣肺气，牛蒡子疏散风热，利咽散结，射干解热毒，利咽喉，马勃解毒消肿，清利咽喉。诸药合用，共奏解毒利咽之功效。

【现代研究】 现代对银翘马勃散的临床应用中，主要是针对小儿外感风热温毒，热毒郁结所致的多种疾病的治疗。如王平用本方加味治疗小儿热证，取得了十分满意的效果。另外银翘马勃散对治疗喉源性咳嗽、小儿手足口病等有显著的临床疗效。

【文献选录】 吴鞠通：湿温喉阻咽痛，银翘马勃散主之。

【医案举隅】

案例1：吉某，男，5岁。

曾多次患急性扁桃体炎，每次均需应用抗生素始愈。此次发热、咽痛3日，伴纳差，大便3日未行，曾肌肉注射复方氨基比林、地塞米松，静脉滴注头孢曲松钠、双黄连等，治疗2日，体温仍时退时升，余症不减。刻诊：体温39.5℃，精神差，面色红赤。查体见咽部充血，双侧扁桃体Ⅰ度肿大，有脓性分泌物覆盖，舌质红，苔黄腻，脉滑数。双肺呼吸音粗，未闻及干湿性啰音，心腹及神经系统检查未见异常。西医诊断为急性化脓性扁桃体炎。辨证为外邪袭咽，热毒蕴结。治宜清热解毒，宣散蕴结。故在原有治疗上加服中药。予银翘马勃散加味。

处方：金银花12g，连翘12g，黄芩9g，桔梗6g，射干10g，马勃6g（包煎），牛蒡子10g，蒲公英15g，生大黄6g，生石膏30g，山豆根6g。

2剂。水煎服，日1剂。服1剂药后热退，咽部充血，双侧扁桃体Ⅱ度肿大，已无脓性分泌物。服2剂药后未再发热，大便通畅，咽部充血，双侧扁桃体Ⅱ度肿大，继上方去生石膏、生大黄，加焦三仙各12g，3剂。后未再发热，食纳好转，咽部及扁桃体充血明显减轻，两侧扁桃体Ⅰ度肿大。继服上药3剂痊愈。

按语：银翘马勃散出自《温病条辨》："湿温喉阻咽痛，银翘马勃散主之。"该方原治湿热之邪郁肺，化火上阻咽喉。方用金银花、连翘清热解毒，开宣肺气；牛蒡子疏散风热，利咽散结；射干解热毒，利咽喉；马勃解毒消肿，清利咽喉。诸药合用，共奏解毒利咽之功效。方中加桔梗开宣上焦，以增强宣肺之功。热毒甚者可加用板蓝根、蒲公英以清热解毒，用生石膏以清热。《医学衷中参西录》曰："石膏，凉而能散，有透表解肌之力。外感有实热者，放胆用之，直胜金丹。"栀子、大黄以清热通腑。小儿肌肤疏薄，易为外邪所侵。当今小儿过食肥甘，过于保暖，少活动，易发生湿热内蕴。病后多为表证夹有湿热，与银翘马勃散之病机相合。故大凡各种急性感染性疾病，如扁桃体炎、猩红热、溃疡性口腔炎、鼻窦炎、咽喉炎等，具有高热，咽喉红肿疼痛，舌质红，苔白或苔黄，脉滑数者均可用本方化裁。

案例2：张某，女，45岁。

反复失眠半年余，每晚仅能睡2~3小时。心烦多梦，躁扰不安，头晕胸闷，纳差，食后嗳气频繁，时觉恶心欲呕。口苦口干，咽喉干燥疼痛，大便干结，小便黄。查体见咽部红肿，口腔内有一溃疡（自诉食辛辣之物极易发生咽痛及口腔溃疡），舌质红，苔黄厚。予银翘马勃散合温胆汤加减。

处方：金银花10g，连翘12g，马勃10g，牛蒡子10g，射干10g，茯苓10g，半夏10g，陈皮10g，枳壳10g，竹茹10g，酸枣仁10g，夜交藤15g，甘草6g。

前后服药20余剂，失眠改善，每晚可睡5小时左右。现仍坚持治疗。

按语：不寐即失眠，是临床常见的顽症之一，病程长，病因复杂，预后多不理想。上述病人据症状、病因可知其既有心火偏亢，心神不安，又有胃气不和，痰热上扰。所施银翘马勃散，主入手少阴心经，可清心火，利咽除湿（其君药连翘，主入心经，《本草纲目》谓之可泻心火，除脾胃湿热，泻心经客热），而温胆汤，乃理气化痰和胃之名方。二方合用，辅以酸枣仁、夜交藤，可清心火，除痰热，理气和胃安神，故可见效。

【方剂点评】原方治湿热之邪郁而化火，上阻咽喉，故用轻清宣开，解毒利咽的银翘马勃散治疗。在现代药理研究中，银翘马勃散的成分有较强的抑制病毒和细菌的作用。

【方歌与趣味速记】

方歌：银翘马勃散，牛蒡射干攻。湿温咽痛解，心胆两经清。

趣味速记：银翘射牛马。

【参考文献】

[1] 敖素华，韦衮政．胡天成教授运用银翘马勃散经验撷萃[J]. 四川中医，2002，20（1）：4-5.

[2] 王平．银翘马勃散加味在小儿热证中的应用[J]. 河北中医，2008，30（7）：727-728.

[3] 敖素华，彭素岚，王俊峰．银翘马勃散加味治疗喉源性咳嗽 50 例[J]. 陕西中医，2005，26（12）：1273-1274.

[4] 张磊．银翘马勃散加减治疗小儿手足口病 150 例[J]. 光明中医，2011，26（5）：955-956.

[5] 夏鑫华．伍炳彩运用银翘马勃散经验[J]. 江西中医药，2003，34（10）：5-6.

新加香薷饮

（《温病条辨》）

【组成】 香薷两钱　银花三钱　鲜扁豆花三钱　厚朴两钱　连翘两钱

【用法】 以水五杯，煮取两杯，先服一杯，得汗止后服，不汗再服，服尽不汗，再作服。

【功效主治】 祛暑解表，清热化湿。主治暑温，形如伤寒，右脉洪大，左手反小，面赤口渴，但汗不出者。

【方解】 本方为祛暑方剂，所主证候为暑温兼寒，而夹湿邪者，故可见暑温，形如伤寒，右脉洪大，左手反小，面赤口渴，但汗不出者。治疗应以祛暑解表，清热化湿为主。香薷辛温芳香，能解表驱寒，祛暑化湿，是夏月解表之要药，为君药；厚朴苦辛温，行气除满，内化湿滞，鲜扁豆花健脾和中，渗湿消暑，银花、连翘清热解毒。诸药共奏祛暑化湿之功。

【现代研究】 现代研究证实，新加香薷饮在临床上有广泛的应用。新加香薷饮合止嗽散加减再合抗感染药物在治疗夏季社区获得性肺炎有明显的疗效。吕英等通过临床观察，证实新加香薷饮加减治疗小儿暑感高热的效果优于穿琥宁注射液与头孢类抗生素。陈锡军等用新加香薷饮加减治疗小儿外感发热之暑湿证获得良好的临床疗效。新加香薷饮在体内、体外均具有良好的抗流感病毒的作用，效果较单味药显著，并呈一定的量效相关性。

【文献选录】

李时珍：世医治暑病，以香薷为首药。

张山雷：香薷气味清冽，质又轻扬，上之能开泄腠理，宣肺气，达皮毛，以解在表之寒；下之能通达三焦，疏膀胱，利小便，以导在里之水。

【医案举隅】

案例1：金某，男，22岁，工人。1987年7月20初诊。

主诉：5天前外出受暑，晚间纳凉感寒，当即身热咳嗽，头痛恶寒。服止咳退热药未见效，终日咳嗽频作，咽部发痒，吐痰色白，胸脘痞闷，口渴，纳呆，尿赤，大便2日未行。舌苔薄腻，微黄，脉濡数。测体温38.8℃。血液检查：白细胞：6.4×10^9/L，中性粒细胞：0.56，淋巴细胞：0.44。X线胸透正常。辨证属感暑受寒，肺气失宣。治以祛暑化湿，清宣肺气。用新加香薷饮加味。

处方：香薷10g，厚朴5g，鲜扁豆花20g，金银花15g，桑叶10g，杏仁10g，川贝母10g，炒牛蒡子10g。服药4剂，咳嗽明显好转，发热亦退。原方去厚朴，再进3剂，咳嗽消除。

按语：本例发热咳嗽，曾用止咳之剂未应。仔细辨证分析，因时值夏季，暑湿入侵，故使肺气失宣、清肃失司而成咳嗽。投新加香薷饮，既解表邪，又清暑热，合桑叶、杏仁清宣肺气，服药7剂而获愈。

案例2：仲某，男，30岁，农民。1989年7月25日初诊。

主诉：劳动感暑，又进生冷瓜果和不洁食品，于今日凌晨2时突感恶寒，发热，随之腹泻稀水如注，无黏液，昼夜已泻10余次，肛门灼热，口干渴饮，食纳不思，小便短少。舌红，苔黄稍腻，脉濡数。查体温38.6℃。大便常规：黏液（–）、白细胞（+）、红细胞（–）。证属暑湿泄泻。治宜祛暑化湿，清热止泻。用新加香薷饮加味。

处方：香薷6g，六一散（布包）9g，黄连3g。服药3剂后，泄泻减少为每日4～5次，体温降至37.5℃。原方再进2剂，泻止热退。

按语：本例初起发热恶寒，旋即暴泻如注，乃暑邪伤及脾胃，清浊不分，下迫大肠而致。故用新加香薷饮加味，祛暑化湿，清热止泻。其中香薷辛香发散以除热，连翘、银花、葛根、黄连解表清里，扁豆、厚朴健脾化湿而理气，加六一散解暑清热，利湿止泄。药进5剂，热清而泻止。

【方剂点评】新加香薷饮出自清代吴鞠通的《温病条辨》上篇，由香薷、厚朴、银花、连翘、扁豆花5味药组成，功能为祛暑清热，化湿和中。适用于夏月先受暑湿，复因起居不慎，乘凉饮冷而感受寒邪，以致暑湿为寒所遏的暑温兼湿证。

【方歌与趣味速记】

方歌：新加香薷朴银翘，鲜扁豆花一起煮。暑温口渴汗不出，清热解暑又化湿。

趣味速记：香花逗俏猴。

【参考文献】

[1] 谢纬，杨清，高雪，等.新加香薷饮合止嗽散加减治疗夏

季社区获得性肺炎疗效观察[J]. 河南中医，2009，29（5）：512-513.

[2] 吕英，成云水. 新加香薷饮加减治疗小儿暑感高热60例疗效观察[J]. 中国中医急症，2006，15（2）：136-137.

[3] 陈锡军，肖碧跃，艾碧琛. 新加香薷饮加减治疗小儿外感发热暑湿证疗效观察[J]. 中国中医急症，2009，18（7）：1053-1054.

[4] 缪钟丽. 新加香薷饮治疗暑病四则[J]. 江苏中医，1995，16（3）：35.

[5] 冯劲立，汪德龙，张奉学. 新加香薷饮及其组方药物抗甲1型流感病毒作用的比较研究[J]. 湖南中医药大学学报，2010，30（1）：31-33.

桑杏汤

（《温病条辨》）

【组成】 桑叶一钱　杏仁一钱五分　沙参两钱　象贝一钱　香豉一钱　栀皮一钱　梨皮一钱

【用法】 上药加水两杯，煮取一杯，顿服之。重者再作服。

【功效主治】 清宣燥热，润肺止咳。主治秋感温燥，灼伤肺津，身热不甚，干咳无痰，咽干口渴，舌红，苔薄白而燥，右脉数大。

【方解】 本方是用于治疗温燥的主剂。诸气膹郁，皆属于肺，所以用桑叶清宣肺热，止咳平喘为主药。用杏仁宣肺止咳，降逆平喘为辅药。热者应寒之，故用沙参、贝母清肺化痰，栀子皮、淡豆豉清热除烦为佐药。燥者应润之，故用梨皮润肺生津为引经之药。

【现代研究】现代对桑杏汤的研究表明，温燥可能通过改变小鼠气道相关因子的表达而诱发咳嗽，但是桑杏汤可以抑制咳嗽的发生。临床研究表明桑杏汤及其加减方在治疗呼吸系统疾病方面存在一定的优势，所治疗的疾病包括咳嗽、咳嗽变异性哮喘、肺炎、支气管炎等，未见有明显不良反应的报道。桑杏汤可治温燥外袭，肺津受灼之轻症，也可治疗燥热伤肺之重症，疗效满意。桑杏汤化裁治疗小儿温燥咳嗽，效果良好。

【文献选录】

《温病条辨》：秋感燥气，右脉数大，伤手太阴气分者，桑杏汤主之。

何廉臣：此辛凉宣上，甘凉润燥之方也。凡秋燥初起，必在肺卫。症必喉燥而咳，右脉数大。故以桑杏汤清气分之燥也。

【医案举隅】

案例1：马某，女，2岁4个月。咳嗽2个月。

患儿于2个月前无明显诱因发热2天，咳嗽，喉间痰鸣。曾就诊于外院，诊断为肺炎支原体感染，予易坦静（氨溴特罗口服溶液）口服，静脉滴注红霉素、喜炎平针剂2周。仍咳嗽，痰少难咯，大便干，喑哑。既往有反复呼吸道感染的病史。查体：精神尚可，双肺听诊呼吸音粗，可闻及干鸣音，心音纯，节律整。舌红，苔黄，指纹紫于风关。

诊断：咳嗽。辨证：温燥咳嗽。治以清肺润燥，宣肺止咳。处方：桑杏汤加减。

处方：桑白皮、炒杏仁、前胡、芦根、金银花、黄芩、麦冬、玄参、淡竹叶各 10g，桔梗、胖大海、牛蒡子、甘草各 5g，辛夷花 6g，生龙骨、生牡蛎各 30g。6 剂，每日 1 剂。

煎煮方法：中药浸泡 30 分钟后，用武火煮沸后改成文火，再煎 30 分钟，将药汁倒出，再加入冷水煎煮，武火煮沸后改成文火，再煎 20 分钟，将药汁倒出与前次药汁混合，少量频服。

复诊：鼻塞，偶咳，盗汗，大便干。查体：神清合作，呼吸平稳，面色萎黄，舌红，苔白厚腻。上方去金银花、胖大海、淡竹叶、牛蒡子，加荆芥 7.5g，茯苓、瓜蒌各 10g，山药 15g。每日 1 剂，煎煮方法同前。6 剂后痊愈。随访 2 个月，病情无反复。

案例 2：患者，男，38 岁，2011 年 10 月 27 日初诊。

患者于就诊前 3 天外感风热，症见干咳无痰，鼻燥咽干，给予西药氯苯那敏、琥乙红霉素、枸橼酸喷托维林、甘草酸二铵、润喉片等治疗未见明显好转，现头痛鼻塞，微寒身热，口干缓解，仍干咳连声作呛，喉痒，咽干痛，唇鼻干燥，痰少而黏，不易咯出，舌尖红，苔薄黄，脉小而数。查体：咽部略充血，咽后壁可见滤泡，扁桃体不大，双肺呼吸音粗，无干湿性啰音。X 线示：双肺纹理增粗。中医诊断为咳嗽，证属风燥伤肺。给予桑杏汤加减治疗。

处方：炙桑叶 12g，杏仁 9g，川贝母 12g，沙参 10g，山栀6g，黄芩10g，梨皮30g，麦冬15g，丹皮10g，蝉衣10g，防风10g，元参12g，仙鹤草10g，威灵仙15g，芦根20g。

水煎服，每天2剂，同时注意衣着保暖，避风寒，忌食生冷之品。4天后复诊，鼻咽干燥缓解，咳嗽消失。

按语：桑杏汤出自《温病条辨》："秋感燥气，右脉数大，伤手太阴气分者，桑杏汤主之。"方中桑叶、豆豉宣肺散邪，杏仁宣肺止咳降气，沙参、贝母、梨皮润肺止咳，栀子清泄胸膈之热。诸药合用，共奏清宣温燥，润肺止咳之效。临证加减用之，多获较好的疗效。

药理研究表明，桑叶、杏仁、南沙参有广谱抑菌作用，栀子有解热、抑菌作用，浙贝母能扩张支气管平滑肌而镇咳。在燥咳的辨治过程中，应注意观察舌苔润燥以辨明津伤之程度，并以此决定使用养阴生津药的多寡。轻度乏津，用一两味养阴生津药；中度少津，用三四味；重度伤津，则用五六味。常用的养阴生津药为天冬、麦冬、石斛、沙参、玉竹、天花粉、川贝母、知母、玄参等。对难治性干咳，可加蝉蜕、僵蚕、地龙、钩藤、天竺黄以增强止咳效果。肺与大肠相表里，润肺止咳的同时应注意保持大便通畅，亦为治病求本之道。

【方剂点评】桑杏汤出自《温病条辨》，"秋感燥气，右脉数大，伤手太阴气分者，桑杏汤主之"。临证加减用之，多获较好的疗效。治疗过程中还应注意饮食，应以清淡为宜，忌食辛辣、鱼腥之品，以防燥物消灼肺金。注意气候变化，做好防寒保暖工作，避免着凉。饮食不宜肥甘，应适当休息，多饮开水，避免刺激咽喉的食物和其他因素，如过多哭闹、喊叫、烟尘刺激等。

【方歌与趣味速记】

方歌：桑杏汤中象贝宜，沙参栀豉与梨皮。干咳鼻燥右脉大，辛凉甘润燥能医。

趣味速记：傻贝母只吃桑杏梨皮。

【参考文献】

[1] 王明明，张六通，丁建中．温燥诱发咳嗽机理的实验研究 [J]. 时珍国医国药，2012，23（8）：2037-2039.

[2] 赵勤，汪海飚，高振，等．桑杏汤（散）及其加减方治疗呼吸系统疾病疗效的系统评价 [J]. 中国实验方剂学杂志，2011，17（17）：254-258.

[3] 杨春梅，禄林，蒋天秀．桑杏汤加减治疗燥咳 65 例 [J]. 中国民族民间医药，2011，1（13）：107.

[4] 吴周军．桑杏汤治疗秋燥咳嗽疗效观察 [J]. 临床合理用药杂志，2012，5（34）：30-31.

[5] 秦胜娟，王雪峰，吴振起．王雪峰教授中医治疗小儿秋燥咳嗽经验撷萃 [J]. 中国中西医结合儿科学，2011，3（6）：499-500.

杏苏散

（《温病条辨》）

【组成】 苏叶三钱　杏仁三钱　半夏三钱　茯苓三钱　橘皮二钱　前胡三钱　桔梗二钱　枳壳二钱　甘草一钱　生姜三片　大枣三枚

【用法】水煎，温服，每日一剂，每日两次。

【功效主治】发散风寒，宣肺化痰。主治外感风寒所致的恶寒发热、头痛无汗、鼻塞、流清涕、咳嗽痰涌。

【方解】治宜轻宣凉燥，宣肺化痰。方中苏叶辛温不燥，解肌发表，开宣肺气；杏仁苦温而润，宣肺止咳化痰，共为君药。前胡疏风降气化痰，助君药轻宣达表而化痰；桔梗、枳壳一升一降，助杏仁以宣肺利气，共为臣药。半夏、橘皮、茯苓理气化痰，甘草合桔梗宣肺化痰，共为佐药。生姜、大枣调和营卫，通行津液，为使药。诸药合用正与《素问·至真要大论》"燥淫于内，治以苦温，佐以甘辛"的治疗原则相吻合。

【现代研究】

现代药理研究表明：方中杏仁可抑制呼吸中枢而止咳平喘；苏叶能缓解支气管平滑肌痉挛，亦有平喘作用，并可解热，促进消化液分泌，改善饮食；半夏镇咳作用明显；甘草可止咳；桔梗、前胡祛痰作用显著而持久；陈皮、甘草祛痰作用明显；枳壳可抗炎、退热；茯苓能增强免疫、抑菌、利尿。合用可发汗解热，祛痰镇咳，并可促进消化功能，是解表化痰，止咳健胃之良方。

临床研究：本方现代多用于治疗慢性支气管炎、支气管扩张、感冒等以咳嗽为主要症状的疾病，属于外感凉燥，肺气不宣，痰湿内阻者。如伍氏用杏苏散加减治疗风寒咳嗽 58 例，结果痊愈 46 例，好转 10 例，无效 2 例。梁氏也用本方加减治疗喉原性咳嗽 96 例，结果痊愈 61 例，显效 26 例，无效 9 例。

【文献选录】

张秉成《成方便读》：治秋分以后，小雪以前，秋燥寒微之气，外束皮毛，肺金受病，头微痛，恶寒，咳嗽稀痰，鼻塞嗌塞，脉象微弦等症。夫燥淫所胜，平以苦温，即可见金燥之治法。经又云：阳明之胜，清发于中，大凉肃杀，华英改容。当此之时，人身为骤凉所束，肺气不舒，则周身气机为之不利，故见以上等证。方中用杏仁、前胡，苦以入肺，外则达皮毛而解散，内可降金令以下行。苏叶辛苦芳香，内能快膈，外可疏肌。凡邪束于表，肺气不降，则内之津液蕴聚为痰，故以二陈化之。枳、桔升降上下之气。姜、枣协和津液，达腠理，且寓攘外安内之功，为治金燥微邪之一则耳。

曹炳章《增补温病条辨》：汗后咳不止，去苏叶、羌活，加苏梗，论中未言其理。盖汗后咳不止，则非表邪之咳。又前此无汗，脉紧，寒束肌表，初服苏叶、羌活，尚不致伤其液而为干咳。则此处之咳，必属气逆，故加苏梗，然予谓不若加苏子。

【医案举隅】

案例 1：某男，53 岁，工人。

1960 年 10 月 19 日因怕冷发热两周入院。两周来每天午后畏寒发热，翌晨稍退，次日复作，伴有头痛，咳嗽胸闷，痰多黏稠。曾在厂保健站服西药，效果不明显。既往有慢性支气管炎的病史，受凉后即咳嗽吐痰。入院体检：体温 38.6℃，脉率 84 次 / 分，两肺底部呼吸音粗糙，胸透两肺纹理增粗。诊断为慢性支气管炎继发感染。

初诊（1960年10月20日）：秋凉之邪外束，夹痰湿阻于肺胃之间，寒热如疟，已逾两周，未得畅汗，呛咳咯痰甚多。脉弦且数。治宜宣畅气机而化痰湿。

处方：带叶苏梗一钱五分，柴胡、前胡各一钱五分，姜半夏三钱，广陈皮一钱五分，淡黄芩一钱五分，云茯苓四钱，川芎一钱五分，生姜一钱五分（切片），杏仁泥四钱。二剂。

二诊（10月22日）：秋凉之邪夹痰湿壅结肺胃，未能透达，每日午后寒热交作，此卫气交并，病在太阳、少阳之间。苔白腻，舌根处较厚，脉濡数。今拟柴桂各半汤治疗。

处方：川桂枝七分，柴胡、前胡各一钱五分，炒赤芍、炒白芍各二钱，姜半夏二钱，淡黄芩二钱，蔓荆子三钱，杏仁四钱，川芎一钱五分，云茯苓四钱，象贝粉一钱五分（包）。二剂。

三诊（10月24日）：形寒身热、头脑胀痛之象均已消失。唯咳嗽仍作，入夜较剧。舌苔黄腻，脉濡滑。外感之邪虽解，内壅之痰未除。应采用顺气化痰法。

处方：苏子、苏梗各二钱，姜半夏三钱，广陈皮一钱五分，云茯苓四钱，杏仁四钱（研），炙甘草一钱。三剂。

按语：本案为慢性支气管炎继发感染，属凉燥外束，痰湿内停，故初诊即用杏苏散加减，其中加柴胡可增强解表之力，加黄芩乃因脉弦而数，有化热之象。二诊时邪由卫分渐入气分，病在太阳与少阳之间，故投柴桂各半汤治疗。三诊时外邪已解，所以用苏子梗、杏仁合二陈汤，以除痰湿而顺气肃肺止咳，仍属杏苏散之加减。

案例2：丙辰秋，余戚吴氏，女，偶感风寒，症见咳嗽气急，某医诊之，用桑白皮为君药，咳嗽转剧，急令停服，改用杏苏散加减乃愈。

按语：燥为小寒，凉燥者，燥之胜气也，治以温润，杏苏散主之，苦温甘辛法也，减小青龙一等。若以凉投凉，必反致病剧。表证未解即用里药，亦为不妥。虽《理虚元鉴》谓桑之物性全身上下纯粹无疵，但《温病条辨·解儿难》有一篇“泻白散不可妄用论”，提出其使用禁忌：桑根之性，下达而坚结，由肺下走肝肾者也。内伤不妨用之，外感则引邪入肝肾之阴，而咳嗽永不愈矣。

【方剂点评】本方轻宣凉燥解表与温润化痰止咳并用，表里兼顾而以治表为主，乃苦温甘辛之法，为治疗凉燥的代表方。此病发于深秋气凉之节令，以恶寒无汗、咳嗽痰稀、咽干、苔白、脉弦为辨证要点。现代主要用于上呼吸道感染、慢性支气管炎、肺气肿等辨证属外感凉燥（或外感风寒轻症），肺气不宣，内有痰湿的疾病。临床上，若无汗，脉弦甚或紧，加羌活；汗后咳不止，去苏叶、羌活，加苏梗；兼泄泻腹满者，加苍术、厚朴；头痛以眉棱骨痛为主者，加白芷；痰多或素有痰饮者加紫菀以温润化痰；痰少者减去半夏、陈皮、茯苓；热甚者加黄芩、柴胡。

【方歌与趣味速记】

方歌：杏苏散用桔枳前，夏陈苓草姜枣煎。恶寒无汗咳痰稀，轻宣凉燥肺气宣。

趣味速记：苏杏桔姜枣二陈（汤）枳前（想象：苏杏

姐将找二陈支钱）。

【参考文献】

[1] 张民庆．现代临床方剂学[M]. 北京：人民卫生出版社，2004.

[2] 伍德军．玉屏风散合杏苏散治疗过敏性咳嗽58例[J]. 广西中医学院学报，2000，17（1）：41.

[3] 梁永茂．杏苏散化裁治疗喉源性咳嗽96例[J]. 新中医，2000，32（1）：49.

[4] 李飞．方剂学[M]. 北京：人民卫生出版社，2002.

[5] 连建伟，李冀．方剂学（案例版）[M]. 上海：上海科学技术出版社，2007.

加减葳蕤汤

（《重订通俗伤寒论》）

【组成】 生葳蕤二钱至三钱　生葱白二枚至三枚　桔梗一钱至钱半　东白薇五分至一钱　淡豆豉三钱至四钱　苏薄荷一钱至钱半　炙草五分　红枣两枚

【用法】 水煎，分温再服。

【功效主治】 滋阴解表。外感风热表证兼阴虚，致头痛身热，微恶风寒，无汗或有汗不多，咳嗽咽干而痰稠难出，心烦，口渴，舌红，脉数。

【方解】 加减葳蕤汤由唐代孙思邈的葳蕤汤（《备急千金要方》）加减而来，专为阴虚外感风热之证所设。风热外邪侵袭肌表，故见头痛身热，微恶风寒，无汗或有汗不畅，咳嗽，口渴等症。阴虚之体，感受外邪后易于化热，且阴虚者，亦多生内热，故除上症外又见咽干、心烦、舌赤、脉数。阴虚之人复感外邪之证，因其人汗源不充，不可专事解表，若单图发汗，表邪不仅不为汗解，反有涸竭阴液之虞。如《温病条辨》卷四所说："汗之为物，以阳气为运用，以阴精为材料……其阳气有余，阴精不足，又为温热升发之气所铄，而汗自出，或不出者，必用辛凉以止其自出之汗，用甘凉甘润培养其阴精为材料，以为正汗之地。"方中葳蕤（玉竹）味甘性寒，为滋阴润燥主药，用以润肺养胃，清热生津。配以葱白、豆豉、薄荷、桔梗解表宣肺，止咳利咽，为辅药。白薇苦咸降泄，凉血清热而除烦渴为佐药；甘草、红枣甘润滋脾增液，以助玉竹之滋阴润燥，亦为佐药。诸药合用，具有滋阴解表之功效。"养阴而不留邪，发汗并不伤阴"，为治疗风温感冒兼阴虚及冬温咳嗽、咽干痰结之良剂。

【现代研究】

现代药理研究：玉竹能增强体液的免疫功能，并能增强细胞的吞噬功能，抗衰老；葱白有抗菌的作用，并可祛痰、发汗、利尿；淡豆豉有健胃之效；桔梗、甘草、薄荷均可祛痰、止咳，且薄荷还有解热、镇痛、抗菌、抗病毒的作用；白薇有退热、抗炎、祛痰、平喘之功；大枣可增强免疫功能，全方合用，具有解热、镇痛、祛痰、止咳、增强机体免疫功能的作用 。

临床研究：本方现代常用于治疗老年人及产后感冒、

急性扁桃体炎、咽炎和复发性口疮等属阴虚兼外感或阴虚内热者。如张伟斌用加减葳蕤汤滋阴清热，疏风利咽以治疗慢性咽炎，疗效良好；郝艳新等用加减葳蕤汤治疗复发性口疮，认为方中薄荷、豆豉、葱白可发越郁火积热，故疗效可靠；黄炳山等用加减葳蕤汤合养阴清肺汤化裁治疗艾滋病辨证属阴虚夹痰，外感发热者。

【文献选录】

何秀山《重订通俗伤寒论》：方以生玉竹滋阴润燥为君，臣以葱、豉、薄、桔疏风散热，佐以白薇苦咸降泄，使以甘草、红枣甘润增液，以助玉竹之滋阴润燥，为阴虚之体感冒风温，以及冬温咳嗽，咽干、痰结之良剂。

朱良春、缪正来《汤头歌诀详解》：本方是俞根初根据《千金要方》葳蕤汤加减而制定的一张滋阴发汗的经验方，对于阴虚体质，阴液匮乏，伏热内遏，风寒外束的阴虚感冒，最是对症良药。方中葳蕤（玉竹），质润柔滑，功能养阴生津，为补虚清热之品；葱、豉、桔、薄，功能开发肌腠，宣散外邪。同时佐用白薇清泄伏热，草、枣甘润，增强玉竹养阴之力。这样便面面俱到，达到所谓养阴而不留邪，发汗并不伤阴了。

尚坦之《中医方剂学》：本方为治阴虚之体，复感外邪之主方。阴虚之体，汗源不充，故用甘平之葳蕤滋阴生津，以充汗源为主；葱白、豆豉疏散风热以解表邪为辅。阴虚感受外邪，易于热化，故用白薇、薄荷以助葱豉而退虚热为兼制。炙甘草、大枣辅葳蕤益气和营，以扶正祛邪；桔梗宣通肺气，共为引和药。

【医案举隅】

案例1：范某，女，30岁。

妊娠3月余，时在春季，忽壮热、微恶寒、头痛、口渴、气促、汗不通泄，某医生以辛温发汗剂治之，汗大泄而热不解，头痛更剧，复以黄芩、白术泄热安胎，并声称恐热有损胎元，言之颇能成理，服后竟汗敛而热反增高，神志时清时昧，间作谵妄。延余诊视，按其脉浮滑洪数，视其舌中剥，质赤而干，苔色黄，气促呛咳，目赤齿燥，便溏溲黄，病属温热，本在卫气，但汗不如法，势以伤阴，所幸病程尚短，素体强实，虽系重身，刻见肤糙汗闭，当于辛凉解表药中复加滋阴药，冀其一汗而热撤，若神清胎安，可免传变。处以加减葳蕤汤。

处方：白薇6g，葳蕤9g，炒陈香豉9g，桔梗4.5g，薄荷4.5g，菊花4.5g，大贝母9g，粉葛根6g，炙甘草2.4g，葱白2支，红枣3枚。一剂。

二诊于前方去葱白、豆豉、葛根，加入天冬6g。继服2剂后热平，咳减，舌润，津回，头痛如失，便实，脉见滑利，进调理之剂，数剂而愈。

按语：妊娠期间，胎需血养，阴血难充，此时外感风温热邪，治宜辛凉解表，兼以滋阴。但前医误以为风寒而用辛温发汗之剂，不效，又以苦燥之黄芩、温燥之白术，而致邪未去，阴已伤。所幸病程尚短，未及传变，属风热表证兼阴血不足，故用加减葳蕤汤治疗。

案例2：尹某，女，54岁，工人。

宿病痨瘵、淋病。平素五心烦热，夜半咽干。昨晚又增形寒恶风，身热无汗，头昏流泪，目胀喜闭，口干而苦，小便黄热。脉浮细数，舌红，无苔，体温 38.9℃。当属阴虚之体新感风邪。处以加减葳蕤汤。

处方：玉竹 24g，白薇 24g，麦冬 15g，豆豉 9g，薄荷 4.5g，甘草 6g，大枣 4 枚，青蒿 12g，排风藤 24g，桑叶 9g，菊花 9g。二剂。

服后体温降，寒热诸症消失。因口干乏味，虚羸少气，复以竹叶石膏汤加味，养阴益气，清肃余热。

按：宿疾痨瘵、淋病，最易损耗阴血，平素五心烦热，夜半咽干则是阴血亏虚的具体表现，现又增形寒恶风，身热无汗，口干而苦，小便黄热，脉浮等外感表证，辨证为阴虚外感，表里同病，当先解表，故治以解表为主，滋阴为辅，方用加减葳蕤汤加减。

【方剂点评】本方主治，何秀山以“阴虚之体感冒风温”概括，诸家所述亦不出此意。关于组方配伍，各家均从滋阴生津以充汗源，疏散风热以解表邪而论，皆言之成理。朱良春以“养阴而不留邪，发汗并不伤阴”总结本方的配伍特点，令后人称道。现代方书概括本方的组方特点，多从此说。

【方歌与趣味速记】

方歌：加减葳蕤用白薇，豆豉生葱桔梗随。草枣薄荷共八味，滋阴发汗此方魁。

趣味速记：二薇豉红枣，葱桔薄荷草［想象：二薇吃红枣，村姐（拔）薄荷草］。

【参考文献】

[1] 张民庆．现代临床方剂学 [M]. 北京：人民卫生出版社 .2004.

[2] 张伟斌．加减葳蕤汤治疗慢性咽炎 [J]. 四川中医，1988，6（7）：46.

[3] 郝艳新．加减葳蕤汤临床应用举隅 [J]. 北京中医药大学学报，2000，23（4）：74.

[4] 黄炳山．中医对艾滋病的辨证论治途径探讨——附 19 例艾滋病分析 [J]. 中医药信息，1998（5）：14.

[5] 张文康．中国百年百名中医临床家丛书·周筱斋 [M]. 北京：中国中医药出版社 .2003.

[6] 连建伟．方剂学 [M]. 杭州：科学技术出版社 .2005.

藿香正气散

（《太平惠民和剂局方》）

【组成】藿香（去土）三两　紫苏一两　白术二两　苦梗二两　大腹皮一两　茯苓（去皮）一两　陈皮（去白）二两　甘草（炙）二两半　白芷一两　半夏曲二两　厚朴（去粗皮）二两

【用法】上为细末。每服二钱，水一盏，姜三片，枣一枚，同煎至七分，热服。如欲出汗，衣被盖，再煎并服。

【功效主治】芳香化湿，解表和中。主治外感风寒，内伤饮食，憎寒壮热，头痛呕逆，胸膈满闷，咳嗽气喘，及伤冷伤湿，疟疾中暑，霍乱吐泻。

【方解】本方主治外感风寒，内伤湿滞之证，为夏月常见病证。风寒外束，卫阳郁遏，故见恶寒发热等表证；

内伤湿滞，湿浊中阻，脾胃不和，升降失常，则为上吐下泻；湿阻气滞，则胸膈满闷，脘腹疼痛。治宜外散风寒，内化湿浊，兼以理气和中之法。方中藿香为君，既以其辛温之性而解在表之风寒，又取其芳香之气而化在里之湿浊，且可辟秽和中而止呕，为治霍乱吐泻之要药。半夏曲、陈皮理气燥湿，和胃降逆以止呕；白术、茯苓健脾运湿以止泻，共助藿香内化湿浊而止吐泻，俱为臣药。湿浊中阻，气机不畅，故佐以大腹皮、厚朴行气化湿，畅中行滞，且寓气行则湿化之义；紫苏、白芷辛温发散，助藿香外散风寒，紫苏尚可醒脾宽中，行气止呕，白芷兼能燥湿化浊；桔梗宣肺利膈，既益解表，又助化湿；兼用生姜、大枣，内调脾胃，外和营卫。使以甘草调和药性，并协姜、枣以和中。诸药合用，外散风寒与内化湿滞相伍，健脾利湿与理气和胃共施，使风寒外散，湿浊内化，气机通畅，脾胃调和，清升浊降，则霍乱自已。感受山岚瘴气及水土不服者，亦可以本方辟秽化浊，和中悦脾而治之。

【现代研究】

1. 解痉镇痛：实验表明藿香正气水对兔的离体十二指肠有明显的抑制作用，可对抗拟胆碱药、水杨酸、毒扁豆碱引起的肠痉挛，其效果与阿托品对抗肠痉挛的作用相似。

2. 增加胃肠道的吸收功能：腹泻造型的小鼠经用藿香正气丸治疗后，其血液及肝组织中的葡萄糖和水分的吸收增加，使动物止泻后又可恢复胃肠道对糖类的吸收功能。

3. 抑菌：藿香正气水对藤黄八叠球菌等 8 种细菌均有抗菌作用，尤其对藤黄八叠球菌、金黄色葡萄球菌的作用更强。并对甲、乙型副伤寒杆菌、红色毛癣菌、石膏样毛癣菌、絮状表皮癣菌、大脑状毛癣菌、石膏样小孢子菌、白色念珠菌、新生隐球菌及皮炎芽生菌均有较强的抑制作用。

【文献选录】

吴昆《医方考》：凡受四时不正之气，憎寒壮热者，此方主之。风寒客于皮毛，理宜解表。四时不正之气由鼻而入，不在表而在里，故不用大汗以解表，但用芬香利气之品以主之。白芷、紫苏、藿香、陈皮、腹皮、厚朴、桔梗，皆气胜者也，故足以正不正之气；白术、茯苓、半夏、甘草，则甘平之品耳，所以培养中气，而树中营之帜者也。

张秉成《成方便读》：夫四时不正之气，与岚瘴、疟疾等证，无不皆由中气不足者方能受之。而中虚之人，每多痰滞，然后无形之气，夹有形之痰，互结为患。故此方以白术、甘草补土建中者，即以半夏、陈皮、茯苓化痰除湿继之。但不正之气，从口鼻而入者居多，故复以桔梗之宣肺，厚朴之平胃，以鼻通于肺，而口达乎胃也。藿香、紫苏、白芷，皆为芳香辛散之品，俱能发表宣里，辟恶祛邪。大腹皮独入脾胃，白术散满，破气宽中。加姜、枣以和营卫，致津液，和中达表。如是则邪有不退，气有不正者哉？

【医案举隅】

案例1：刘某，男，19岁。

打篮球后，大量饮冷，第2天发热，体温38.6℃，恶寒，鼻塞，流清涕，腹泻，1日5～6次，不成形，恶心，呕吐，胃脘胀满，舌淡，苔白腻，脉浮缓。考虑为胃肠型感冒。

其病机为外感风寒，内伤寒湿。治以解表散寒，芳香化湿。处以藿香正气散加减。

处方：藿香10g，苏叶10g，白芷10g，陈皮15g，半夏10g，白术10g，桔梗6g，茯苓15g，厚朴10g，大腹皮10g，防风10g，葛根10g，生姜（后下）3片，炙甘草6g。

水煎，取300mL，早、晚分服。3天后复诊，体温恢复正常，无恶寒，头痛，偶有干呕，大便1日2～3次，为软便，纳少，腹胀。前方去防风，加神曲10g，继服2剂而愈。

按语：患者活动出汗后，风寒之邪趁机侵袭，又大量饮冷，脾胃受损，脾失健运，寒湿内生而发病。方中藿香芳香化湿；苏叶、白芷辛香发散，以祛风寒；防风祛风解表；葛根解肌清热，升清止泻；半夏降逆止呕；陈皮理气和胃；白术、茯苓益气健脾利湿；厚朴、大腹皮行气化滞；桔梗宣肺解表，通调水道；生姜温中散寒；甘草调和诸药。诸药合用，在外发散风寒，于内化湿健脾，药证相符，疗效满意。

案例2：张某，女，56岁。

眩晕，头重如蒙，胸闷痞满，欲吐，面色苍白，出冷汗，于2005年6月就诊。体温36.5℃，血压130/80mmHg，脉搏65次/分，神疲乏力，形体肥胖，咽无充血，双肺呼吸音清，心率65次/分，律齐，腹软，肝脾肋下未触及。心电图示：窦性心律，血糖5.5mmol/L，血常规WBC4.0×10^9/L，N65%，L32%，RBC4.5×10^{12}/L，大小便常规正常，舌质淡，苔白腻，脉濡缓。中医辨证为眩晕（湿浊中阻），治以芳香化湿，方用藿香正气散加减。

处方：藿香15g，白芷9g，大腹皮12g，紫苏、陈皮各10g，茯苓15g，白术10g，川厚朴、法半夏各9g，石菖蒲10g，白豆蔻5g，生姜3片，泽泻10g。

服3剂后，上述症状减轻，服5剂后诸症消失。

按语：湿浊中阻之眩晕证，是由于外感寒湿或素体脾胃虚弱过用苦寒之药，或过食生冷、冰冻之品，或治疗不当，伤及中焦，损伤脾胃，脾胃运化功能失调，湿浊内生。头为诸阳之会，目为清空之窍，十二经脉与奇经八脉都与头部有联系，因湿性重浊，伤及人体，致使清阳不升，浊阴不降，故见眩晕、头重如蒙、四肢沉重；湿浊中阻，胃失和降，故见泛恶欲呕；湿浊为阴邪，易遏阻气机，损伤阳气，侵及人体，留滞于脏腑经络，故见面色苍白、四肢冰冷、神疲乏力、出冷汗；湿浊阻遏胸膈，气机不畅，故见胸闷痞满；湿为阴邪，其性类水，故有口涎增多；湿性趋下，湿浊下注，故有欲排大便、舌质淡、苔白腻、脉濡缓。脾喜燥而恶湿，所以，选用芳香化湿的藿香正气散，方中藿香芳香化湿，升清降浊；苏叶、白芷辛香发散；半夏、陈皮燥湿和胃，降逆止呕；白术、茯苓健脾运湿，和中止泻；厚朴、大腹皮行气化湿，畅中除满；桔梗宣肺利膈而有助于解表化湿；甘草调和脾胃。诸药相互配伍，使风寒外散，湿浊内化，清阳得升，浊阴得降，气机通畅，诸症自愈。

【方剂点评】藿香正气散有解表和中，理气化湿之功效。虽多用于外感风寒、内伤湿滞及四时感冒，但对夏季之暑湿感冒效果尤为显著。方中以藿香为主，辛散风寒，芳化湿浊，和胃悦脾，辅以行气燥湿之品，使风寒解而寒热除，气机畅而胸脘舒，脾胃和而吐泻止，邪气去而正气复。广泛应用于内、外、妇、儿、五官各科。

【方歌与趣味速记】

方歌：藿香正气腹皮苏，甘桔陈苓术朴具。夏曲白芷加姜枣，风寒暑湿并能除。

趣味速记：货饷征齐，大臣结伴驻江后，支灶伙宿草岭。

【参考文献】

[1] 张雄飞 . 藿香正气散的药理及临床研究进展 [J]. 当代医学，2008，（140）：137.

[2] 陆蔚，吴文金 . 藿香正气方药理研究进展 [J]. 中国中医药信息杂志，2008，15（1）：82 ~ 83.

[3] 张文来，周正华 . 藿香正气散的临床活用验案 3 则 [J]. 辽宁中医杂志，2009，36（11）：1980.

[4] 梁国权 . 藿香正气散治疗湿浊眩晕 150 例疗效观察 [J]. 辽宁中医学院学报，2006，18（2）：90.

[5] 许济群，王绵之 . 方剂学 [M]. 上海：上海科学技术出版社，1995.

[6] 刘子民 . 汤头趣记图释 [M]. 北京：北京科学技术出版社，2001.

清 热 方

清热方是用清泄气分邪热之品以解除气分无形邪热的一种方剂，具有宣畅气机、清热泻火、生津止渴等作用。适用于温病邪在气分，尚未入营动血的病证。由于气分无形邪热所在部位、病势浅深、病邪性质各不相同，在运用此类方剂时要审时度势，斟酌使用。

清热方在治疗温病时要注意：若发病过程中，邪热与有形实邪已结合（如腑实、瘀血等），除了清热以外，需要运用相应的治法祛除实邪，方能清解邪热。素体阳虚者，在运用清热剂时不宜过剂，应中病即止，以免寒药过量克伐阳气；邪未入气分者不宜早用，用之不当反而凉遏邪气，不利于病邪的透解；此类方剂在具体运用时要灵活化裁，或配合其他方法，方能取得良效。

现代药理研究证实，清热方对病原体有一定的抑制杀灭作用，对毒素有中和解毒作用；能消炎，抗渗出，减少病理损害；能调整免疫功能；有解热镇痛、升压、强心、止血、修复机体组织器官等作用。

翘荷汤

（《温病条辨》）

【组成】薄荷一钱五分　连翘一钱五分　生甘草一钱　黑栀皮一钱五分　桔梗三钱　绿豆皮二钱

【用法】水二杯，煮取一杯，顿服之，日服二剂，甚者日服三剂。加减法：耳鸣者加羚羊角、苦丁茶；目赤者，加鲜菊叶、苦丁茶、夏枯草；咽痛者，加牛蒡子、黄芩。功用：清泄燥热，宣利上窍。主治：温燥化火，上扰清窍，发为耳鸣，目赤，咽喉肿痛，牙龈肿胀。

【功效主治】清上宣肺。主治燥气化火，清窍不利。症见耳鸣目赤，龈胀咽痛。

【方解】《温病条辨》载："燥气化火，清窍不利者，翘荷汤主之。清窍不利，如耳鸣目赤，龈胀咽痛之类。翘荷汤者亦清上焦气分之燥热也。"此为上焦气分燥热化火，上扰清窍之证，既可见上焦气分燥热的发热、口渴、苔薄黄而干、脉数等表现，亦可见清窍不利之耳鸣、目赤、咽痛等表现。翘荷汤中连翘苦寒轻清，清泄邪热，配薄荷辛凉通窍，有清利上窍之功，为本方配伍的精髓；栀皮苦寒，清泻上焦之热；桔梗载药上行，宣肺利咽；绿豆皮甘寒质轻，善清人体在上在表之热，且清热而不伤津；生甘草清热泻火，兼和诸药。诸药合用，有清泄邪热以利上窍之功，为辛凉泻火之轻剂。

【现代研究】治疗小儿外感高热：秦亮用翘荷汤治

疗小儿外感高热 154 例，总有效率达 94.8%，疗效满意。蒋建胜用翘荷汤灌肠治疗小儿外感高热 66 例，总有效率为 87.9%。

【文献选录】吴鞠通《温病条辨》：燥气化火，清窍不利者，翘荷汤主之。

【医案举隅】

案例 1：叶某，男，30 岁。

头痛 2 天，伴鼻塞流涕，口苦，咽干，目赤，小便短黄，舌红，苔薄黄，脉浮数。治以辛凉润燥，方用翘荷汤加减。

处方：连翘、菊花各 15g，辛夷花、苍耳子、白蒺藜、水翁花各 10g，薏苡仁、芦根各 30g，薄荷 6g（后下），荷叶 5g，甘草 6g。

1 日 2 剂，早晚服，服药 3 天痊愈。

按语：外感燥热之邪，燥热化火，上扰清窍，清窍不利而发头痛。以翘荷汤清上焦燥热。翘荷汤中连翘、薄荷、菊花清泄燥热，荷叶、水翁花、芦根清热润燥，辛夷花、苍耳子通利鼻窍。全方可使清窍通而头痛愈。

案例 2：辛某，女，57 岁。1992 年 4 月 9 日就诊。

患者素有咳嗽、气喘、咯血病史达 7 年余，每逢节气更换时病情加重，尤以冬春最为显著，咯血多在 2 ~ 4 月发作 1 次，夜间汗出如洗，颧红，体瘦，到市医院检查，诊断为“肺气肿”“气管炎”“支气管扩张”。经过抗菌消炎、止血及中药治疗，疗效满意，只是时常复发，今晨咯吐鲜血一口，且痰中夹血，故来我院求中医诊治。除上症外，还可见舌质红，苔薄黄，脉左关弦，两寸浮，关部稍沉，据其症状、脉象，辨证为肝火犯肺，相火灼伤血络。

处方：薄荷 10g，连翘 10g，栀子 15g，绿豆衣 12.5g，桔梗 15g，甘草 15g，白茅根 30g，瓜蒌 15g，前胡 15g，丹皮 12.5g，白及 20g，覃苗子 20g。5 剂，水煎服。

4 月 14 日二诊。自述药进 2 剂后未再见咯血，咳嗽好转，已不觉气短，夜间已不出汗，面转常色，舌质红，苔白，分布均，脉浮有力，左稍弦，用上方去白茅根、白及、覃苗子，继服 4 剂。随访患者自服中药以后，发病次数减少（气管炎），未再出现咯血现象。

按语：本例患者，咯血病史长，虽经中西药治疗后收效满意，但经常复发，未达根治目的，皆因治其标，未治其本，知其然，未思其所以然。清·程国彭的《医中百误歌》里有这样一句话："先病为本后为标，纤悉几微要中肯。"此"本"指病因、病机，"标"指症状咯血。今药中病机，故能收到事半功倍之效，进药 9 剂，已除其蒂。

【方剂点评】《温病条辨》上焦篇第五十七条云："燥气化火，清窍不利者，翘荷汤主之。"燥气化火，上侵清空，使清窍不利而出现两耳鸣响，双目发赤，牙龈肿胀，咽中痛，以其汤清上焦气分燥热。剖析吴氏之方药组成及加减的药物，实为清肝肺之热所设，不单治清窍之痛。中医贵在辨证，药味贵在加减，故吴氏在自序中云："学医不精，不若不学医也。"

【方歌与趣味速记】

方歌：翘荷桔梗甘草配，黑栀绿豆皆用皮。清泄燥热宣上窍，温燥化火目赤宜。

趣味速记：翘荷桔草栀子绿豆皮（想象：翘荷姐炒栀子绿豆皮）。

【参考文献】

[1] 秦亮.翘荷汤治疗小儿外感高热154例[J].四川中医.2002，20（12）：46.

[2] 蒋健胜.翘荷汤灌肠治疗小儿外感高热[J].浙江中西医结合杂志.2001，11（7）：445.

[3] 黄坚红.钟嘉熙治疗头痛经验[J].实用中医药杂志.2007，23（7）：458.

[4] 曹蔓年.翘荷汤应用举隅[J].内蒙古中医药.1998，S1：43.

三石汤

（《温病条辨》）

【组成】飞滑石三钱　生石膏五钱　寒水石三钱　杏仁三钱　竹茹二钱（炒）　银花三钱（露更妙）　金汁一酒杯（冲）　白通草二钱

【用法】水五杯，煮成二杯，分两次温服。

【功效主治】清热利湿，宣通三焦。主治暑湿弥漫三焦，邪在气分，症见身热汗出，面赤耳聋，胸脘痞闷，下利稀水，小便短赤，咳痰带血，不甚渴饮。舌质红，苔黄滑，脉滑数。

【方解】本方专为暑湿之邪弥漫三焦之症所设，暑湿内郁，蒸腾于外则身热不退，上蒸清窍则面赤耳聋。叶天士说："湿乃重浊之邪，热为熏蒸之气，热处湿中，蒸淫之气上迫清窍，耳为失聪……”暑热漫及上焦，侵袭于肺，肺主一身之气，肺气不利，气机受阻，热损肺络，可见胸闷、咳痰带血。暑湿阻于中焦则脘腹痞闷而不甚渴饮。湿热蕴结下焦，肠道失于分清泌浊，则见小便短赤，下利稀水。舌虽红赤，苔犹黄滑，可知暑湿之邪在气分。方以杏仁宣开上焦肺气，气化则暑湿易化；石膏、竹茹清泄中焦邪热；滑石、寒水石、通草清利下焦湿热；另用银花、金汁涤暑解毒。全方共奏清宣三焦暑湿之功，但重在清暑泄热，兼以利湿，最宜用于暑湿弥漫三焦，暑重湿轻之证。

【现代研究】佘姝娅等用三石汤加减治疗小儿过敏性紫癜，结合临床症状，若出现便血、尿血、水肿等，在此基础上酌情辨证加减，取得良好疗效，总有效率达到90%。韦雄运用三石汤配合针灸治疗泌尿系结石，57 例中痊愈 40 例，有效 10 例，无效 7 例。总治愈率 70%，总有效率 88%。

【文献选录】吴鞠通《温病条辨》：暑温蔓延三焦，舌滑微黄，邪在气分者，三石汤主之。

【医案举隅】

案例 1：王某，男，8 岁。2003 年 6 月 30 日就诊。

患儿从 3 岁起手足心热，夏季尤甚，每每需用冰敷方能入睡，且平素大便干，汗多。患儿已经过多家诊治，疗效不显。现用三石汤加减清热退暑利窍，兼清肺胃大肠。

处方：石膏 30g，滑石 30g，寒水石 30g，金银花 15g，香薷 6g，黄连 5g，灯心草 6g，杏仁 6g，白薇 15g，地骨皮 15g，青黛（另包）12g。6 剂，日 1 剂，煎服。

2003 年 7 月 6 日再诊，诉手足心热减轻，但仍需用冰敷方能入睡，大便软，汗减。上方去香薷、灯心草、白薇、地骨皮，加水牛角 15g，生地黄 12g，鳖甲 10g。予 8 剂，日 1 剂，水煎服。

2003 年 7 月 14 日三诊：患儿上述症状基本消失。上方减生地黄为 6g，继服 5 剂。

按语：小儿便秘多因饮食不当，过食辛辣、香燥、炙烤之品，或食物过于精腻，致酿生内热，结于阳明以致肠腑传导失常。治宜清热润肠通便。据病情不同，在三石汤的基础上酌加承气汤类、枳实导滞丸、木香槟榔丸等加减化裁。盖三石汤虽云清三焦，但以手太阴为要，肺热去，则肠腑之邪自化。

案例 2：区某，女，8 岁。2003 年 10 月 15 日初诊。

诊前 2 周食用肥肠粉后，双下肢皮肤出现散在的瘀点、瘀斑，两侧对称，高于皮肤表面，院外治疗后无效，现斑疹颜色暗红，活动后发作，瘙痒，无腹痛、黑便、关节痛及血尿，纳差，舌质红，苔黄厚腻，脉滑数。实验室检查：血常规：白细胞总数 4.2×10^9/L，淋巴细胞 0.44，血小板 160×10^9/L。中医诊断：紫癜（邪热内盛，胃热发斑），西医诊断：过敏性紫癜。予三石汤加味。

处方：石膏、寒水石、滑石各 30g，通草 10g，藿香 20g，白豆蔻 10g，苦参 15g，防风 10g，白首乌、地肤子各 20g。

水煎服，日 1 剂，每日 3 次。连服 3 周后，皮肤瘀斑、瘀点基本消退，无新的瘀斑、瘀点出现。继续服用 1 周，皮肤瘀斑、瘀点全部消退，复查血常规正常，病情痊愈。随访4周，无复发。

按语：吴鞠通在《温病条辨》中云："暑温蔓延三焦，舌滑微黄，邪在气分者，三石汤主之。"小儿形气未充，卫表不固，常为风湿热毒所侵，又因小儿脾常不足，脏腑娇嫩，邪之所凑，其气必虚，更易内聚三焦不化，生湿生热，湿热蕴结，化火动血，伤络血溢，而见紫癜。叶天士在《外感温热病篇》言："若斑色紫……点大而紫，胃中热也。"故古人辨斑疹有"疹出于肺，斑属于胃"的说法，后世医家陶华也说到"热毒入胃，皆致发斑"。临床小儿紫癜患者多呈黄厚腻苔，且多喜食生冷瓜果及肥甘厚腻之物，致湿热内聚，蕴伏脾胃，出现湿热内聚中焦，脏腑积热之征。吴鞠通言："虽肺为要领，而胃与膀胱皆在治中，则三焦俱备。"小儿过敏性紫癜多为湿热内积三焦，加之小儿稚阳之体，更易聚邪化热，故用三石为君药，清降火热。通草宣通气分，直达膀胱。藿香芳香化浊，化脾肺胃三脏之湿。可根据不同证型，随症加减。

案例3：魏某，男，4岁。2003年5月13日就诊。

患儿夜间磨牙，睡卧不安，爱揭衣被，舌质红，苔黄腻，脉数。用三石汤加减。

处方：石膏20g，滑石15g，寒水石20g，知母15g，防风10g，钩藤15g，远志6g，菖蒲12g，夜交藤20g，茯苓20g，甘草3g。予4剂，日1剂，煎服。

2003年5月17日再诊，患儿上症减轻，纳差。上方改为石膏、寒水石各15g，加怀山药15g，白扁豆12g，白首乌 15g。予 7 剂，日 1 剂，煎服，以调理脾胃。

按语：小儿磨牙多为乳食不节，喂养不当，伤脾碍胃，受纳运化失司，饮食不化，停积胃肠，形成积滞，积久化热，而手足阳明经分别走行于上下齿龈，且环绕口唇，故胃肠积热可致磨牙。予三石汤加减，清火泻胃，故效。

【方剂点评】热邪致病，首重清热，必须给邪以出路。三石汤中之石膏、寒水石宣通内蕴之热，逐热由腠理毛孔达出；滑石、通草直达膀胱，清利下焦，使湿热由小便尽出而热自退；杏仁上行气分，下走大肠；金银花善散肺经热邪，清心经、胃经之热毒；竹茹清热透络。本方三焦兼顾，临床运用不必拘于《温病条辨》中所诉用于暑温蔓延三焦，邪在气分者。凡为热邪所致，不论其在何处，只要辨证准确，灵活加减，都能获效。

【方歌与趣味速记】

方歌：石膏寒水飞滑石，杏仁竹茹通草使。银花解热加金汁，三焦暑湿予三石。

趣味速记：银茹金汁通杏三石〔想象：银茹（和）金枝通信三十（年）〕。

【参考文献】

[1] 孙香娟，张玲，佘姝娅 . 常克主任中医师运用三石汤经验评析 [J]. 中医药学刊，2004，22（10）：1792.

[2] 佘姝娅，常克 . 三石汤加味治疗小儿过敏性紫癜皮肤型 30 例 [J]. 辽宁中医杂志，2004，31（9）：765.

[3] 韦雄 . 三石汤配合针灸治疗泌尿系结石 57 例 [J]. 现代中西

医结合杂志，2007，16（30）：4486.

王氏连朴饮

（《霍乱论》）

【组成】制浓朴二钱　川连姜汁炒　石菖蒲　制半夏各一钱　香豉炒　焦栀各三钱　芦根二两

【用法】水煎，温服。

【功效主治】清热化湿，调和肠胃。主治霍乱，湿热阻于胃肠，症见呕吐泄泻，胸闷，不思饮食，舌苔黄腻等。

【方解】连朴饮原书治湿热霍乱为主，其辛开苦降，清宣芳化，是后世治疗湿热为患的常用方。本方以川连苦寒清热化湿，厚朴苦温理气化湿，半夏降逆和胃，菖蒲芳香化浊，栀子、豆豉清宣郁热，芦根清利湿热，生津止渴。本方配伍精良，药对经典，黄连、山栀苦寒，清热泻火燥湿；厚朴、半夏、石菖蒲辛温与苦温并用，开泄气机，燥湿化浊；淡豆豉宣郁除烦，有透邪外出之效；芦根清热生津，兼防厚朴、半夏辛燥之用，经典对药如半夏配厚朴，降逆和中，川连配半夏辛开苦降，菖蒲配豆豉芳香宣化，川连配厚朴苦燥化湿，川连配栀子擅清三焦火热，栀子配豆豉为栀豉汤，是散胸中邪气，去郁热，除烦止躁的著名经方。纵观全方主以辛开苦降，畅利气机，消胀除满；辅以辛宣芳化，散邪与化湿浊并行，诸药配伍，有清热燥湿，理气化浊之功，确实是一首治疗湿热为患的高效方。

【现代研究】

1. 恢复机体的免疫功能：王氏连朴饮能有效改善大鼠脾胃湿热所致诸症，使增高的血清 IL-1β 含量恢复正常，使降低的血清 NO 含量恢复正常。其作用机制可能是：通过调节脾胃湿热，使大鼠血清中 NO 的含量正常，恢复抗氧化功能，从而调节大鼠的免疫功能；通过调节脾胃湿热，使大鼠血清中 IL-1β 的含量正常，减少致热源，减轻炎症反应，从而取得治疗脾胃湿热证的疗效。

2. 化瘀作用：据文献报道，王氏连朴饮加味所加的丹参、赤芍可明显改善高脂血症模型的血脂紊乱，其作用机制与下调炎症因子、稳定冠状动脉粥样斑块有关。该方的清热祛湿化瘀法从多层面、多途径、多作用防治血脂紊乱，同时使舒张和收缩血管的 NO、ET 两类物质保持在平衡的状态。王氏连朴饮加味干预湿热夹瘀型动脉粥样硬化的研究证明该方具有化瘀降血脂的作用。

3. 其他临床报道：赵玉华报道采用王氏连朴饮加减治疗病毒性肝炎、哮喘，疗效满意。李凤霞曾报道采用连朴饮辨证加减治疗湿热蕴伏所致的长期口腔溃疡、鼻衄、多发性疖肿，效果良好。王玉芳采用连朴饮加减治疗血管神经性头痛、顽固性失眠，疗效满意。

【文献选录】

王士雄《霍乱论》：湿热蕴伏而成霍乱，兼能行气涤痰。

何廉臣《重订通俗伤寒论》：病在中焦气分，酌与王氏连朴饮加味，苦降辛通，以清胃热。

赵绍琴《温病纵横》：本证属湿热并重，治疗宜清热与燥湿并行。方中黄连、栀子苦寒，清热泻火燥湿。厚朴、半夏、石菖蒲三药相配，苦温与辛温并用，辛开苦泄，燥湿化浊。半夏又有和胃止呕之功。豆豉宣郁透热。芦根清热生津。诸药配伍，为燥湿清热之良方。

冉先德《历代名医良方注释》：霍乱吐利为本方主证，湿热内蕴为本证病机，而胸脘痞闷，舌苔黄腻，小便短赤，则为湿热的诊断依据。湿热之邪蕴伏中焦，脾胃升降之机失常，遂致胃浊不降而呕，脾不升清而泻，清浊相干而吐泻交作。治法不在止泻止吐，唯求湿热一清，脾胃得和，则诸症自愈。方中用黄连、山栀清热解毒，苦寒燥湿；厚朴、半夏燥湿行滞；菖蒲、香豉芳香化湿；芦根宣肺去湿，清热生津。合用以成清热燥湿、理气化浊之功。

【医案举隅】

案例1：韩某，男，20岁，学生。1993年3月5日初诊。

患者口腔黏膜溃疡反复发作2年余，常服维生素B_2，外涂冰硼散等药，症状暂时缓解，但不久又出现新发之溃疡。口唇、舌及口底黏膜可见数处大如黄豆、小如绿豆的溃疡面，伴口渴心烦，腹胀便干，舌苔黄腻，脉滑数。证属湿热内盛，湿郁化火。治宜清热祛湿，降火祛邪。用王氏连朴饮加减。

处方：厚朴、芦根、半夏、菖蒲各10g，黄连6g，山栀12g，石膏15g，竹叶、牛膝、生地黄、大黄各5g。

药进3剂，口腔溃烂面明显缩小，余症也减轻，苔黄腻，脉滑数，继用上方3剂。诊时除口底黏膜有2块绿豆大的溃疡面外，其余各处溃疡皆愈，口渴心烦已无，大便已通畅，腹胀消失，苔略黄腻，脉滑略数。上方去石膏、牛膝、生地黄、大黄，再进5剂后，口腔溃烂已无。次年5月因患感冒就诊，自述口腔溃疡再未出现。

按语：本证为湿热内盛，湿性黏滞，缠绵难愈，单纯清热，又碍祛湿，单纯祛湿，又助火邪，故用清热祛湿之法。用王氏连朴饮加减。方中黄连、山栀苦寒清热兼以燥湿，厚朴、半夏苦温燥湿，菖蒲芳香化浊，芦根清热利湿兼能生津，加石膏、生地黄、大黄、竹叶、牛膝增清热泻火之力。方药对症，2年痼疾得以根治。

案例2：张某，男，19岁，学生。1994年6月12日就诊。

近3年夏季经常出现鼻衄，近半月加重，几乎2～3天1次。轻时自用药棉填塞即止，重时用药棉填塞鼻腔后，血便从口腔流出，到医院填塞方可止血。否认有血液病和鼻外伤史。验血小板及出凝血时间均正常。经多种中西药治疗没有明显效果。伴口渴心烦，脘腹痞闷。现症：舌苔黄腻，脉滑数有力。证属湿热内盛，热迫血行。治宜清热祛湿，凉血止血。王氏连朴饮加减。

处方：黄连、厚朴、芦根、半夏、菖蒲、白及各10g，山栀、白茅根、生地黄各15g。5剂，水煎服。

6月18日复诊，自诉服药后再未流鼻血，余症减轻，苔略黄腻，脉滑数。效不更方，继服上方5剂。第二年随访，再未出现过鼻衄。

按语：此案乃湿热内盛，湿郁化火，再加上夏季气候炎热，外热内火相遇，迫血妄行而致鼻衄。用王氏连朴饮清热除湿，加生地黄、白及、白茅根凉血止血。方药对症，故奏效。

【方剂点评】连朴饮出自王士雄《霍乱论》，由制厚朴、黄连、石菖蒲、制半夏、香豉、焦栀子、芦根组成。其中重用芦根，清热和胃，止呕除烦，黄连清热燥湿，厚朴理气祛湿，石菖蒲芳香化湿，半夏和胃燥湿，佐以栀子、豆豉清宣胸脘郁热。诸药相伍，寒温并用，辛开苦降，清利、宣透融为一法，使湿去热清，气机调和。本方原为湿热霍乱而设，症见吐泻烦闷，小便短赤，舌苔黄腻，脉滑数等，现代从湿热并重，郁阻中焦这一基本病机出发，将该方加减广泛应用于多种杂病。

【方歌与趣味速记】

方歌：王氏连朴用菖蒲，法夏香豉焦栀共。芦根二两水煎尝，湿热霍乱服之消。

趣味速记：厚朴连菖，半夏栀豉芦根（厚朴连着唱，半夏只吃芦根啊）。

【参考文献】

[1] 武凯歌，文小敏，洪冰等．王氏连朴饮对脾胃湿热证大鼠血清 IL-2、IL-6 等的影响 [J]. 江苏中医药，2010，（5）：35-37.

[2] 黄琴，简萍，徐永禄等．王氏连朴饮对脾胃湿热证大鼠血清 IL-1β 与 NO 影响的实验研究 [J]. 四川中医，2009，（5）：50-51.

[3] 赵书刚，陈昕，雷开键．王氏连朴饮加丹参、赤芍对高脂血症兔血脂水平及炎症因子影响的实验研究 [J]. 中国中医药科技，2009，（3）：61.

[4] 赵书刚，陈昕，雷开键．连朴饮对湿热夹瘀型动脉粥样硬化

患者血脂及内皮功能影响的研究[J]. 陕西中医，2008，（6）：39.

[5] 彭述宪 . 连朴饮治验举隅[J]. 湖南中医杂志，1992，（1）：16.

[6] 李凤霞 . 王氏连朴饮临床应用[J]. 陕西中医 .1996，17（11）：512.

神犀丹

（《温热经纬》）

【组成】犀角尖六两　生地一斤（熬膏）　香豆豉八两（熬膏）　连翘十两　黄芩六两　板蓝根九两　银花一斤　金汁十两　元参七两　花粉四两　石菖蒲六两　紫草四两

【用法】用生地、香豉、金汁捣丸。每丸三钱重，开水磨服。

【功效主治】清热开窍，凉血解毒。主治温热暑疫，邪入营血证。症见高热昏谵，斑疹色紫，口咽糜烂，目赤烦躁，舌紫绛等。

【方解】本方以犀角、生地清心凉血，元参、花粉养阴生津，银花、连翘、黄芩清热泻火，紫草、板蓝根、金汁凉血解毒，菖蒲芳香开窍，豆豉宣泄透邪。方中以清热解毒，凉血止血，清心安神，透邪外达之犀角为君；合金汁、连翘、板蓝根等苦寒之品以及玄参、紫草清解血分热毒和气分余毒；合鲜生地、玄参、紫草凉血散血，解毒化斑；天花粉、鲜生地、玄参养阴清热生津，促进血行流畅；石菖蒲合清热药清心开窍，芳香辟秽；紫草清润，凉血活血；合豆豉、银花、连翘透发痘疹，引邪外出。全方合用，共奏清热解毒，凉血化斑，护正养阴，透发痘疹，清心开窍之功。

【现代研究】

1. 实验研究：张奎等通过观察神犀丹对发热家兔体温的影响，对二甲苯致小鼠耳郭肿胀的影响及对小鼠腹腔毛细血管通透性的影响，发现其能明显降低发热家兔的体温、抑制小鼠耳郭肿胀、对抗小鼠腹腔毛细血管通透性增高，具有明显的解热、抗炎作用。

2. 临床运用：董漱六用神犀丹治愈肝性脑病一例，谢务栋用其治疗小儿发烧，取得较好疗效。于为国等用神犀丹为主化裁，配合祛风通络，滋肝益肾等法，分初、中、晚三期治疗痛风 102 例，总有效率 88.2%，因此认为此方有清热解毒，凉血通络，降低尿酸的作用。周语平用其治疗最常见的红斑类皮肤病，效果较好。

【文献选录】王士雄：神犀丹乃温热暑疫之主方也。温热时疫诸病，邪不即解，耗液伤荣，逆传内陷，痉厥昏狂，谵语发斑等证，但看病人舌苔干光，或紫绛，或圆硬，或黑胎，皆以此丹救之。若初病即觉神情躁乱，而舌赤口干者，是温暑直入营分。酷热之时，阴虚之体，及新产妇人，最易患此，急用神犀丹，多可挽回，切勿拘泥日数，误投别药，以致偾事。兼治痘麻毒重，挟带紫斑，及麻痘后余毒内炽，口糜咽腐，目赤神烦等症。方中银花，有鲜者捣汁用。如无金汁，可用人中黄四两研入。无板蓝根，以飞净青黛代之。

【医案举隅】

案例 1：张某，男，2.5 岁，1984 年 11 月 27 日初诊。

体温39℃，西医检查诊断为化脓性扁桃腺炎。用青霉素、庆大霉素、林可霉素治疗无效而来我院中医门诊治疗。患儿呈高烧面容，烦躁，食欲不振，精神欠佳，咽部红肿，大便干，口唇红，舌质红，无苔，脉象弦数。曾服用清热解毒的中药治疗，效果不显，第三天开始服用神犀丹1/2丸，体温下降至正常而痊愈。

按语：本方以犀角为君，味苦，性寒，清营热，凉血解毒；配菖蒲、元参、黄芩、金汁，以增强其清热疗效；配生地以凉血脉；又加入银花、连翘、板蓝根、香豉用以散热解毒，使热邪速解；花粉、元参养阴清热；本方妙在配紫草，味甘咸，微寒，凉包络之血而解毒。临床若遇热入营血所致高烧等症用此丹皆获良效。

案例2：王某，女，22岁，1996年4月18日初诊。

1个月前，因感冒发热恶寒，咽喉肿痛，遂双下肢膝以下出现大片红肿，关节周围有多个红疙瘩，有压痛，被某医院诊断为“风湿结节”，经抗风湿治疗后疗效不明显。经查双侧下肢胫前散布直径约2 ～ 3厘米大小的硬结五个，局部皮色潮红，肿胀，压痛明显，下肢因疼痛行走不便，舌红，脉数。诊断为结节性红斑。证属湿热下注，凝阻经脉。立法：清热凉血，除湿通络。

拟方：生地黄20g，紫草10g，鸡血藤15g，丹皮10g，赤芍10g，金银花15g，忍冬藤15g，秦艽10g，防己10g，木瓜10g，川牛膝15g，夏枯草10g，土贝母10g。

服上方六剂后，结节开始软化缩小，压痛渐轻，皮色转成暗红，原方去丹皮、紫草、防己、秦艽，加伸筋草

10g，木通10g，丹参20g，连服二十剂，双下肢结节完全消退，临床治愈。

按语：结节性红斑类似于祖国医学的“瓜藤缠”，多因湿热郁阻，气血不畅，属温病发斑的范畴，然窍闭神昏者少见，故原方去犀角、金汁、菖蒲、豆豉，加入凉血解毒之品，谓之加减神犀丹。方中生地黄、紫草、丹皮、金银花清热凉血化斑，秦艽、木瓜、防己清热利湿，土贝母、夏枯草软坚散结，赤芍、鸡血藤、忍冬藤、伸筋草、木通、丹参活血通络。诸药合用，重在凉血化斑，兼以解毒通络，乃变通之用。

【方剂点评】本方出自《温热经纬》卷五。又名犀角丸。由《临证指南医案》疫门第一案处方脱化而成。功能清营开窍，凉血解毒。主治温热暑疫，耗液伤营，逆传内陷。症见高热烦躁，痉厥昏狂，谵语发斑，舌色干光，或紫绛，或黑苔。

本方所治疾病属感受温邪暑疫，热邪炽盛，逆陷营血，故以清营开窍，凉血解毒立法。方中犀角咸寒，石菖蒲芳香，两味合用，清心开窍，共为君药；金银花、连翘、黄芩、板蓝根、金汁专于清热解毒，透热外达，使热邪转出气分而解，用以为臣；热灼阴伤，则以生地黄、玄参、天花粉、紫草养阴护液，兼以凉血化斑，更以豆豉透达用以宣邪，共为佐使。诸药合用，共奏清营开窍之功。

【方歌与趣味速记】

方歌：神犀丹中犀翘芩，紫菖蓝根银粉玄。生地香豉金汁捣，清营开窍效堪夸。

趣味速记：老板犀生元菖，银芩花紫豉金粉（想象：老板牺牲原唱，迎请叫花子吃金粉）。

【参考文献】

[1] 张奎，李岩. 神犀丹解热、抗炎作用的实验研究[J]. 河南中医，2009，18（4）：31-42.

[2] 董漱六. “神犀丹”治愈肝性脑病一例[J]. 上海中医药杂志，1979，1（1）：12.

[3] 谢务栋. 神犀丹治疗小儿发烧[J]. 河北中医，1986，12（2）：17.

[4] 于为国，陈乃光. 神犀丹为主治疗痛风102例[J]. 陕西中医，1997，76（11）：41-42.

[5] 谢务栋. 神犀丹治疗小儿发烧[J]. 河北中医.1986，（2）：19.

[6] 周语平. 温病神犀丹治疗红斑类皮肤病的体会[J]. 甘肃中医学院学报，1996，28（4）：49.

黄连解毒汤

（方出《肘后备急方》，名见《外台秘要》引崔氏方）

【组成】 黄连三两　黄芩　黄柏各二两　栀子十四枚（擘）

【用法】 上四味切，以水六升，煮取二升，分二服。

【功效主治】 泻火解毒。主治一切实热火毒，三焦热盛之证。症见大热烦躁，口燥咽干，错语，不眠；或热病吐血、衄血；或热甚发斑，身热下痢，湿热黄疸；外科痈疽疔毒，小便黄赤，舌红，苔黄，脉数有力。火毒热盛，充斥三焦，故大热烦躁；火毒内盛，表里皆热，随少阳三焦上攻头脑，神明被扰，遂神昏错语，不眠；血为热迫，随火上逆，症见吐血、衄血、发斑；疮痈疔疖，系热毒壅滞经脉、肌肉，营卫之气凝涩，以致红肿热痛，证虽有异，感受热毒则同。便秘者，加大黄以泻下焦实热；吐血、衄血、发斑者，酌加玄参、生地黄、丹皮以清热凉血；瘀热发黄者，加茵陈、大黄以清热祛湿退黄。

黄连解毒汤为大苦大寒之剂，久服易伤脾胃，非火盛者不宜使用。

【方解】黄连解毒汤是治疗三焦火毒热盛的常用代表方剂。火毒弥漫三焦，充斥内外，法当泻火解毒，挫其鸱张之势；因无口渴伤津之象，苦寒之品亦无须禁忌。方中黄连泻火解毒力量最强，范围亦十分广泛，除泻火于上焦，清心经之热，又能泻胃肠之火，故为君药；辅以黄芩泻肺与肝胆之火；黄柏泻下焦肝肾之火；栀子泻三焦之火，导火下行，使诸经火毒受挫，三焦邪热得清，使致病原因消除。此方汇集大苦大寒之品，为苦寒直折之药，能泻其盛极之火，而救火炽之阴，使火邪去而热毒解，诸症即愈。

【现代研究】

1. 保护损伤的心肌：韩雪山等通过实验研究证实，黄连解毒汤对链脲佐菌素所致糖尿病大鼠的心肌损伤具有一定的保护作用，可能与其具有降血糖、清除自由基等生物活性有关。

2. 治疗老年痴呆：方青等以注射 β 淀粉蛋白形成

AD 大鼠模型，以水迷宫实验进行学习记忆能力测试；以 ELISA 法测定细胞因子，如肿瘤坏死因子（TNFα），干扰素 γ（INFγ），白介素 2（IL2）的变化。结果证实：黄连解毒汤可能通过调整 AD 大鼠的免疫功能和增加抗炎作用来提高其学习记忆能力。

3. 减毒作用：戴锡珍以黄连解毒汤提取液，采用显色基质偶氮法进行体外抗内毒素的实验研究。结果表明黄连解毒汤有较显著的减毒作用，可通过提高网状内皮系统的吞噬功能，加速内毒素的廓清来发挥作用，还有对细菌毒素的直接中和亦为其主要的作用方式。

4. 抗脑缺血缺氧：徐静华采用对小鼠双侧颈总动脉结扎致脑缺氧、$NaNO_2$ 致缺氧、KC 致缺氧、常压密闭耐缺氧等实验方法，观察到黄连解毒汤具有一定的抗小鼠脑缺血缺氧的作用。

【文献选录】

吴崑《医方考》：阳毒上窍出血者，此方主之。治病必求其本，阳毒上窍出血，则热为本，血为标，能去其热则血不必治而归经矣。故用连、芩、栀、柏苦寒解热之物以主之。然唯阳毒实火，用之为宜。若阴虚之火则降多亡阴，苦从火化而出血益甚，是方在所禁矣。

汪昂《删补名医方论》：寒极曰阴毒，热极曰阳毒，是方名曰黄连解毒，是君以黄连直解心经火毒也，黄芩泻肺经火毒，黄柏泻肾经火毒，栀子通泻三焦火毒，使诸火毒从膀胱出，若大便实者，加大黄名栀子金花汤，利大便，是使火毒从大小二便而出也，盖阳盛则阴衰，火盛则水衰，故用大苦大寒之药，抑阳而扶阴，泻其亢甚之火，而救其欲绝之水也，然非实热不可轻投。

汪讱庵《医方集解》：此手足阳明、手少阳药也。三焦积热，邪火妄行，故用黄芩泻肺火于上焦，黄连泻脾火于中焦，黄柏泻肾火于下焦，栀子通泻三焦之火从膀胱出。盖阳盛则阴衰，火盛则水衰，故用大苦大寒之药，抑阳而扶阴，泻其亢甚之火，而救其欲绝之水也。然非实热，不可轻投。

吴谦《医宗金鉴•删补名医方论》：黄连解毒汤、白虎汤、三黄石膏汤、大青龙汤，皆治表里俱热证。然大青龙汤治表实壮热，里热之浅在肌；三黄石膏汤治表实壮热，里热之深在胃。故一以石膏佐麻、桂；一以石膏佐麻、豉，均发太阳之表，解阳明之里也。大青龙汤则更以杏、草、姜、枣佐麻黄，其意专发热郁之在肌也；三黄石膏汤则更以芩、连、栀、柏佐石膏，其意专泻热深之在胃也。白虎汤治表热在肌，里热在胃，所以不用麻、桂以发太阳，专主石膏而清阳明也。解毒汤治表热在三阳，里热在三焦，所以亦不以麻、桂发太阳表，亦不以石膏清阳明里，而专以三黄泻上下内外之实火也。此皆太阳之邪，侵及阳明，而未入腑成实者也。若已入腑成实，则又当从事乎三承气汤，以下其热也。

费伯雄《医方论》：此治实邪实火，表里俱盛之剂。故用黄芩泻肺火，黄连泻心火，黄柏泻肾火，又用栀子令上焦之热邪委婉而下，三焦通治，药力颇峻。若表里俱热，胸痞便秘谵语者，便当去黄芩，加大黄以通之，使滞去而热亦退，须细辨之。

喻嘉言《医门法律》：病之繁而且苛者，莫如夏月为最，日之暑气，天之热气，地之湿气，时分时合。其分也，以风动于中，胜湿解蒸，不觉其苦；其合也，天之热气下，地之湿气上，人在气交之中，受其炎蒸，无隙可避，多有烦躁神昏，肌肤痱起，胸膺痤出，头面疖生，甚则发为肿毒痈疽等症，或有头面外项赤肿，或咽喉肿痛，或腿足焮肿，长至数寸，不能步履。统宜清凉，解其暑毒，热症一解，赤肿自消，全无脓血。又有全身发疱，如桃如李，如碗如杯，晶莹脆薄，中含臭水，此湿热之水，泛于皮肤也，亦宜本方加减治之。

【医案举隅】

案例 1：丁甘仁治霍乱案（选自《丁甘仁医案》）。

疫疠之邪夹暑湿互阻，太阴阳明为病，腹中绞痛，烦躁不安，上为呕吐，下为泄泻，四肢逆冷，口干欲饮，脉细欲伏，舌苔薄腻而黄。清气在阴，浊气在阳，阴阳反戾，气乱于中，遂有此变。湿遏热伏，气机痞塞，所以四肢逆冷，脉道为之不利，为霍乱重症。急拟黄连解毒汤加味，辛开苦降，芳香化浊。

川黄连八分　淡吴萸三分　淡黄芩钱半　鲜竹茹三钱　枳实炭一钱　大白芍钱半　灶心土五钱　藿香梗钱半　仙半夏钱半　六神曲三钱　玉枢丹三分磨冲　阴阳水煎。

按语：以时序而言，一岁之中，春温、夏热、秋凉、冬寒，经以先夏至日者为病温，后夏至日者为病暑，此言热病因季节之异而有不同也。夏至而后，火土司令，曰之暑气，天之热气，地之湿气，合而为一，前人所谓暑必夹湿是矣。火热亢盛，口鼻吸收，充斥三焦，身热汗泄，烦躁目赤，肌肤痱痤，头面疖痈，炎暑蒸脑，扰乱元神之府，错语呻吟，夜不得眠。舌鲜赤起刺，苔焦黄燥裂，脉洪大而数。黄连解毒汤，苦寒直清里热，泻火解毒，最为对症。黄连泻心与小肠之火，黄芩泻肺与大肠之火，黄柏泻肾与膀胱之火，更以山栀屈曲下行，泻三焦浮游之火，四味相合，力挫其亢炎炽烈之势，然须形病俱实者，始可放胆应用，年老体弱，产妇病后，均非所宜也。

案例2：梁某，女，16岁，1996年7月10日入院。

6天前开始出现恶寒，发热，恶心呕吐，不思饮食，大便稀溏，每天1～3次。西医诊断：肠伤寒。经西药治疗7天，疗效不佳。邀中医诊治。诊见：壮热烦闷，胸闷呕恶，头目胀痛，肢体烦痛，口苦而干，烦渴欲饮，不思饮食，时有神昏谵语，小便黄赤，大便呈黑色，每天1～2次，舌质深红，苔黄而少津，脉弦滑数。体检：T39.8℃，P106次/分，R28次/分，BP12.0/8.0kPa，心肺（－），肝脾稍大。实验室检查：血常规：Hb98g/L，RBC2.85×10^{12}/L，WBC3.75×10^{9}/L，N 0.67，L 0.33；血清肥达氏反应：O：1∶160，H：1∶132；大便潜血试验（+++）。西医诊断：肠伤寒并肠出血。中医诊断：湿温，便血。证属湿热内蕴，热毒炽盛，灼伤血络，迫血外溢。治宜泻火解毒，凉血止血。方用黄连解毒汤加味。

处方：黄连、栀子各10g，黄芩、黄柏各9g，金银花、连翘、生地黄各12g，地榆15g，白茅根20g。2剂，水煎，分 4 次冷服。

二诊：第 2 天壮热渐退，头目胀痛减轻，口苦咽干欲饮好转，大便 1 天未解。检查：T38℃，BP13.3/9.33kPa。原方再服 4 剂，每天1 剂，水煎，分 2 次服。三诊：发热已退，大便转黄，诸症基本消失。检查：T37℃，P78 次 / 分，R22 次 / 分，BP13.3/9.33kpa。血常规：Hb108g/L，RBC3.2 × 10^{12}/L，WBC4.85 × 10^9/L，N 0.69，L 0.31。肥达氏反应阴性；大便潜血试验阴性。予以调理。随访 1 年身体健康。

按语：本例属中医学湿温、便血的范畴。证属湿热内蕴，热毒炽盛，毒邪内陷，热伤血络，迫血外溢。治以黄连解毒汤泻热解毒，加生地黄、地榆凉血止血；金银花、连翘加强清热解毒的作用；配白茅根凉血清热，通利小便，导热邪从小便排出，又有利尿而不伤阴的优势。诸药合用，可收到较好的疗效。

【方剂点评】本方系崔氏方，录自《外台秘要》卷一。《肘后备急方》卷二治伤寒时气温病门已载此方，剂量服法均同，但未出方名。《景岳全书》易名解毒汤，《温热经纬》又名栀子金花汤。《宣明论方》又将本方药品碾为末，水泛为丸，称为大金花丸。《医方集解》又名三黄金花丸。《张氏医通》改为蜜丸，名金花丸。方由黄连三两，黄芩、黄柏各二两，栀子（擘）十四枚组成。上四味切，以水六升，煮取二升，分 2 次服。现用法为汤剂，水煎服；或为丸剂，上药共研细末，水泛成丸，如绿豆大，名黄连解毒丸，每日 2 ～ 3 次，每服 3 ～ 9g，白开水送下。功能泻火解毒。

主治一切实热火毒，三焦热盛之病。症见大热烦躁，口燥咽干，错语不眠；或热病吐血、衄血，甚或发斑；身热下痢，湿热黄疸；外科痈肿疔毒，小便赤，舌红，苔黄，脉数有力。

本方所治之证皆因三焦火热壅盛为患。治宜泻火解毒。方中黄连为君药，以泻心胃之火于中焦；黄芩为臣药，以泻肺火于上焦；黄柏为佐药，以泻肾火于下焦；栀子为使药，通泻三焦之火，导邪热从小便而出。四药合用，三焦之火邪去而热毒解，诸症自愈。崔氏说："胃中有燥屎，令人错语，热盛亦令人错语，若便秘而错语者，宜服承气汤；通利而错语者，宜服黄连解热汤。"可知本方证的谵语，是由火热炽盛，内扰神明所致，故治法以清热泻火为主，无须承气之荡涤。本方与泻心汤均是泻火解毒、清湿热的方剂。但是，本方未用大黄，而用黄柏泻下焦湿热，栀子通泻三焦之火，使邪热从小便而出，与泻心汤用大黄，使邪热从大便而出有所不同。因此，泻心汤多适用于胃肠积热，而本方更适用于下焦湿热。本方能治疗热病吐血、衄血，与泻心汤的原理相同，是取其专泻邪热的作用。实验表明，本方抗病原微生物的作用相当广泛，对多种细菌、流感病毒、钩端螺旋体、阿米巴原虫及滴虫等均有抑制作用，其中对金黄色葡萄球菌、痢疾杆菌等的抗菌作用尤为显著。本方还有解热、抗炎作用，可缓和机体对病原体侵入产生的反应。还能增强白细胞及网状内皮系统的吞噬功能，加强机体的抗病力。此外，本方尚有利胆与抗肝损伤的作用，故对肝胆疾病亦能起效。本方为苦寒泻火、清化湿热的代表方剂，临床运用以高热烦躁，口燥咽干，舌红，苔黄，脉数有力为辨证要点。现临床上亦广泛用于急性肠炎、急性菌痢、中毒性消化不良、急性黄疸型肝炎、胆囊炎、流行性乙型脑炎、流行性脑脊髓膜炎、钩端螺旋体病、蚕豆黄病、败血症、脓毒血症、肺炎、慢性气管炎、急性盆腔炎、阑尾炎、急性泌尿系感染、急性结膜炎以及烧伤、丹毒、痈、疖等多种急性感染性疾病辨证属火热邪毒壅盛三焦者。血热暴崩，肠热痔漏下血，以及热厥下后，热少退而未愈者亦可使用。本方诸药均属苦寒之品，易于化燥伤阴，只宜暂用，中病即止，非实热者不可轻投，阴虚火旺者忌服。本方用治痈疮疔毒，除内服外，亦可研末蜜调外敷。

【方歌与趣味速记】

方歌：黄连解毒汤四味，黄芩黄柏栀子备。躁狂大热呕不眠，吐衄斑黄均可为。

趣味速记：芩柏连栀子（秦伯怜稚子）。

【参考文献】

[1] 韩雪山，包海花.黄连解毒汤对链脲佐菌素所致大鼠心肌损伤的保护作用研究 [J]. 中国林副特产 .2004，（02）：38-39.

[2] 方青，莫剑翎.黄连解毒汤对 AD 大鼠的治疗作用及对细胞因子含量的影响.中国中药杂志 [J].2004.（06）：86-89.

[3] 戴锡珍.“黄连解毒汤”体外抗内毒素作用的实验研究 [J]. 中国中医基础医学杂志 .2000.（05）：31-32.

[4] 徐静华，蔡爽.黄连解毒汤对小鼠急性脑缺血、缺氧的影响 [J]. 沈阳药科大学学报 .2003.（02）：132-134.

[5] 吴彦，石任兵.黄连解毒汤有效部位对多发性脑梗死大鼠脂

质过氧化损伤的影响[J]. 北京中医药大学学报.2004.（06）：47-49.

[6] 刘绍林，巫德文. 黄连解毒汤治验三则[J]. 新中医.2003, 35（10）：63.

凉膈散

（《太平惠民和剂局方》）

【组成】 川大黄　朴硝　甘草各二十两　山栀子仁　薄荷叶去梗　黄芩各十两　连翘二斤半

【用法】 上粗末，每二钱（6g），水一盏，入竹叶七片，蜜少许，煎至七分，去滓，食后温服。小儿可服半钱，随岁数加减服之，得利下停服（现代用法：上药共为末，每服 6g，用竹叶 3g，水煎，入蜜少许，调服，亦可作汤剂煎服）。

【功效主治】 凉膈泻热。主治上焦、中焦积热。症见烦躁多渴，面热头昏，唇焦咽燥，舌肿喉闭，目赤鼻衄，口舌生疮，涕唾黏稠，睡卧不宁，谵语狂妄，大便秘结，小便热赤，以及小儿惊风，舌红，苔黄，脉滑数。

【方解】 本方为治疗胸膈积热之剂。方中重用连翘辛凉质轻，清热解毒，祛上焦之热，为君药。配伍黄芩以清胸膈郁热；山栀子通泻三焦，引火下行；大黄、芒硝泻火通便，以荡涤中焦燥热内结，共为臣药。薄荷、竹叶味薄气轻，清疏上焦，以解热于上，兼有“火郁发之”之义，为佐药。使以白蜜少许，润燥生津，又缓芒硝、大黄之峻下；甘草调和药性。诸药相伍，共奏泻热通便，清上泄下之功。

全方既用连翘、黄芩、栀子、薄荷、竹叶疏解清泄胸膈邪热于上，更用调胃承气汤合白蜜，通便导滞，荡热于中，使上焦之热得以清解，中焦之实由下而去。故其配伍特点为清上与泻下并行，泻下以助清胸膈郁热，所谓“以泻代清”之法。

【现代研究】张洁用本方加味治疗小儿病毒性脑炎32例，所有病例均有不同程度的发热、烦躁或嗜睡，其中头痛明显21例，呕吐13例，视觉障碍1例。全部病例均经脑脊液检查及脑电图确诊。处方随症加减，热重加生石膏、羚羊角；抽搐加钩藤、菖蒲；偏湿加藿香、佩兰。同时配合静滴能量合剂。结果：痊愈29例，临床症状消失，脑电图恢复正常；好转2例，症状基本消失，脑电图好转或留有后遗症；无效1例，症状无改善。

【文献选录】

张秉成《成方便读》：若火之散漫者，或在里，或在表，皆可清之、散之而愈。如挟有形之物，结而不散者，非去其结，则病终不痊。故以大黄、芒硝之荡涤下行者，去其结而逐其热。然恐结邪虽去，尚有浮游之火，散漫上中，故以黄芩、薄荷、竹叶清彻上中之火，连翘解散经络中之余火，栀子自上而下，引火邪屈曲下行。如是则有形无形、上下表里诸邪悉从解散。用甘草、生蜜者，病在膈，甘以缓之也。

【医案举隅】

案例1：石顽治幼科汪五符，夏月伤食，呕吐，发热颅胀，自利黄水，遍体肌肉扪之如刺。六脉模糊，指下寻之，似有如无，足胫不温，自认阴寒而服五积散一服，其热愈炽，昏卧不省。第三日，自利不止，时常谵语，至夜尤甚。乃舅叶阳生以为伤暑而予香薷饮，遂头面汗出如蒸，喘促不宁，足冷下逆。歙医程郊倩以其证大热而脉息模糊，按之殊不可得，以为阳欲脱亡之候，欲猛进人参、附子。云间沈明生以为阴证断无汗出如蒸之理，脉虽虚而证大热，当用人参白虎。争执未决，取证于石顽。诊其六脉虽皆涩弱模糊，而心下按之大痛，舌上灰刺如芒，乃食填中宫，不能鼓运其脉，往往多此，当与凉膈散下之。诸医正欲借此脱手，听其用药。一下而神思大清，脉息顿起。当知伤食之脉，虽当气口滑盛，若屡伤不已，每致涩数模糊，乃脾不消运之兆也。此证设非下夺而与参、附助其壮热，顷刻立毙。可不详慎而妄为施治乎！（《张氏医通·卷二·伤饮食》）

按语：本案因夏月伤食致积热内盛，脉象模糊，似有似无，且具大热，然其辨证重在“心下按之大痛，舌上灰刺如芒”，用凉膈散清上泻下而病愈。若误用参、附温补，反而助热更盛，祸不旋踵矣。

案例2：李某，女，55岁。1975年9月8日就诊。

患者半年来口舌生疮，反复发作，口颊、唇、舌边缘溃烂、红肿、灼热疼痛，甚则腮舌俱肿，伴有心烦口干，小便赤，大便秘结，心情忧郁时加重，饮热水时增剧。经常服复方新诺明、土霉素及牛黄解毒片，仍反复发作。近1个月来加重。诊见唇颊黏膜及舌边呈散在、孤立的圆形小溃疡，周围红肿，舌红，苔黄，脉数有力。辨证为心脾积热，火邪上炎。治以清热解毒、泻火通便、导热下行。予凉膈散合导赤散加味。

处方：大黄 10g，芒硝 6g（冲服），山栀子 10g，连翘 12g，黄芩 12g，薄荷 10g，生地黄 5g，木通 6g，竹叶 6g，金银花 30g，甘草 6g。

水煎服，日 1 剂。外用冰硼散（成药）吹撒患处，日 3 次。

9 月 13 日复诊：服上药 5 剂，口颊及唇、舌边溃疡较前收敛，肿痛亦轻，舌淡红，苔薄黄，脉数。嘱其继服 5 剂。

9 月 18 日三诊：患者口颊及唇、舌边溃疡完全消失，诸症已除。为巩固疗效，继服上方 3 剂，随访两年来未复发。

按语：本例因心情忧郁，五志化火，蕴于心脾，火邪上炎所致。除用凉隔散合导赤散泻火通便，导热下行外，加入善疗疮疡肿毒之金银花，使其清热解毒之力更宏。因辨证准确，理法方药合拍，故病获速愈。

【方剂点评】

1. 本方为治疗上中二焦邪热炽盛的常用方。以烦躁口渴，面赤咽痛，舌红，苔黄，脉滑数为辨证要点。虽有通腑之力，但临床运用重在清胸膈炽盛之邪热，即使无便秘之症，亦可应用。

2. 若上焦热盛津伤而口渴较甚者，可加天花粉、芦根清热生津；若热盛而口舌糜烂者，可加黄连清热泻火；若咽喉肿痛较甚，可加玄参、山豆根利咽止痛；若兼见吐血者，可加白茅根、侧柏叶凉血止血。

3. 常用于急性扁桃体炎、咽炎、口腔炎、急性黄疸型肝炎、胆道感染、皮肤化脓性感染等属上、中二焦邪热炽盛者。

【方歌与趣味速记】

方歌：凉膈硝黄栀子翘，黄芩甘草薄荷饶。竹叶蜜煎疗膈上，中焦燥实服之消。

趣味速记：乔将军住黄山，销草和蜜。

【参考文献】

[1] 张洁 . 凉膈散加味治疗小儿病毒性脑炎 32 例 [J]. 中国医药学报，1991，（2）：40.

[2] 张长义 . 凉膈散应用举隅 [J]. 山东中医杂志，1991，10（1）：27.

甘露消毒丹

（《医效秘传》）

【组成】 飞滑石十五两　淡黄芩十两　茵陈十一两　藿香四两　连翘四两　石菖蒲六两　白蔻仁四两　薄荷四两　木通五两　射干四两　川贝母五两

【用法】 生晒研末。每服三钱（9g），开水调下，或神曲糊丸，如弹子大，开水化服亦可（现代用法：或作汤剂，水煎服）。

【功效主治】 清热利湿，化浊解毒。主治湿温时疫之湿热并重，邪在气分。

【方解】 本方主治湿热并重，毒邪为患，充斥气分所致的疾病。治湿宜给邪以出路，治热宜宣散清泄，治毒宜泻火解毒，使湿邪得利，毒热得清，行气化浊。故本方立法为祛湿、清热、解毒。方中重用滑石、茵陈、黄芩为君，其中滑石清利湿热，并能解暑，体滑主利窍，味淡主渗热，能荡涤六腑而无克伐之弊。茵陈利湿退黄，对于湿热病证最为相宜。黄芩清热解毒，燥湿，能上行泻肺火，下行泻膀胱火。三药共奏利湿化浊解毒之功。

石菖蒲祛除湿浊，涤痰辟秽，宣通九窍。白豆蔻行气悦脾，芳香化湿，令气畅而湿行。藿香芳香化湿，辟秽和中，宜用于湿浊壅滞之证，其芳香而不过于猛烈，温煦而不偏于燥烈，能祛除阴霾湿邪。藿香、石菖蒲、白豆蔻均辛温，开泄气机，芳香化湿，在热为从治，在湿为正治，共为臣药，此三药对湿阻中焦者尤宜。藿香、茵陈合用则芳化清利，醒脾而助运湿，清热而能化浊。木通清利湿热，助滑石、茵陈导湿热而去，且通行气血。射干清利咽喉，贝母乃肺经之药，因痰火上攻，故以其清肺利咽，与射干配伍，增强清咽利喉之效。连翘清热解毒，协黄芩以加强作用。木通、贝母、射干、连翘共为佐药。薄荷辛凉宣肺透热，清利咽喉，取其性凉而轻清，善行头面。

全方重在清解渗利，芳化行气，解毒利咽，使气化湿亦化，湿化而热孤，热退而毒解，清热而不甚苦寒，化湿而不太香燥，宣发肃降，药物轻清平淡，不偏不倚。本方在选择药物上顾护三焦，亦含有宣上、畅中、导下的治疗原则，在应用除湿药上，辛开肺气于上，是启上闸以开水源；芳香化湿于中，是理脾湿以复脾运；淡渗利湿于下，是通调水道以祛湿浊。全方配伍，利湿化浊，清热解毒，通畅气机，犹如甜美的甘露水清热解毒，因此得名，王士雄誉之为“治湿温、时疫之主方”。

【现代研究】

1. 湿热型胃炎：以变通甘露消毒丹治疗湿热型胃炎（均做胃镜检查，诊为慢性胃炎）66 例，病程最短者 3 个月，最长 21 年。主要症状：胃脘灼热胀痛，口苦，口臭，脘腹胀满，舌质红，苔薄黄或黄厚腻，脉弦滑。基本方：滑石、木通、藿香、白豆蔻、茵陈、石菖蒲、白术、茯苓、生地黄、沙参、薄荷、陈皮、麦芽。每日 1 剂，水煎服，治疗期间停服其他中西药，3 个月后复查胃镜。随症加减，胸胁胀满吞酸者加左金丸；胁痛者加川楝子、醋炒延胡；腹胀者加大腹皮；呃逆不止者加代赭石、沉香；恶心者加法半夏、竹茹；便溏者重用白术、茯苓，加诃子肉；大便秘结者加草决明、郁李仁。51 例近期治愈（临床主要症状消失，胃镜检查活动性炎症消失，慢性炎症好转），5 例显效（临床主要症状消失，胃镜检查黏膜急性炎症基本消失，慢性炎症好转），4 例好转（主要症状明显减轻，胃镜检查黏膜病变范围缩小一半以上，炎症减轻），6 例无效（服药前后症状无改善或加重，胃镜检查黏膜病变程度无改变或加重），总有效率 91%。

2. 湿热咳喘：以甘露消毒丹治疗肺系感染属湿热痰浊郁结之肺气咳喘 68 例，平均年龄 27 岁，病程最短 15 天，最长逾月，均为不明原因发热，可能与病毒、支原体感染有关，10 天为 1 疗程。处方：滑石 15g，茵陈 15g，黄芩 10g，石菖蒲 10g，川贝母 10g，射干 10g，连翘 10g，藿香 10g，白豆蔻

4g，木通 3g，薄荷（后下）3g。随症加减：咳喘患者加麻黄、杏仁；痰黄明显者加金银花、蒲公英；头痛者加白芷、川芎；口渴不欲饮者加芦根；大便秘结者加生地黄、大黄；唇绀，舌紫暗有瘀斑者加丹参。每日 1 剂。温病方论 076 临床治愈 42 例，占 61.8%（咳喘、痰黏色黄消失，无发热，舌苔薄白，脉缓）。有效 24 例，占 35.3%（咳喘、痰黏色黄明显好转，或痰黏色白，有时低热，舌苔薄黄或薄腻，脉偏滑）。无效 2 例，占 2.9%（咳喘仍作，痰黏色黄，发热，舌苔黄腻或白如粉状，脉滑数）。总有效率为 97.1%。

【文献选录】

1. 王士雄《温热经纬》：此治湿温、时疫之主方也。《六元正纪》五运分步，每年春分后十三日交二运徵，火旺，天乃渐温；芒种后十日，交三运富，土旺，地乃渐湿，温湿蒸腾，更加烈日之暑，烁石流金，人在气交之中，口鼻吸受其气，留而不去，乃成湿温疫疠之病。而为发热倦怠，胸闷腹胀，肢酸咽肿，斑疹身黄，颐肿口渴，溺赤便闭，吐泻疟痢，淋浊疮疡等证。但看病人舌苔淡白或厚腻或干黄者，是暑湿热疫之邪尚在气分，悉以此丹治之，立效，并主水土不服诸病。

2. 冉雪峰《历代名医良方注释》：此方治湿热郁蒸，挟秽浊搏于气分，原书所叙征象，发热、目黄、胸满、丹疹、泄泻，此为共同症，再查其舌色，或淡白，或舌心干焦者用此方。此方滑石、茵陈、木通，皆利湿药；薄荷、藿香、菖蒲、蔻仁、射干、神曲，均芳香通利，疏里宣外；黄芩清热；贝母豁痰；加连翘者，症见丹疹，虽在气分为多，而一部分已袭营分也。此方较普济消毒饮尤为清超，彼侧重通外，此侧重清内；彼为清中之浊，此为清中之清。细译方制，微苦而不大苦，清利而不燥利。举重若轻，妙婉清灵。迥非庸手所能企及，普济方通外，而不遗清内；本方清内，而不遗通外。

【医案举隅】

案例 1：李某，男，45 岁。1988 年 5 月 7 日就诊。

频发室性早搏 2 年余，平素头晕，胸闷，心悸，每于饮酒后病情加重。经用多种抗心律失常西药未见效，又延中医调治，曾服瓜蒌薤白半夏汤、三仁汤、半夏泻心汤等，均无明显疗效。现感头晕，心悸、心烦，胸脘痞闷，身重困倦，小便赤涩，大便不爽。查舌质暗红，苔灰黄而厚腻，脉细结。24 小时动态心电图示：频发室性早搏（8~12 次 / 分），部分呈二联律。证属湿热交阻，气机不宣。法当清热利湿，行气宽胸。拟甘露消毒丹加味。

处方：滑石、茵陈、苦参各 20g，石菖蒲、藿香、白豆蔻、连翘、枳壳、甘松各 10g，川贝母、射干、薄荷、木通各 6g，瓜蒌 15g。水煎服，每日 1 剂。

6 剂后，胸脘痞闷大减，期前收缩减至 4~8 次 / 分。又连服 12 剂，症状大部分消失，期前收缩减至 2~3 次 / 分。再以上方为基础加减，继服 10 余剂，诸症消失，心电图转为正常。随访 1 年，未复发。

按语：患者平素嗜酒，以致湿热内蕴，气机不宣。故径投清热利湿，解毒化浊之甘露消毒丹，配以枳壳、瓜蒌行气宽胸，更配甘松开郁醒脾，苦参清热燥湿，且甘松、苦参经现代药理研究发现有显著的抗心律失常作用。

案例2：陈某，男，25岁。1988年5月28日就诊。

患者反复咽痛一年多。五官科诊为“慢性咽喉炎”。两天前过食辛热，咽痛复发。症见咽痛口苦，发热心烦，汗出而热不退，小便短赤，大便干硬，苔黄根浊，脉滑数。证为湿热蕴结，留恋气分，热毒上攻咽喉。投甘露消毒丹。

处方：射干、浙贝母、藿香各10g，薄荷、石菖蒲各5g，茵陈、滑石各15g，黄芩、连翘、木通各8g。

3剂后，咽痛减轻，能进食。原方继服3剂，诸症遂除。

按语：甘露消毒丹主治湿热病之湿热并重证。方以藿香、白豆蔻、菖蒲芳香化浊，黄芩、连翘、薄荷清热解毒，茵陈、木通、滑石淡渗利湿，射干、贝母宣肺利咽。方中苦寒、渗利、芳香三者俱全，故有化浊利湿，清热解毒之功。用本方能使湿化热清，气机畅达，诸症自除。

【方剂点评】甘露消毒丹出自《温热经纬》，具有利湿化浊，清热解毒之功效，主治湿温时疫，邪在气分之发热困倦，胸闷腹胀，肢酸咽肿，身黄，颐肿口渴，小便短赤，吐泻，淋浊等症。方中茵陈蒿味苦，性微寒，藿香味辛，性微温，芳香化湿，此二药合用为君，以芳化清利。辅以黄芩、连翘清肃肺热；滑石、木通利水道以清湿热；薄荷辛凉宣肺透热；射干、贝母清咽散结；石菖蒲、白豆蔻芳香化浊，行气悦脾，故不治咳而咳自愈。此方轻清平淡，芳香化湿，验证了“治上焦如羽，非轻不举”之理。湿热所致之新病，多属实证，其病变主要在肺，久咳虽致肺、脾、肾正气虚损，但湿热之邪往往留恋不去，此是本虚标实，根据“急则治其标”的原则以清利湿热为主，所以，凡湿热致病，无论新久，临床上均可用甘露消毒丹加减。

【方歌与趣味速记】

方歌：甘露消毒蔻藿香，茵陈滑石木通菖。芩翘贝母射干薄，湿温时疫是主方。

趣味速记：秦香莲被射中，花和尚都沉痛。

【参考文献】

[1] 葛保立．变通甘露消毒丹治疗湿热型胃炎66例[J]. 浙江中医杂志，1995，（10）：444.

[2] 陆修坤．甘露消毒丹治疗湿热咳喘68例[J]. 江苏中医，1995，16（11）：7.

[3] 段学忠．甘露消毒丹加味治频发室性早搏[J]. 四川中医，1991，（5）：18.

[4] 林祖贤．甘露消毒丹验案[J]. 四川中医，1991，（11）：19.

白虎汤

（《伤寒论》）

【组成】 石膏一斤　粳米六合　甘草炙，二两　知母六两

【用法】 水煎至米熟汤成，去滓温服。

【功效主治】 清热除烦，生津止咳。主治阳明气分热盛。症见壮热面赤，烦渴引饮，大汗出，脉洪大有力或滑数。伤寒，脉浮滑，此以表有热，里有寒；三阳合病，腹满身重，

难以转侧，口不仁，面垢，谵语遗尿，发汗则谵语，下之则额上生汗，手足逆冷，若自汗出者；伤寒，脉滑而厥者，里有热；伤寒大汗出后，表证已解，心中大烦，渴欲饮水，及吐或下后七八日，邪毒不解，热结在里，表里俱热，时时恶风，大渴，舌上干燥而烦，欲饮水数升者；夏月中暑毒，汗出恶寒，身热而渴；一切时气，瘟疫杂病，胃热咳嗽，发斑，小儿疮疱隐疹伏热；温病身热，自汗口干，脉来洪大，霍乱，伤暑发痧。

【方解】本方证的产生是由于阳明经热盛或气分热盛，此时病已出表，不可发汗，尚未形成腑实证，不宜攻下，治疗时要以清热为主。“热者寒之”，用药当选用苦寒、甘寒之品，但是本证除了热象较重之征，还有伤津之候，如若选用苦寒之品，将有劫烁津液的弊端，故用甘寒清热的药物清热生津。石膏为君，辛甘大寒，清热除烦；知母苦寒滋阴；佐石膏清热除烦，又防阳明之热耗损真阴；粳米甘寒养胃阴，以缓石膏之沉降，制约知母苦寒，使其不致伤胃；甘草甘平，以甘缓养阴，调和诸药。

【现代研究】张世栋研究证实白虎汤具有显著的解热作用，同时对细胞因子间的失衡也具有一定的调节作用。白虎汤对脂多糖静脉注射液引起的气分证家兔动物实验模型的T淋巴细胞亚群的分布和血清细胞因子水平均有影响，家兔体温显著降低，IL-10 显著降低，使 $CD4^+/CD8^+$ 比值恢复，IL-6 显著升高。吴冉冉[2]等经研究发现白虎汤对脂多糖和干酵母两种不同致热源引发的发热模型大鼠的解热作用强，退热迅速且持久。

【文献选录】

成无己：白虎，西方金神也，应秋而归肺，夏热秋凉，暑暍之气，得秋而止。秋之令曰处暑，是汤以白虎名之，谓能止热也。知母味苦寒，《内经》曰：热淫所胜，佐以苦甘。又曰：热淫于内，以苦发之。欲彻表寒，必以苦为主，故以知母为君。石膏味甘微寒，热则伤气，寒以胜之，甘以缓之，欲除其热，必以甘寒为助，是以石膏甘寒为臣。甘草味甘平，粳米味甘平，脾欲缓，急食甘以缓之，热气内蕴，消灼津液，则脾气燥，必以甘平之物缓其中，故以甘草、粳米为之使。是太阳中暍，得此汤则顿除之，即热见白虎而尽矣。

吴崑：石膏大寒，用之以清胃；知母味厚，用之以生津；大寒之性行，恐伤胃气，故用甘草、粳米以养胃。是方也，惟伤寒内有实热者可用之。若血虚身热，证像白虎，误服白虎者死无救，又东垣之所以垂戒矣。

柯琴：石膏大寒，寒能胜热，味甘归脾，质刚而主降，备中土生金之体，色白通肺，质重而含脂，具金能生水之用，故以为君。知母气寒主降，苦以泄肺火，辛以润肺燥，内肥白而外皮毛，肺金之象，生水之源也，故以为臣。甘草皮赤中黄，能土中泻火，为中宫舟楫，寒药得之缓其寒，用此为佐，沉降之性，亦得流连于脾胃之间矣。粳米稼穑作甘，气味温和，禀容平之德，为后天养命之资，得此为佐，阴寒之物，则无伤损脾胃之虑也。煮汤入胃，输脾归肺，水精四布，大烦大渴可除矣。

汪昂：烦出于肺，躁出于肾，石膏清肺而泻胃火，知母清肺而泻肾火，甘草和中而泻心脾之火，或泻其子，或泻其母，不专治阳明气分热也。

【医案举隅】

案例1：刘某，男，20岁。

受凉后出现高热，体温波动在38.5℃～40.5℃，同时伴有头痛、身痛、汗出、全身困乏、口渴欲饮、大便干，两日未解。先后服用感冒通、螺旋霉素片等药物，并在附近诊所用头孢噻肟钠针、地塞米松针等治疗2天，诸症不解，夜间体温39.2℃而求治。化验：白细胞9.5×10^9/L，红细胞5.0×10^{12}/L，血红蛋白150 g / L，中性粒细胞比率0.75，淋巴细胞比率0.21。查体：意识清，心率96次/分，呼吸音粗，双肺未闻及明显的干、湿啰音，巴宾斯基征阴性，脑膜刺激征阴性。发热，体温39.2℃，头痛连及颈项，时有汗出，口渴欲饮，小便利，大便干，舌质红，苔白，脉洪大有力。脉症合参，辨属阳明气分热盛证，方用白虎汤加味。

处方：生石膏30g，知母9g，甘草3g，金银花20g，连翘20g，蔓荆子15g，粳米9g。

1剂，水适量，武火急煎，以米烂为度，频服不拘时。服药后2小时大便1次，4小时后体温渐降至37.8℃，6小时后恢复至正常体温，无反复，诸症若失。

按语：本例高热，汗出，口渴欲饮，大便干，脉象洪大，是典型的阳明气分热盛之证。伤寒化热传至阳明经，邪从内传，里热正盛，故见壮热、不恶寒；热灼津伤，乃见烦渴引饮；热蒸外越，故热汗自出；脉洪大，为热盛于经所致。本方君臣佐使，俱有清热生津之功，使其热清烦除，津生渴止，诸症皆可顿挫。由于辨证精当，药专力宏，故效如桴鼓。

案例2：马某，男，6岁，1987年5月15日初诊。

患儿父亲代述：患儿因过食香燥动火之品，昨日鼻衄如注，经某医院五官科予鼻腔填塞及止血剂仍未能止住，反复出血，遂要求中医药治疗。症见右侧鼻腔用凡士林纱布条填塞，左侧鼻腔充血，有血迹，口臭，口干，舌质红，苔薄黄，脉滑数，证属肺胃热盛之实火鼻衄。治宜清热泻火，凉血止血。用白虎止衄汤加味。

处方：生石膏150g（先煎），知母10g，粳米30g（先煎），炒黄芩10g，炒栀子10g，炒荆芥10g，桑白皮10g，地骨皮20g，白茅根30g，藕节20g，生地黄15g，丹皮15g，白及15g，生侧柏叶20g，甘草10g。

2剂。嘱患者忌食辛燥动火之品，保持安定情绪。

1987年5月17日复诊：自述服一剂后鼻衄明显减少，服第二剂后未再出血。症见双侧鼻孔黏膜颜色转淡，未见血迹，舌质淡红，苔薄白，脉略数。继服上方二剂巩固疗效，一月后追访未复发。

按语：鼻为肺之窍，阳明胃经与大肠经上通于鼻。鼻衄的发病原因，无论实火与虚火皆为热伤阳络所致，正如《灵枢·百病始生》篇说："阳络伤则血外溢，血外溢则衄血。"而实火鼻衄中，属肺胃火者，临床极为常见。

【方剂点评】白虎汤被称为“寒剂之祖方”。《伤寒论》白虎汤能清热生津，止渴除烦，其主症归纳起来有：大热、大渴、汗多、脉洪大四大症（但不必全见），而以热厥、神昏、谵语等为副症。在特殊情况下由于阳明热郁则反见无汗，甚至反而有恶寒等症状出现。临床应用于感染性疾病，如大叶性肺炎、流行性乙型脑炎、流行性出血热等辨证属气分热盛者，效果显著。

【方歌与趣味速记】

方歌：白虎膏知甘草粳，气分大热此方清。热渴汗出脉洪大，加入人参气津生。

趣味速记：白虎精食母肝。

【参考文献】

[1] 张世栋，王东升，李世宏，等．芩连液与白虎汤对气分证家兔 T 细胞亚群和 6 种细胞因子的影响 [J]. 畜牧与兽医，2012，44（9）：65-68.

[2] 吴冉冉，王欣．白虎汤、大承气汤对不同发热模型大鼠退热作用实验研究 [J]. 山东中医杂志，2012，31（7）：506-508.

[3] 郭志生．白虎汤治疗高热验案 [J]. 河南中医，2009，29（11）：1058.

[4] 范德斌．白虎汤临床运用一得 [J]. 云南中医学院学报，1989，12（1）：35-36.

[5] 谢咏梅．对白虎汤临床应用的认识 [J]. 内蒙古中医药，2010，（19）：55.

犀角地黄汤

（《小品方》，录自《外台秘要》）

【组成】犀角一钱半　生地黄一钱半　牡丹皮一钱半　芍药一钱半

【用法】上作一服，水二钟，煎至一钟，食远服。

【功效主治】清热解毒，凉血散瘀。主治血证，大便黑，衄后脉微，发狂发黄当汗下，汗内有瘀血。

【方解】本方治疗热毒炽盛于血分所致诸证。心主血，又主神明，热入血分，一则热扰心神，致躁扰昏狂；二则热邪迫血妄行，致使血不循经，溢出脉外而发生吐血、衄血、便血、尿血等各部位之出血，离经之血留阻体内又可出现发斑、蓄血；三则血分热毒耗伤血中津液，血因津少而浓稠，运行涩滞，渐聚成瘀，故舌紫绛而干。此即不清其热则血不宁，不散其血则瘀不去，不滋其阴则火不熄，正如叶天士所谓“入血就恐耗血动血，直须凉血散血”，治当以清热解毒，凉血散瘀为法。方用苦咸寒之犀角为君，凉血清心而解热毒，使火平热降，毒解血宁。臣以甘苦寒之生地黄，凉血滋阴生津，一以助犀角清热凉血，又能止血；一以复已失之阴血。用苦微寒之赤芍与辛苦微寒之丹皮共为佐药，清热凉血，活血散瘀，可收化斑之功。四药相配，共成清热解毒，凉血散瘀之剂。本方配伍特点是凉血与活血散瘀并用，使热清血宁而无耗血动血之虑，凉血止血又无冰伏留瘀之弊。

【现代研究】现代对犀角地黄汤的研究表明，犀角地黄汤加减对 MRL/lpr 系统性红斑狼疮模型鼠用药较安全，有保肝及降尿蛋白、降抗 dsDNA 的作用。犀角地黄汤加味对血热妄行型过敏性紫癜引发的炎症的抑制作用可能是通过抑制组胺、5-HT 以及 PGE 的释放和抑制补体系统的激活，从而达到抑制毛细血管扩张，降低毛细血管通透性，减轻渗出和水肿的疗效。犀角地黄汤作为凉血清热，化斑散瘀的经典方，能有效控制庆大霉素致家兔视网膜出血及炎症反应，且没有明显的副作用。

【文献选录】

《备急千金要方》（江户医学馆本）：犀角地黄汤治伤寒及温病应发汗而不汗之内蓄血者，及鼻衄吐血不尽，内余瘀血，面黄，大便黑。消瘀血方：犀角一两，生地黄八两，芍药三两，牡丹皮二两。上四味，㕮咀，以水九升，煮取三升，分三服。喜妄如狂者，加大黄二两，黄芩三两，其人脉大来迟，腹不满自言满者，为无热，但依方，不须加也。

《备急千金要方》（道藏本）：犀角地黄汤治伤寒及温病应发汗而不汗之内蓄血者，及鼻衄吐血不尽，内余瘀血，大便黑，面黄。消瘀血方：犀角一两，生地黄八两，芍药三两，牡丹皮二两。上四味，㕮咀，以水九升，煮取三升，分三服。喜妄如狂者，加大黄二两，黄芩三两，其人脉大来迟，腹不满自言满者，为无热，但依方，不须有所增加。

《孙真人千金方》（李景荣等本）：治温病不汗，内蓄血，及鼻衄吐血，大便黑。消瘀血方：芍药、牡丹皮各二两，生地黄八两，犀角一两。以水九升，煮取三升，分三服。喜妄如狂者，加大黄。

张介宾：人知此汤但能凉血清毒，而不知此汤善于解表散邪，若用之得宜，则必通身大汗，热邪顿解，何为不可汗耶。由此言之，则凡脉数无汗，表证俱在者，必须仍从解散。

吴谦：吐血之因有三：曰劳伤，曰努伤，曰热伤。劳伤以理损为主，努损以去瘀为主，热伤以清热为主。热伤阳络则吐衄，热伤阴络则下血，是汤治热伤也。故用犀角清心，去火之本，生地凉血，以生新血，白芍敛血，止血妄行，丹皮破血，以逐其瘀。此方虽曰清火，而实滋阴；虽曰止血，而实去瘀。瘀去新生，阴滋火熄，可为探本穷源之法也。

【医案举隅】

案例1：孙某，男，8岁，2003年12月1日就诊。

1周前患儿食虾后四肢及腰部出现瘀点、瘀斑，色鲜红，大小不等，伴发热，舌质红，脉数。查体温38.3℃。此乃食毒化热，热入脉络，迫血妄行所致。治以活血止血，清热解毒，用犀角地黄汤加减。

处方：水牛角（先煎）、生地炭、白茅根、小蓟炭各30g，赤芍、牡丹皮、女贞子、青黛、紫草、知母各10g，旱莲草、生山药、金银花各15g，炙甘草6g。

6剂。水煎服。服后四肢、腰部瘀斑明显减少，热止，大便偏干。以上方去青黛、山药，加制大黄6 g，水煎服。服6剂后诸症愈。

按语：小儿脏腑娇嫩，卫外不固，易于感邪，且小儿为纯阳之体，传变迅速，感邪后每易从阳化热化火，火热与气血相搏，血溢脉外，留于肌肤而成紫癜。所以邪热瘀阻血脉多为小儿过敏性紫癜的病机，犀角地黄汤有凉血散血、清热养阴之功，药效明显，随症加减，每能取效。

案例2：患儿，男，13岁，2011年2月16日初诊。

患儿3年前患上呼吸道感染，表现为持续高热，最高39.3℃，伴咳嗽。在当地医院经常规抗炎退热治疗后，咳嗽症状好转，仍持续低热，查为38.2℃，双下肢胫骨前有红色结节，直径2～4厘米，自觉疼痛，双侧对称分布，数目达8个，遂去天津儿童医院就诊，全血细胞分析示：白细胞12.73×10^9/L、中性粒细胞百分比73%、淋巴细胞百分比18%，血沉（–），风湿因子（–），考虑诊断为“结节性红斑”，口服阿奇霉素、地塞米松片，静脉滴注喜炎平注射液，具体用法、药量不详，口服中药汤剂治疗，症状有所好转，热退斑消。此后两年中平均20天或1个月症状反复一次，表现为低热，查为38.4℃，双腿红斑如前，现患儿轻微咳嗽，双下肢红斑结节，口服地塞米松片0.5mg，每日1次。患儿平素易外感，嗜食肥甘，脾气暴躁，口渴，大便干，2~3日一行，多梦，舌红，脉弦数。中医诊断为瓜藤缠，证属血热瘀滞。治法：清热解毒，凉血散瘀。应予犀角地黄汤加减。

处方：黄芪30g，大青叶10g，炒枳壳10g，柴胡10g，前胡10g，荆芥穗10g，黄芩10g，甘草6g，水牛角片（先煎）10g，牡丹皮10g，当归10g，蝉蜕6g，白鲜皮15g，地肤子15g，白茅根15g，夏枯草15g，藕节炭10g，生地黄 15g，生大黄 5g。

20 剂，水煎服。日 1 剂，每日 2~3 次。嘱患儿应忌羊肉、牛肉等食物，避食辛辣刺激，停服西药。

按语：结节性红斑之病因，大多数医家认为是外感湿热邪毒，或恣食肥甘厚味，蕴化湿热，留滞筋脉肌肉所致。一般认为其病机是湿热毒邪，遏闭营血，营热内蕴，发于肌表。治疗常用清热解毒，凉血散瘀之法。儿童先天禀赋不足，脏腑娇嫩，形气未充，患病后往往缠绵难愈，反复发作，所以治疗要根据患儿体质加减用药。千万不能只强调邪气而忽视正虚。本病发于小儿多为因虚致实，虚实夹杂的病症，小儿营卫失调，腠理空疏，外感风湿热毒，或脾胃虚弱，饮食不节，嗜食肥甘、辛辣厚味，致使湿热内生，耗阴动血，经脉痹阻，导致气血阴阳逆乱，进而反复发作，缠绵难愈。所以瘀热互结，气阴两虚实乃本病基本病机，据此病机，马融教授确立了凉血活血，清热解毒，化瘀散结，益气养阴的治疗大法。治疗时要特别注意扶正与祛邪的关系。急性发作期以清热解毒，凉血消斑为主，兼以补气养血，缓解期以益气养阴为主，兼以解毒散结。此乃标本兼顾之良法。一味使用凉血清热之品，虽可图一时之功，但长期疗效却不甚理想，尤其小儿要慎用寒凉。急性期过后要特别注意后期的滋养顾护，而且既要重视局部情况，又要考虑整体病变。如此治疗，则药证丝丝入扣，终获痊愈。

【方剂点评】犀角地黄汤味苦，具有清热解毒，凉血开窍的功效。常用于治疗急性白血病、肝炎、败血症、急性肝萎缩、肝性脑病、尿毒症、疔疮肿毒、烧伤等病。有报道用本方治疗血小板减少性紫癜、过敏性紫癜、肾炎、全身性剥脱性皮炎，加味治疗流行性出血热、流行性脑炎，合化斑汤、白虎汤加减治疗化脓性脑膜炎，合泻心汤加减治疗消化道出血，加减治疗虹膜睫状体炎、红斑性肢痛症等，都有较好疗效。

【方歌与趣味速记】

方歌：犀角地黄芍药丹，血热妄行吐衄斑。蓄血发狂舌质绛，凉血散瘀病可痊。

趣味速记：脚要生皮。

【参考文献】

[1] 周腊梅，汪悦．凉血化瘀解毒法对 MRL/lpr 系统性红斑狼疮模型鼠肝肾功能的相关性研究 [J]. 中医学报，2011，26（2）：179-182.

[2] 杨伟鹏，李冀，姚凤云，等．清热凉血法（犀角地黄汤加味）治疗过敏性紫癜的抗炎实验研究 [J]. 中医药信息，2004，21（1）：50-52.

[3] 江伟，王志强，李庆生，等．犀角地黄汤对庆大霉素致视网膜血管损伤的疗效观察 [J]. 中国中医眼科杂志，2008，18（5）：253-257.

[4] 尚菁，张小江，张士卿．张士卿教授用犀角地黄汤治疗小儿过敏性紫癜经验 [J]. 甘肃中医学院学报，2005，22（3）：6-7.

[5] 闫景瑞．马融教授运用犀角地黄汤治疗小儿结节性红斑验案 1 则 [J]. 环球中医药，2012，5（4）：296-297.

栀子豉汤

（《伤寒论》）

【组成】栀子十四个，擘　香豉四合，绵裹

【用法】上二味，以水四升，先煮栀子，得二升半，纳豉，煮取一升半，去滓，分为二服，温进一服。得吐者，止后服。

【功效主治】清热除烦。主治热扰胸膈，虚烦不眠，甚者反复颠倒，心中懊侬，胸脘痞闷，舌苔薄黄，脉数。

【方解】本方清热除烦，方中栀子味苦性寒，泄热除烦，降中有宣；香豉体轻气寒，升散调中，宣中有降。二药相合，共奏清热除烦之功。

【现代研究】现代对栀子豉汤的研究表明，栀子豉汤方敷神阙穴治疗小儿心经积热型夜啼疗效确切，可明显改善症状，具有安全可靠、方法简便、无痛无创、患儿易于接受的特点。栀子豉汤在改善郁证的某些症状体征方面与盐酸氟西汀疗效相当，对全身症状的综合改善优于盐酸氟西汀，副作用比盐酸氟西汀少。临床使用栀子豉汤治疗不寐、郁证、心悸等疾病，随症加减，疗效确切，效果较好。

【文献选录】

成无己：发汗吐下后，邪热乘虚客于胸中。谓之虚烦者，热也。胸中烦热，郁闷而不得发散者是也。热气伏于里者，则喜睡。今热气浮于上，烦扰阳气，故不得眠。心恶热，热甚则必神昏，是以剧者反复颠倒而不安，心中懊而愦闷……与栀子豉汤以吐胸中之邪。

方有执：虚烦不得眠者，大邪乍退，正气暴虚，余热闷乱胃中，干而不和也。剧，极也。反复颠倒心中懊憹者，胸膈壅滞不得舒快也。

【医案举隅】

案例 1：热扰胸膈证（神经官能症）。

朱某，女，36 岁，农民。1983 年 2 月 22 日初诊。

十三年前头皮痛，心烦，似有物在胸中捣，经治疗不效。次年痛加剧，不能梳头、洗发，颈项活动艰难，四处求医无效。近年来除上述症状外，觉全身肌肤疼痛，稍触摸则痛不可忍，生活不能自理，夜间失眠，每天夜半发作惊恐、抽搐。病人及家属深为所苦。各处投医，经某医院和某部队医院诊断为“神经官能症”，并先后住院治疗三月余，病情有增无减。患者抱着侥幸心理来诊。诊时患者头面、四肢污垢淤积，体臭难闻，饮食尚可，近日腹胀痛、大便干结难下，小便短赤，舌质红，苔微黄腻，脉象数而有力，余症同前。此系热扰胸膈，兼腑气不通之证。治宜清宣郁热，兼通腑实。

处方：栀子、淡豆豉各 12g，生大黄、厚朴、枳实各 10g。二剂。

2 月 25 日复诊：全身疼痛渐减，腑气已通，舌苔已化，原方去生大黄、厚朴、枳实，继进三剂。

2 月 28 日三诊：夜寐转安，惊恐、抽搐已除，但仍心烦，食纳减少。上方加怀山药 15g，鸡内金 6g。

前后就诊十八次，以栀子豉汤加味，共进 58 剂，诸症消失。半年后随访，未再发作，且已能做日常家务及农活。

按语：患者病程长，症状多而复杂，综合分析、认真揣摩其症状，如心烦、似有物在胸中捣、心中懊侬、失眠等栀子豉汤主症俱在，故投以本方终收全功。

案例2：某女，45岁。

心悸，烦心有年，寐艰，偶见汗出，脉细弦，尺沉，舌暗红，苔白腻。

处方：栀子、淡豆豉各12g，旋覆花、五味子、天麻各10g，丹参、麦冬各15g，炒白术、生龙骨、生牡蛎各30g，西洋参8g，苦参12g。

5剂，每日1剂，水煎3次，早晚分服，第4天停服1日。

按语：本案患者以心悸、心烦、寐差为主症，其病机为虚热羁留，内扰于心。阴虚之人，肾水亏虚，水不济火，虚火妄动，上扰心神，肝之阴血不足，心失所养，故当养阴清虚火，宁心安神。栀子、淡豆豉清解虚热，宣散心胸之郁结，行气血而除烦；西洋参、麦冬、五味子补气养血，滋补肝肾，敛汗；生龙骨、生牡蛎、天麻平肝养阴；旋覆花、丹参、炒白术健脾益胃，行气解郁。

【方剂点评】栀子豉汤证的基本病机为邪热郁胃，中气不利，心肾不交，从其组方、功效分析，则明晰了栀子豉汤是一首祛胃中邪热，恢复中焦胃气，交通心肾的方剂。此方不仅可以用于外感热病之热郁胸膈，其他内伤杂病，只要其病机是无形邪热扰于胸膈，均可用之。

【方歌与趣味速记】

方歌：栀子豉汤治虚烦，懊侬心烦不得眠。呕吐少气加姜草，胸窒结痛病自痊。

趣味速记：栀子香。

【参考文献】

[1] 徐海燕 . 栀子豉汤方敷神阙穴治疗小儿心经积热型夜啼临床疗效观察 [D]. 福建中医药大学，2010.

[2] 石景洋，张彦丽，张霄，等 . 栀子豉汤治疗抑郁症患者 44 例疗效观察 [J]. 中国实验方剂学杂志，2012，18（18）：316-318.

[3] 魏蓬春，栀子豉汤的临床运用 [J]. 新中医，1985，（3）：46.

[4] 范越，田明，王秀海，等 . 栀子豉汤临床和实验研究进展 [J]. 中医药学报，2010，38（1）：118-119.

[5] 于策 .《伤寒论》栀子豉汤的临床作用 [J]. 实用中医内科杂志，2012，26（10）：13-14.

清营汤

（《温病条辨》）

【组成】犀角三钱　生地五钱　元参三钱　竹叶心一钱　麦冬三钱　丹参二钱　黄连一钱五分　银花三钱　连翘二钱（连心用）

【用法】以水八杯，煮取三杯，每日三剂。

【功效主治】清营解毒，透热养阴。主治暑温，邪入手厥阴经，症见脉虚，夜寐不安，烦渴舌赤，时有谵语，目常开不闭，或喜闭不开及阳明温病，邪在血分，舌绛，苔黄燥，不渴。邪热初入营分，身热夜甚，口渴或不渴，时有谵语，心烦不眠，或斑疹隐隐，舌绛而干，脉象细数。

【方解】本方证乃邪热内传营分，耗伤营阴所致。邪热传营，伏于阴分，入夜阳气内归营阴，与热相合，故身热夜甚；营气通于心，热扰心营，故神烦少寐，时有谵语；邪热深入营分，则蒸腾营阴，使血中津液上潮于口，故本应口渴而反不渴；若邪热初入营分，气分热邪未尽，灼伤肺胃阴津，则必见身热口渴，苔黄燥；目常开不闭，或喜闭不开，是为火热欲从外泄，阴阳不相既济所致；斑疹隐隐，乃热伤血络，血不循经，溢出脉外之征；舌绛而干，脉数，亦为热伤营阴之象。遵《素问·至真要大论》"热淫于内，治以咸寒，佐以甘苦"之旨，治宜咸寒清营解毒为主，辅以透热养阴。故方用苦咸寒之水牛角清解营分之热毒，为君药。热伤营阴，又以生地黄凉血滋阴，麦冬清热养阴生津，玄参滋阴降火解毒，三药共用，既可甘寒养阴保津，又可助君药清营凉血解毒，共为臣药。君臣相配，咸寒与甘寒并用，清营热而滋营阴，祛邪扶正兼顾。温邪初入营分，故用银花、连翘、竹叶清热解毒，轻清透泄，使营分热邪有外达之机，促其透出气分而解，此即"入营犹可透热转气"之具体应用；黄连苦寒，清心解毒；丹参清热凉血，并能活血散瘀，可防热与血结。上述五味均为佐药。本方的配伍特点是以清营解毒为主，配以养阴生津和"透热转气"，使入营之邪透出气分而解，诸症自愈。

【现代研究】现代研究表明，清营汤对内毒素性发热家兔有解热化瘀的作用，可能通过抑制发热家兔致热性细胞因子的释放，调节血管内皮细胞的分泌功能而发挥其解热化瘀的作用。早期应用生长抑素联合清营汤治疗重症急性胰腺炎可改善临床症状，提高疗效，减少并发症，降低死亡率。清营汤具有多方面的药理作用，包括调节体温，降低血液黏稠度及血小板聚集的能力，调节凝血和纤溶机能，提高机体抗过氧化能力，抵御自由基的损伤，并能维护体内电解质的稳定。注射内毒素使模型大鼠产生血“凝”、血“聚”、血“浓”的血液变化，符合中医对“热毒血瘀证”的认识特点，而清营汤对热毒血瘀证的防治具有积极作用。

【文献选录】张秉成：方中犀角、黄连，皆入心而清火，犀角有轻灵之性，能解夫疫毒，黄连具苦降之质，可燥乎湿邪，二味为治温之正药；热犯心包，营阴受灼，故以生地、元参滋肾水，麦冬养肺金，而以丹参领之入心，皆得遂其增液救焚之助；连翘、银花、竹叶三味，皆能内彻于心，外通于表，辛凉轻解，自可神安热退，邪不自留耳。

【医案举隅】

案例：某男，75 岁，2001 年 5 月 28 日初诊。

症见四肢、踝部及足背有红斑、丘疹、抓痕、血痂等，以右踝部及足部为重，伴有渗出、黄色结痂，剧烈瘙痒，反复发作 2 年多，曾先后就诊于各大西医院，未获明显疗效，也曾就诊于中医院，亦收效不显。患者面部红赤，易手足心热，舌质红绛，有裂纹，舌苔薄黄，浮腻、剥落相间，脉弦数。诊断为湿疹。

处方：玄参 25g，麦冬 20g，生地黄 20g，白芍

40g，川牛膝15g，茜草20g，紫草20g，丹皮15g，黄柏15g，竹叶10g，砂仁10g，生扁豆15g，生甘草10g，钩藤40g，珍珠母40g，炒泽泻15g，白芷10g，生姜7.5g。

10剂，250mL水煎，日两次，温服。

二诊：药后面红、手足心热均减，四肢症状明显消退，右踝部及足背渗出亦明显减轻，瘙痒显著缓解，舌裂纹变浅。效不更方，原方继服10剂。

三诊：四肢皮疹已完全消退，右踝部及足部已无渗出，结痂基本消退，现仅偶有瘙痒，舌质变淡，裂纹基本消失，苔薄。继续服用两个月，疗效稳定，皮疹完全消退，对运动、饮酒和局部刺激的耐受增强。

按语：本例为缠绵难愈的湿疹患者，属中医“斑疹”范畴。斑疹者，皆邪热内陷营分的征象。正如章虚谷所说：“热闭营中，则多成斑疹。”该患者症见：舌质红绛，有裂纹，舌苔薄黄，浮腻、剥落相间，可知病机特点为气分湿热与血分虚热并存。阴虚生内热，邪热内迫营血，兼之气分湿热阻滞，营血之热邪不能外达，从肌肤血络而出，则发为湿疹。面部红赤，手足心热，皆为营热阴伤的表现。治疗此类患者，应以养阴和血，祛湿透热为主，切不可过用寒凉，以防冰伏湿邪，热更不解。方用清营汤清营热、养营阴、透营热，加黄柏、砂仁、生扁豆、炒泽泻、白芷清利气分湿热，紫草、茜草清血分热，一诊后即收到明显疗效，两个月后病灶基本痊愈。

【方剂点评】清营汤是吴鞠通在总结叶天士治疗热入营分证医案的基础上创立的治疗热入营分证的名方。本方主治的病症特点为身热，心烦，夜寐不安，或时有谵语，抽搐，或出血，目喜闭或喜开，口不渴或渴，舌绛，脉大或虚等。临床用清营汤随症加减，疗效显著。

【方歌与趣味速记】

方歌：清营汤是鞠通方，热入心包营血伤。角地银翘玄连竹，丹麦清热佐之良。

趣味速记：瞧皇帝住西单卖银元。

【参考文献】

[1] 徐向东，赵珠祥，赵海霞．清营汤对内毒素致热家兔的作用及其机制 [J]. 中国实验方剂学杂志，2012，18（24）：181-184.

[2] 孙群，朱金水，达炜，等．生长抑素联合清营汤治疗重症急性胰腺炎临床疗效 [J]. 同济大学学报（医学版），2007，28（2）：65-67.

[3] 翟玉祥，卞慧敏，杨进，等．清营汤对营热阴伤证动物模型的作用及其机理 [J]. 中国实验方剂学杂志，2004，10（5）：53-56.

[4] 陆一竹，王学岭，蔡琦玲，等．清营汤对热毒血瘀证大鼠细胞流变学及血清游离钙的影响 [J]. 时珍国医国药，2011，22（6）：1405-1406.

[5] 肖倩倩，张晓光，张吉芳，等．温病经方清营汤辨证论治疑难杂病四则 [J]. 中医药通报，2011，10（2）：41-43.

清瘟败毒饮

（《疫疹一得》）

【组成】生石膏大剂六至八两，中剂二至四两，小剂八钱至一两二钱　小生地大剂六钱至一两，中剂三至五钱，小剂二至四钱　乌犀角大剂六至八钱，中剂三至四钱，小剂二至四钱　真川连大剂四至六钱，中剂二至四钱，小剂一钱至一钱半　生栀子　桔梗　黄芩　知母　赤芍　玄参　连翘　竹叶　甘草　丹皮（以上十味原书无用量）

【用法】疫病初起，恶寒发热，头痛如劈，烦躁谵妄，身热肢冷，舌刺唇焦，上呕下泄，六脉沉细而数，即用大剂；沉而数者，用中剂；浮大而数者，用小剂。

【功效主治】清热解毒，凉血泻火。主治一切火热，表里俱盛之证。症见狂躁心烦，口干咽痛，大热干呕，错语不眠，吐血衄血，热盛发斑。如斑一出，即用大青叶，量加升麻4~5分，引毒外透。

【方解】清瘟败毒饮是综合白虎汤、犀角地黄汤、黄连解毒汤三方加减而成，其清热泻火、凉血解毒的作用颇强。方中重用生石膏直清胃热，因胃是水谷之海，十二经之气血皆禀于胃，所以胃热清则十二经之火自消；石膏配知母、甘草是白虎汤法，有清热保津之功；加连翘、竹叶以轻清宣透，驱热外达，可以清透气分表里之热毒；再加芩、连、栀子（即黄连解毒汤法）通泄三焦，可清泄气分上下之火邪。诸药合用，目的在大清气分之热。犀角、生地黄、赤芍、丹皮共用，为犀角地黄汤法，专于凉血解毒，养阴化瘀，以清血分之热。以上三方合用，则气血两清的作用尤强。此外，元参、桔梗、甘草、连翘同用，还能清润咽喉，治咽喉肿痛；竹叶、栀子同用则清心利尿，导热下行。综观本方诸药的配伍，对疫毒火邪充斥内外、气血两燔者确为有效的良方。

【现代研究】现代实验研究表明，清瘟败毒饮能减轻脂多糖致急性肺损伤大鼠肺组织的损伤程度，可在一定程度上减少炎症细胞在肺部积聚、浸润、渗出，起到比较明确的保护肺的作用；清瘟败毒饮能有效减少脂多糖致急性肺损伤大鼠肺组织中 NF-kBp65 的表达，通过抑制 NF-kB 的活化和炎性细胞因子的生成，对炎症反应起到抑制作用；在脂多糖致急性肺损伤早期使用清瘟败毒饮，可有效减轻肺组织的损伤程度，减轻肺部的炎症反应。清瘟败毒饮可调节急性肺损伤时促炎因子和抗炎因子比例的失衡，缓解肺部的炎症损伤，从而起到保护肺组织的作用。在西医疗法的基础上联合使用清瘟败毒饮比单纯西医疗法更能够显著改善肾综合征出血热发热期的临床症状，缩短病程，并且使 TNF-α 浓度降低，IL-10 浓度明显上升，从而减轻炎症反应对机体的损伤，缓解病情。清瘟败毒饮能提高脓毒症的临床疗效，可抑制脓毒症患者的过度免疫应答，从而减少过度免疫应答对机体自身的损害。

【文献选录】

余霖：此十二经泻火之药也。斑疹虽出于胃，亦诸经之火有以助之。重用石膏直入胃经，使其敷布于十二经，退其淫热；佐以黄连、犀角、黄芩泄心肺火于上焦，丹皮、栀子、赤芍泄肝经之火，连翘、玄参解散浮游之火，生地、知母抑阳扶阴，泄其亢甚之火而救欲绝之水，桔梗、竹叶载药上行；使以甘草和胃也。此皆大寒解毒之剂，故重用石膏，先平甚者，而诸经之火自无不安矣。

《历代名医良方注释》：本方为大寒解毒之剂。方中综合白虎、犀角地黄、黄连解毒三方加减，合为一方。白虎汤清阳明经大热，犀角地黄汤清营凉血，黄连解毒汤泻火解毒，加竹叶清心除烦，桔梗、连翘载药上行。共奏清热解毒，凉血救阴之功。

【医案举隅】

案例1：某女，43岁。

全身皮肤出红斑疹半月。患者自住院前半月夏收麦子时出疹，从两腋下开始，渐至全身，体无完肤，瘙痒、疼痛难忍，红斑渐成紫色，部分皮疹湿润糜烂，滋水淋漓。广泛脱屑，脱屑处有渗血，后期呈大块脱落。经多方治疗无效，且呈进行性加剧，患者非常痛苦。症见心烦口渴，小便短赤，舌质红，苔黄腻，中燥，脉滑数。证属“气血两燔”。治宜清热解毒，凉血泻火，佐以利湿。

生地黄30g，丹皮15g，赤芍15g，紫草30g，生石膏20g，知母10g，元参30g，黄芩10g，黄连6g，竹叶10g，连翘20g，白鲜皮30g，丹参20g，甘草10g。

共服12剂，红肿逐渐消退，鳞屑减少而愈。

案例2：某女，9岁。

全身皮肤出现红色斑疹1周。患儿自入院前1周因吃染有农药的苹果致皮肤出红色斑疹，开始自头面及四肢，渐及全身，体无完肤，红斑渐成紫色，尤以头面及口腔更甚，疼痛难忍，部分皮肤湿润糜烂，滋水淋漓，间有皮肤脱屑，脱屑处有渗血，后期结痂。症见烦躁不安，神志模糊，咽喉肿痛，声音嘶哑，目赤，口舌糜烂，恶心呕吐，小便短赤，阴道流血，舌红绛，脉细滑数。证属热毒炽盛，气血两燔。治宜清热解毒，凉血泻火，佐以利湿。

生地黄 30g，紫草 30g，丹皮 20g，赤芍 20g，元参 30g，石膏 20g，知母 10g，黄芩 10，黄连 6g，连翘 20g，丹参 20g，栀子 10g，竹叶 10g，贝母 10g，射干 6g，白鲜皮 30g，桔梗 10g，甘草 10g。

共服 15 剂，皮肤红肿逐渐消退，鳞屑减少而愈。

按语：药疹之为病，系由毒物经口、皮肤黏膜入体，引起机体反应，以皮肤黏膜急性炎症为特点，其中剥脱性皮炎的病情较为严重，如治疗不当，死亡率较高。据《素问·至真要大论》“诸痛痒疮，皆属于心”的论述，本病属湿、热、毒的范畴。清瘟败毒饮由白虎汤，犀角地黄汤，黄连解毒汤化合而成，集清法之大成，原方以白虎汤大清阳明经热为主，配以泻火，凉血为辅，笔者经过辨证发现本证虽属热毒炽盛，气血两燔，但血分热毒偏盛，故方中以犀角地黄汤清血分之热为主，配以清热、泻火、利湿为辅。方中用紫草代替犀角，以加强凉血，解毒，透疹之功。丹参凉血散瘀，白鲜皮清热解毒，除湿止痒。案例 2 中加贝母、射干以利咽散结消肿。全方共奏凉血散瘀，泻火解毒，清热利湿之功效，故收效甚捷。

【方剂点评】清瘟解毒，不宜表下，应以祛除淫热邪气为急务，则重用石膏并兼顾扶正养阴及重视气运变化而治疗，此治疗原则贯穿在治疗瘟疫的始终，对当今传染病的临床诊治与研究具有重大的指导意义。

【方歌与趣味速记】

方歌：清瘟败毒地连芩，丹石栀甘竹叶寻。犀角玄翘知芍桔，温邪泻毒亦滋阴。

趣味速记：清瘟选连巧担竹席，十亩草地栀姐练琴。

【参考文献】

[1] 王非，骆仙芳，赵玮，等 . 清瘟败毒饮影响急性肺损伤大鼠肺组织 NF-kBp65 表达的实验研究 [J]. 中华中医药学刊，2011，29（6）：1290-1295.

[2] 何神地，骆仙芳，赵玮，等 . 清瘟败毒饮对内毒素性急性肺损伤大鼠血清细胞因子 TNF-α、IL-8、IL-10 表达的影响 [J]. 中华中医药学刊，2011，29（9）：2067-2071.

[3] 李绍民，高鹏翔 . 清瘟败毒饮对肾综合征出血热发热期患者血清 TNF-α，IL-10 的影响 [J]. 黑龙江医药科学，2012，35（2）：54-55.

[4] 冷建春，罗燕，郭小刚 . 清瘟败毒饮对脓毒症的疗效及对部分血清免疫学指标的影响 [J]. 中华中医药杂志，2012，27（3）：758-760.

[5] 李怀珍，李作品 . 清瘟败毒饮治验剥脱性皮炎 2 例 [J]. 现代康复，1998，2（11）：1290.

[6] 王文远，杨进. 余师愚《疫疹一得》治疫思想探析 [J]. 吉林中医药，2011，31（6）：499-501.

普济消毒饮

（《东垣试效方》）

【组成】黄芩酒炒，五钱　黄连酒炒，五钱　陈皮去白，两钱　甘草两钱　玄参两钱　柴胡两钱　桔梗两钱　连翘一钱　板蓝根一钱　马勃一钱　牛蒡子一钱　薄荷一钱　僵蚕七分　升麻七分

【用法】以水牛角、玳瑁为细末，入余药研匀，将安息香膏重汤煮，凝成后，入诸药中和搜成剂，盛不津器中，并旋圆如桐子大，用人参汤化下三丸至五丸。每两岁儿服两丸，人参汤化下。

【功效主治】清热开窍，化浊解毒。主治痰热内闭心包证，症见神昏谵语，身热烦躁，痰盛气粗，舌红，苔黄垢腻，脉滑数，以及中风、中暑、小儿惊厥属于痰热内闭者。

【方解】本方乃感受风热疫毒之邪，壅于上焦，发于头面所致，疫毒宜清解，风热宜疏散，病位在上，宜因势利导，疏散上焦风热，清解上焦疫毒。方中重用酒连、酒芩清热泻火，祛上焦热毒，以牛蒡子、连翘、薄荷、僵蚕辛凉疏散头面风热，玄参、马勃、板蓝根可上行清热解毒，配甘草、桔梗以清利咽喉，陈皮理气而疏通壅滞，升麻和柴胡疏散风热，并引药上达头面，且寓火郁发之之意。诸

药配伍，共收清热解毒，疏风散邪之功。

【现代研究】现代研究表明，普济消毒饮能增强 NK 细胞活性和 IL–2 生成能力，促进脾淋巴细胞增殖，提高小鼠机体免疫功能。普济消毒饮化裁治疗痤疮、面部湿疹、面部脂溢性皮炎、面部牛皮癣等皮肤病属风热毒邪为患者，疗效满意。普济消毒饮临床治疗流行性腮腺炎、急性扁桃体炎、鼻咽癌患者放射性口腔黏膜反应、腮腺瘤、寻常性痤疮等均有较好疗效。

【文献选录】

李东垣：用黄芩、黄连味苦寒泻心肺间热以为君；陈皮苦辛，玄参苦寒，生甘草甘寒，泻火补气以为臣；连翘、鼠黏子、薄荷叶苦辛平，板蓝根味苦寒，马勃、白僵蚕味苦平，散肿解毒定喘以为佐；新升麻、柴胡苦平，行少阳、阳明二经之阳气不得伸；桔梗辛温，为舟楫，不令下行。

张秉成：大头瘟，其邪客于上焦。故以酒炒芩、连之苦寒，降其上部之热邪；又恐芩、连性降，病有所遗，再以升、柴举之，不使其速下；僵蚕、马勃解毒而消肿；鼠、元、甘、桔利膈以清咽；板蓝根解疫毒以清热；陈皮宣肺滞而行痰；连翘、薄荷皆能轻解上焦，消风散热。合之为方，岂不名称其实哉！

【医案举隅】

案例：李某，男，28 岁。2011 年 2 月 28 日初诊。

面生青春痘 1 年。初期面部只有少许丘疹，能挤出白色分泌物，时起时落，无须治疗，不久，丘疹演变成结节及囊肿，不断加重而来我中医门诊求治。现症：前额、双颊、下颌、颈部均可见丘疹、结节、囊肿，颈部尤重，大的囊肿有触痛并有波动感，丘疹能挤出白色分泌物，口渴，大便秘结。舌红，苔黄，脉浮数有力。西医诊断：痤疮。中医诊断：肺风粉刺。辨证：风热毒聚。治法：清热解毒，疏风散邪。

处方：酒黄芩10g，酒黄连5g，牛蒡子10g，陈皮10g，连翘10g，板蓝根10g，生甘草10g，柴胡、桔梗、玄参各5g，薄荷、僵蚕、升麻各2g。

水煎服，一日2次。用第3遍煎液局部湿敷，一日1次。

二诊：上方用7剂，无新生丘疹，小丘疹消退，囊肿中脓液吸收，口渴明显减轻，大便通畅。上方去黄连、柴胡、薄荷、升麻，加白术10g，丹参10g，益母草10g，继续口服及湿敷。

三诊：上方又用7剂，结节消失，囊肿明显回缩。守方继服及湿敷。

四诊：上方又用7剂，诸症消失，面颈部留有瘢痕。再拟消痕汤：白芷10g，白芍10g，丹参10g，三七10g，丝瓜络10g，夏枯草10g，猫爪草10g，炙甘草10g。水煎服，一日2次。外涂消痕散（白芷、白芍、丹参、三七、桃仁、红花、三棱、莪术等量，粉碎过筛），用黄瓜汁调成糊状，涂瘢痕处，一日2次。

五诊：解毒收敛。在清热解毒，疏风散邪的基础上又增加了祛湿药，利于湿疹好转。

按语：素体阳热偏盛，肺经蕴热，复感风热毒邪，壅于上焦，发于头面，形成风热毒聚之证。毒邪宜清解，风热宜疏散，病位在上宜因势利导。疏散上焦之风热，清解上焦之毒邪为基本治法。方中黄芩、黄连清热燥湿，泻火解毒，尤清上焦头面热毒；牛蒡子、薄荷疏散风热，清利头目，宣肺祛痰，利咽透疹，解毒消肿；连翘清热解毒，消肿散结，疏散风热；僵蚕祛风定惊，化痰散结；玄参、板蓝根加强清热解毒之功；甘草、桔梗清利咽喉；陈皮理气疏壅，消散邪热郁结；升麻、柴胡疏散风热，并引诸药上达头面，且寓“火郁发之”之意。全方共奏清热解毒、疏散风邪之功。普济消毒饮因突出“消毒”二字，可用于毒邪为患之疾，升、柴因引药上达头面，而利于头面之疾的治疗，又因有疏风、宣肺、祛痰、散结的作用，更适于风热毒聚之痤疮。综观全方，解毒是关键。

【方剂点评】本方主要治疗大头瘟。症见恶寒发热，头面红肿灼痛，目不能开，咽喉不利，舌燥口渴，舌红，苔白兼黄，脉浮数有力。常用于丹毒、腮腺炎、急性扁桃体炎、淋巴结炎伴淋巴管回流障碍等属风热邪毒为患者。临床应用时要注意随症加减，使用时忌服辛辣、刺激、油腻的饮食，阴虚者慎服。

【方歌与趣味速记】

方歌：普济消毒蒡芩连，甘桔蓝根勃翘玄。升柴陈薄僵蚕入，大头瘟毒此方先。

趣味速记：普及消毒，芩恋皮草选柴根，敲板骂牛不产生。

【参考文献】

[1] 黎同明，王桂香，全世建 . 普济消毒饮对小鼠免疫功能的影响 [J]. 广州中医药大学学报，2005，22（2）：141–143.

[2] 周宝宽，周探 . 普济消毒饮治疗面部皮肤病经验 [J]. 辽宁中医药大学学报，2012，14（10）：21–22.

[3] 刘婉春，段大航 . 普济消毒饮联用利巴韦林治疗急性流行性腮腺炎临床体会 [J]. 中国中医急症，2009，（7）.

[4] 孔嘉欣，苏旭春，闫冰川，等 . 普济消毒饮防治鼻咽癌放射性口腔黏膜反应 [J]. 现代医院，2012，12（6）：44–45.

[5] 刘擎，朱德才，邓庆平，等 . 普济消毒饮治疗急性扁桃体炎 35 例 [J]. 中国中医急症，2010，19（11）：1958.

[6] 裘磊 . 普济消毒饮治疗腮腺瘤 33 例 [J]. 浙江中医杂志，2012，47（11）：801.

[7] 张建辉 . 普济消毒饮加减联合外用阿达帕林凝胶治疗寻常型痤疮疗效观察 [J]. 中国中西医结合皮肤性病学杂志，2012，11（5）：317–318.

竹叶石膏汤

（《伤寒论》）

【组成】 竹叶两把　石膏一升　半夏半斤（洗）　麦门冬一升（去心）　人参二两　甘草二两（炙）　粳米半升

【用法】 以水一斗，煮取六升，去滓，纳粳米，煮至米熟，汤成去米，温服，每服一升，每日三次。

【功效主治】 清热生津，益气和胃。主治伤寒、温病、暑病之后，余热未清，气津两伤，虚羸少气，身热多汗，呕逆烦渴，唇干口燥，或虚烦不寐，舌红少苔，脉虚数。

【方解】本方证乃热病后期，余热未清，气津两伤，胃气不和所致。方中竹叶配石膏清透气分余热，除烦止渴为君。人参配麦冬补气养阴生津为臣。半夏降逆和胃以止呕逆为佐。甘草、粳米和脾养胃以为使。全方清热与益气养阴并用，祛邪扶正兼顾，清而不寒，补而不滞，为本方的配伍特点。本方实为一首清补两顾之剂，使热清烦除，气津得复，诸症自愈。

【现代研究】历代医家对竹叶石膏汤证病机及病位的认识侧重点不同，但均不离热扰元气。目前临床上用于治疗小儿手足口病、丹痧、痛风、葡萄膜炎、2型糖尿病中消型、糖尿病肾病等，均取得了良好的效果。

【文献选录】

成无已：辛甘发散而除热，竹叶、石膏、甘草之甘辛以发散余热，甘缓脾而益气；麦门冬、人参、粳米之甘以补不足；辛者，散也，气逆者，欲其散，半夏之辛，以散逆气。

汪昂：此手太阴、足阳明药也。竹叶、石膏之辛寒，以散余热；人参、甘草、麦冬、粳米之甘平，以益肺安胃，补虚生津；半夏之辛温，以豁痰止呕。故去热而不损其真，导逆而能益其气也。

钱潢：竹叶性寒而止烦热，石膏入阳明而清胃热，半夏蠲饮而止呕吐，人参补病后之虚，同麦冬而大添胃中之津液，又恐寒凉损胃，故用甘草和之，而又以粳米助其胃气也。

【医案举隅】

案例：武某，女，57岁。

既往高血压病史10余年，目前口服氯沙坦钾片治疗，血压控制尚可。有2型糖尿病病史3年余，一直口服降糖药物治疗，未严密监测血糖水平。近半月来患者口干渴，多饮（日饮水3升以上），多尿，乏力疲倦，纳食量多（日主食1斤半以上），双下肢憋胀，怕冷，轻度水肿，精神欠佳，夜寐可，大便干，舌暗红，苔薄黄，脉沉细数。辅助检查：空腹血糖11.3mmol/L，尿蛋白（±），尿微量蛋白200mg/L，肌酐54.3μmol/L，尿素氮5.66mmol/L。诊断为消渴（下消），证属气阴亏虚，湿瘀内阻。予竹叶石膏汤加味益气养阴，祛湿活血化瘀。

处方：竹叶15g，生石膏30g，麦冬12g，法半夏6g，北沙参12g，车前子15g，桃仁15g，炙甘草3g，粳米20g。

患者服药6剂后，口干渴、多饮症状明显减轻，疲倦、乏力症状缓解，纳食量稍减，双下肢水肿基本消退，仍憋胀，怕冷较前有所改善。辅助检查：尿蛋白（–），尿微量蛋白71mg/L，继续按原方口服治疗以善后。

按语：竹叶石膏汤出自东汉医家张仲景所著的《伤寒论》，其病机为热病初愈，余热未尽，气阴两伤。此方以益气养阴为主，清热为辅。消渴证临床以气阴两虚者最为多见，故竹叶石膏汤为其常用方剂，用于治疗气阴两虚的2型糖尿病病人，起到滋阴润肺，生津益胃的作用。糖尿病肾病属中医学的消渴范畴，阴虚燥热为本病的主要病机，由于阴虚火旺，煎熬津液使津伤气逆，为本虚标实证。故应用伤寒经方竹叶石膏汤，可清热养阴，益气生津，标本同治，虚实兼顾。《类聚方广义》明确指出本方"治消渴食饮不止，口舌干燥”。从病例可以看出，竹叶石膏汤加味治疗糖尿病肾病气阴亏虚证疗效独特，尤其对于降低尿蛋白，改善症状，扶正祛邪，提高机体免疫力更有优势。竹叶石膏汤证，仲景论述虽简，但含义深远。对于竹叶石膏汤的临床应用，应四诊合参，把握致病机理，灵活运用。

【方剂点评】 竹叶石膏汤在临床上应用很广，文献报道涉及肺部感染、手术后高热、急性放射性食管炎、脑出血伴呃逆、2 型糖尿病、顽固性不寐、小儿夏季热等各系统的诸多疾病，与古代医家对病位不同的认知类似，但终不脱离气津两伤，痰热内扰这一病机。

【方歌与趣味速记】

方歌：仲景竹叶石膏汤，呕吐虚烦元气伤。参半麦冬甘草等，生姜粳米水煎尝。

趣味速记：竹竿下十人卖米。

【参考文献】

[1] 潘雨薇，万晓刚．竹叶石膏汤证病机病位及临床应用浅析 [J]．新中医，2012，44（1）：129-130.

[2] 李颖光．竹叶石膏汤合银翘散加减治疗小儿手足口病 30 例临床观察 [J]．中外医疗，2012，（17）：99.

[3] 朴香，李亮．竹叶石膏汤应用于丹痧后期 1 例 [J]．河南中医，2012，32（6）：768.

[4] 田君明，蓝天莹．竹叶石膏汤加减治疗痛风急性期体会 [J]．中国中医急症，2011，20（10）：1642-1643.

[5] 王连方，任钰萍．竹叶石膏汤加减治疗葡萄膜炎体会 [J]．

浙江中医杂志，2011，46（12）：907.

[6] 童奎骅，王兴华 . 竹叶石膏汤治疗 2 型糖尿病中消型患者餐后高血糖 60 例 [J]. 中国中医药科技，2012，19（2）：190.

[7] 郭鑫，何丽清 . 竹叶石膏汤加味治疗糖尿病肾病的体会 [J]. 山西中医学院学报，2012，13（2）：58-59.

三黄二香散

（《温病条辨》）

【组成】 黄连一两　黄柏一两　生大黄一两　乳香五钱　没药五钱

【用法】 共研极细末，初用细茶汁调敷，干则易之，继用香油调敷。

【功效主治】 清火解毒。原方外用治疗“温毒”，指感受风热时毒而引起的一种以头面焮毒肿大为特征的外感热病。用于温毒外肿，敷水仙膏后，皮肤有小黄疱如黍米大者。

【方解】 本方用黄连、黄柏、生大黄泻火解毒，用乳香、没药活血散瘀，消肿止痛，全方具有清火解毒，消肿止痛等作用。

【现代研究】 现代对三黄二香散的研究表明，可治疗接触性皮炎，其功效主治与如意金黄散大致相同。古代医家大都将该方用于治疗温病、痈疔、肿痛之疾。近代有关三黄二香散在临床中的应用时有报道，如用三黄二香散外用治疗黄水疮。现代医家还扩大了三黄二香散的应用范围，如用于治疗带状疱疹、急性睾丸炎等。

【文献选录】吴鞠通：温毒敷水仙膏后，皮间有小黄疮如黍米者，不可再敷水仙膏。过敷则痛甚而烂，三黄二香散主之。三黄取其峻泻诸火而不烂皮肤，二香透络中余热而定痛。

【医案举隅】

案例1：陈某，女性，38岁。

患者3日前出现右胁下疼痛，如针刺，夜间症状加重。继之皮肤出现簇集性丘疹，间有水疱，应用抗病毒药效果不佳。予三黄二香散加苦参、蒲公英各等份，共研细末，醋调外敷，每日2次。并口服龙胆泻肝丸。3日后疼痛明显减轻，水疱结痂，丘疹消失，继续用药2日后痊愈。

按语：三黄二香散外敷治疗外科皮肤病，由黄连、黄柏、生大黄、乳香、没药各等份组成。该方原用于治大头瘟毒。现临床中常将本方用于治疗多种外科皮肤病，效果满意。方中生大黄、黄连、黄柏清热祛湿、泻火解毒，乳香、没药活血消肿止痛。诸药合用，具有清热解毒、活血散瘀之效。临床可根据病情需要灵活运用，偏于热盛者加金银花、蒲公英；血瘀重者加桃仁、红花；湿热盛者加苦参。

案例2：钟某，女，34岁，1954年8月10日初诊。

患者就诊前20天于左足背部生一小疖肿，继而小腿腓肠肌处亦见红肿，门诊予抗生素及中药治疗后红肿消退，但腘窝附近及鼠蹊部又出现包块，大约6厘米×8厘米，质硬，边界清楚。经中西医治疗，未能有效控制，遂以“左大腿深部脓肿”收入外科。经肌注青霉素、庆大霉素治疗10天，疼痛加重，于是至门诊延余诊治。查：左鼠蹊部深处有一约7厘米 ×9厘米的包块，红肿掀痛，质硬，漫肿，兼见头痛，目赤，数日未解大便，舌质红，少津，苔花剥，脉洪大有力。此乃火毒凝聚，热盛肉腐，灼烁津液。治以清热解毒。拟“仙方活命饮”去乳、没，加大黄煎汤内服。同时外敷三黄二香散。

大黄、黄连、黄柏各30g，乳香、没药各15g。诸药研极细末，调醋外敷，干则易之，用绷带固定。

次日，头痛、目赤大减，解宿积之粪团数十枚，局部红肿掀痛明显减轻，扪之浅部有波动感。内服方加谷芽、麦芽各15g，粳米一撮，以防苦寒太过，损伤脾胃。4天后，肿疡开始破溃，有多处脓头，但流出不畅，此乃气虚难以托毒，遂于上方加黄芪40g、党参30g，停用外敷药。其后痈肿日益吸收，历时二十一日痊愈。

按语：三黄二香散用于疮疡红肿掀痛、热盛未溃时最宜。如热重还可稍加冰片，溃后即停用。

【方剂点评】该方原用于治疗温毒。目前在临床中常将本方用于治疗多种外科皮肤病，效果满意。方中生大黄、黄连、黄柏清热祛湿，泻火解毒；乳香、没药活血消肿止痛。诸药合用具有清热解毒，活血散瘀之效，临床应根据病情需要灵活运用。

【方歌与趣味速记】

方歌：三黄二香治温毒，三黄乳没共研末。风热时毒袭头面，茶调外敷病自灭。

趣味速记：乳没将军又柏连。

【参考文献】

[1] 孙启明.《温病条辨》水仙根皮炎和三黄二香散 [J]. 中华医史杂志，2000，30（3）：145.

[2] 王延周.三黄二香散外用治疗黄水疮介绍 [J]. 中医杂志，1983，24（8）：41.

[3] 赵妍敏，胡秋华.三黄二香散合地肤子外用治疗黄水疮 [J]. 中国民间疗法，2002，10（3）：32.

[4] 王玲.验方三黄二香散外敷治疗带状疱疹 104 例 [J]. 安徽中医临床杂志，2000，12（3）：172.

[5] 刘建国.三黄二香散外敷治疗急性附睾炎 37 例 [J]. 中医外治杂志，2002，11（2）：25.

[6] 潘凤芝.三黄二香散外敷治疗外科皮肤病 [J]. 中国民间疗法，2002，10（7）：27-28.

[7] 喻洪钢.三黄二香散外敷治疗痈肿 [J]. 四川中医，1986，(6)：41.

王氏清暑益气汤

（《温热经纬》）

【组成】西洋参一钱　石斛三钱　麦冬两钱　黄连一钱　竹叶一钱　荷梗一钱　知母一钱　甘草一钱　粳米三钱　西瓜翠衣六钱

【用法】将上药浸入清水中，水位高出药品约 2 厘米，浸泡半小时。微火煎煮约半小时，去滓，空腹温服。量之多少，临病斟酌，也可少量频服。

【功效主治】 清暑益气，养阴生津。主治暑热气津两伤证。症见身热汗多，口渴心烦，小便短赤，体倦少气，精神不振，脉虚数。

【方解】 王氏清暑益气汤是治疗夏季感受暑热而引起的热性病的常用方剂。因为有暑热仍盛，气津已伤的特点，治疗时不但要清其暑热，还须益气生津，方能达到治疗目的。王氏清暑益气汤中，药物分为两组，一组为黄连、知母、竹叶、西瓜翠衣、荷梗，能清热解暑；另一组为西洋参、石斛、麦冬、粳米，能益气生津，两组配合，共成清热泻火、益气生津之效。王孟英言："暑伤气阴，以清暑热而益元气，无不应手而取效也。"

【现代研究】 现代对王氏清暑益气汤的临床应用较为广泛，该方对小儿夏季热、恐暑症、放疗后口咽干燥症、干燥综合征、小儿厌食症、慢性肾病都有治疗作用，并取得了良好的临床效果。

【文献选录】 王孟英：虽有清暑之名，而无清暑之实，故自创王氏清暑益气汤。

【医案举隅】

案例1：陈某，女，68岁，2010年5月17日就诊。

诉近五年来因怕热而畏惧过夏天，每年夏天若气温达到30℃时，即感头晕，心中烦闷，呼吸气粗，口干思冷饮，全身皮肤烘热似针扎，无汗出，腹内热盛，小便灼热，黄浑似马尿，难以自持，急需到阴凉通风处或用电风扇吹才稍感舒适。几年来曾到各医院治疗，终未获效。诊见形体消瘦，面色不华，皮肤干燥多皱，弹性差，不出汗，舌体小，质红苔少，脉沉细弱。

处方：西洋参 10g，竹叶 10g，黄连 6g，麦冬 10g，石斛 10g，粳米 20g，知母 10g，鲜荷梗 30g，西瓜翠衣 50g。

服药 7 剂后，全身皮肤始有微汗出，且较前润滑，在逾 30℃的温度下仅略感头晕，心不烦，皮肤烘热已除，腹内热消，小便清长，能在外短时间走动或劳动。病已除大半，继服上方 7 剂后，再以其方制膏剂服用，调养月余后，其病痊愈，今年夏天已能和常人一样顺利度过。

按语：患者素体消瘦，面色不华，口干，皮肤干燥起皱，无汗出，腹内热盛，口渴思冷饮，小便灼热黄浑，舌红少津，脉细数。可知患者系阳盛阴衰之体。夏天烈日炎炎，气温升高，阳得阳助，致其阳愈盛而阴愈虚。这正是《素问·阴阳应象大论》所言："阳胜则身热，腠理闭，喘粗为之俯仰，汗不出而热，齿干烦冤，腹满死，能冬不能夏。"今患者虽非患暑温，亦非中暑，但因素体阳盛，津亏气虚，与新感温热病邪之暑温的表现可谓殊途同归，故投王氏清暑益气汤生津益气，扶阴抑阳促其阴阳平衡，病即自愈。

案例 2：聂某，女，67 岁，2011 年 3 月 10 日就诊。

诉 3 年前开始舌尖处糜烂、疼痛。反复发作，渐至口干，唇枯，舌裂，上下唇干燥起皮，舌面破损，常需饮水润之。进食辛辣、味咸和热烫之物时，口唇、舌面干燥，破损处疼痛难忍。诊见形体消瘦，面色少华，精神较差，少气懒言，唇干起屑，舌面干，呈横向斑马状剥裂，小便多黄，大便干结，三四天一行，脉细数。3 年中，西医曾给予消炎、B 族维生素、激素药等治疗，中药也用过知柏地黄丸、大补阴丸等，虽有一时的病情缓解，但终不能治愈，且病情日重。

处方：西洋参 10g，生地黄 10g，竹叶 10g，石斛 10g，知母 10g，黄连 6g，甘草 6g，麦冬 10g，生大黄 6g（后下），石膏 25g，黄芩 10g，百合 10g，粳米 20g，鲜荷梗 30g，西瓜翠衣 50g。

服药 7 剂后，口干有所减轻，饮水稍少，口唇、舌面干燥略转润，疼痛好转，纳食增加，小便清长，大便通利，脉细缓。此方药物略有增减后继服 1 个月，口唇转润，脱屑极少，舌面斑马状剥裂处黏膜开始新生，精神转佳，面色转红润，食欲正常，二便通调。遂以此方法收膏服用 3 个月，病告痊愈。

按语：干燥综合征属慢性炎症性自身免疫性疾病，侵犯泪腺、唾液腺等外分泌腺体，有高度淋巴浸润为特征的弥漫性结缔组织病，其发病原因与发病机理目前尚不清楚，治疗也相当困难。根据其临床表现，应属于中医的“燥证”范畴。本例患者虽未经腮腺、唾液腺活检及抗核抗体全套检查确诊为干燥综合征，但其临床表现出的口干、咽燥、口唇干裂起屑、舌面干枯剥裂、常需饮水润之等一派阴虚津亏之象，与干燥综合征无异，但患者同时存在消瘦、神疲、少气、懒言等气虚现象，故在养阴生津治疗的同时，必须益气，特别是补益肺脾肾之气。肺为华盖，主上焦，宣五谷味，熏肤，充身，泽毛；脾能为胃行其津液，脾气散精；肾者主水，藏五脏六腑之精，肾脉循喉咙，夹舌本。若得此三脏精气充盈，上濡其清窍，则干燥自除。故在王氏清暑益气汤中又加黄芩、百合、山茱萸、生大黄，以增强泄热除燥、养阴益气之功，故病虽难治，终获良效。

【方剂点评】王氏清暑益气汤与东汉张仲景《伤寒论》中的白虎加人参汤功效相似，二者均有清热解暑、益气生津的作用，均可用于暑热未退、津气两伤之证，但白虎汤清泄暑热之力较强，治暑热炽盛而津气耗伤不甚者；王氏清暑益气汤养阴益气生津之力较好，治暑热之势稍减而津气损伤较甚者。临证时必须权衡暑热与津气耗伤的轻重缓急而加减用之。综观本方，凡热性病见热邪未退而正气已伤，身热兼气津两伤之证者均可酌情应用。据资料报道，以本方加减用于治疗肺炎、小儿夏季热、老年夏季热均取得了良好效果。

【方歌与趣味速记】

方歌：王氏清暑益气汤，善治中暑气阴伤。洋参瓜斛荷瓜翠，连竹知母甘粳襄。

趣味速记：西洋狐精卖竹帘，清暑益气知何草。

【参考文献】

[1] 吴冬芳．王氏清暑益气汤治疗小儿暑热证 72 例 [J]. 安徽中医临床杂志，2003，15（5）：369.

[2] 田传智．中药治疗小儿夏季热 86 例 [J]. 河南中医，2011，31（5）：519-520.

[3] 陈晓梅，熊周富．王氏清暑益气汤治疗难治性病证举隅 [J]. 湖北中医杂志，2012，34（1）：53-54.

[4] 王丽君，王玉．王氏清暑益气汤加减治疗小儿厌食症42例[J]. 黑龙江中医药，2006，（5）：15-16.

[5] 张荣东，阮诗玮．阮诗玮教授应用王氏清暑益气汤治疗慢性肾脏病的经验[J]. 中医药通报，2011，10（5）：21-22.

化斑汤

（《温病条辨》）

【组成】石膏一两　知母四钱　生甘草三钱　元参三钱　犀角二钱　白粳米一合

【用法】水八杯，煮取三杯，日三服。滓再煮一盅，夜一服。

【功效主治】清气凉血。主治气血两燔之发斑、发热，或身热夜甚，外透斑疹，色赤，口渴或不渴，脉数等。

【方解】本方由白虎汤加犀牛角、元参而成。方中以白虎汤清热生津，退气分之邪热而保津液；犀牛角咸寒，清心凉血，以解血分之热毒；元参咸寒，凉血解毒养阴。诸药相配，共奏清气凉血化斑之功，使气血两清，邪热退则血自止，斑可化，故名之“化斑汤”。

【现代研究】现代研究表明：化斑汤治疗炎性痤疮的临床疗效显著，不良反应少。化斑汤治疗黄褐斑具有良好的临床疗效。化斑汤随症加减治疗过敏性紫癜，临床效果很好。

【文献选录】

陆子贤：斑为阳明热毒，采用清阳明胃热的白虎汤，合玄参启肾经之气，上交于肺，庶水天一气，上下循环，不致泉源暴绝也，犀角咸寒，救肾水，以济心火，托斑外出，而又败毒辟瘟也，此由辛凉重剂易为咸寒甘法。

吴鞠通：太阴温病，不可发汗，发汗而汗不出者，必发斑疹。汗出过多者，必神昏谵语，发斑者，化斑汤主之。

【医案举隅】

案例1：杨某，女，68岁，2009年6月29日初诊。

患者有过敏性紫癜病史8年，20天前因感冒紫癜再次复发。现症：双下肢、臀部、腹部发生较密集的粟米粒、绿豆大小的紫红色紫癜，压之不褪色，瘙痒，无腹痛、关节痛，纳食欠佳，舌质红，苔薄少，脉弦浮。中医诊断为紫癜。治宜祛风清热，凉血消斑。

处方：生石膏30g，知母15g，生薏苡仁15g，生甘草15g，玄参20g，生地黄12g，茜草25g，怀牛膝15g，牡丹皮15g，赤芍30g，紫草25g，白鲜皮25g，水牛角粉25g，炒栀子15g，蛇蜕6g，白芍15g，青黛4g，防风15g，升麻4g，银花炭20g。7剂。

二诊：斑疹明显消退，但瘙痒不减。故原方加乌梢蛇8 g，祁蛇4 g，加强祛风止痒之功。7剂。

三诊：斑疹大都消退，瘙痒明显减轻。继用原方7剂后患者症状完全好转。

案例2：高某，男，26岁，2009年10月7日初诊。

患者双下肢皮肤紫斑，反复发作1年，每于感冒后加重。近3个月紫斑一直未消退，压之不褪色，不痒，无腹痛，关节痛，纳食可，肢体有力，二便正常，舌质红，苔薄，脉浮数。

处方：生石膏 30g，知母 15g，生薏苡仁 15g，生甘草 12g，水牛角粉 25g，生地黄 12g，茜草 25g，怀牛膝 15 g，防风 15g，玄参 20g，紫草 25g，牡丹皮 15g，赤芍 30g，银花炭 25g，旱莲草 30g，丹参 20g。7 剂，加水 200mL 煎煮，每日 1 剂，分 2 次服用。

二诊：紫斑大多消退，只两股部有少许紫斑，颜色较前变浅。舌质淡红，苔薄，脉浮。前方去银花炭、牡丹皮、紫草，加白鲜皮 25g，乌梢蛇 8g，蝉蜕 8g。7 剂。

三诊：紫癜基本消退，继服 7 剂后紫斑已完全消退。

按语：化斑汤首见于《温病条辨》："太阴温病，不可发汗，发汗而汗不出者必发斑疹，发斑疹者，化斑汤主之……"乃吴鞠通治疗太阴温病误汗而发为斑疹之方。唐容川云："火热相搏则气实，气实则迫血妄行。"阳明之火灼伤血络，血溢脉外发为斑疹，故用"白虎汤"清解阳明之热。其中石膏清泄肺胃之热，知母清肺金而泻火，两药配伍共清阳明独盛之热；甘草补脾益气，调和诸药；白粳米益胃生津，乃阳明燥金之岁谷也。叶天士卫气营血理论谓："在卫汗之可也，到气才可清气，入营犹可透热转气……入血就恐耗血动血，直须凉血散血。"肌肤发斑乃邪入营血之象，取犀角、玄参以清热凉血。王耀光教授以化斑汤为基础方，用生薏苡仁代替白粳米，加强顾护脾胃之功，再加入清热、凉血活血、祛风通络之品，使斑疹自消。

【方剂点评】本方为热淫于内，治以咸寒，佐以苦甘法也，历代悉用白虎汤。用化斑汤者，以其为阳明证也，阳明主肌肉，斑家遍体皆赤，自内而外，故以石膏清肺胃之热，知母清金保肺，治阳明独胜之热，甘草清热解毒和中，粳米清胃热而保胃液，白粳米阳明燥金之岁谷也。本方独加元参、犀角者，以斑色正赤，木火太过，其变最速，但用白虎燥金之品，清肃上焦，恐不胜任，故加元参，启肾经之气，上交于肺，庶水天一气，上下循环，不致泉源暴绝也。犀角咸寒，禀水木火相生之气，为灵异之兽，具阳刚之体，主治血毒蛊注，邪鬼瘴气，取其咸寒，救肾水以济心火，托斑外出，而又败毒辟瘟也。再病至发斑，不独在气分矣，故加二味凉血之品。

【方歌与趣味速记】

方歌：化斑玄犀和白虎，凉血解毒燔热清。

趣味速记：化斑白虎悬膝。

【参考文献】

[1] 霍艳丹.化斑汤治疗炎性痤疮临床疗效观察[D].四川：成都中医药大学，2011.

[2] 李印，李金鑫.化斑汤治疗黄褐斑42例[J].现代中西医结合杂志，2011，20（12）：1503.

[3] 宋书仪，周小平.化斑汤治疗黄褐斑90例[J].陕西中医，2011，32（3）：300-301.

[4] 路金英，王耀光.化斑汤治疗过敏性紫癜验案三则[J].吉林中医药，2010，30（12）：1079.

增损双解散

（《伤寒瘟疫条辨》）

【组成】白僵蚕三钱（酒炒） 全蝉蜕十二枚 广姜黄七分 防风一钱 薄荷叶一钱 荆芥穗一钱 当归一钱 白芍一钱 黄连一钱 连翘一钱（去心） 栀子一钱 黄芩二钱 桔梗二钱 石膏六钱 滑石三钱 甘草一钱 大黄二钱（酒浸） 芒硝二钱

【用法】水煎去滓。冲芒硝，入蜜三匙，黄酒半酒杯，和匀冷服。

【功效主治】解郁散结，清热导滞，表里双解。主治温毒流注。

【方解】增损双解散由僵蚕、蝉蜕、防风、荆芥穗、薄荷、连翘、栀子、黄芩、黄连、石膏、芒硝、大黄、当归、白芍、滑石、姜黄、桔梗、甘草等药物组成。方中君药僵蚕、蝉蜕、防风、荆芥穗、薄荷。僵蚕，辛苦咸平，入肺经，升清阳，解火郁，有清透宣散风热之功。蝉蜕，辛咸凉，亦入肺经，有疏散上焦风热，透疹止痒之功。蝉蜕与僵蚕同为气味俱薄之品，二者相伍，清化热毒，拔邪外出，发散郁热。防风，辛温发散，气味俱升，但温而不燥。荆芥穗，辛散气香，长于祛风邪，破结气，散瘀血。防风、荆芥穗行气开郁，调畅气机，通达腠理而发其郁火。薄荷，疏风散热，辟秽解毒。以上五味药物合用，宣散肺卫，拨动气机，郁火由上由外而解，使表里通和，共为君药。臣药连翘、栀子、黄芩、黄连、石膏、大黄、芒硝。连翘，苦能泻火，寒能清热，长于清心火，散上焦风热，助君药升浮宣散，透肌解表；栀子，苦寒清降，清泻三焦火邪，解郁热，行结气；黄芩，味苦而薄，上行泻肺火，下行泻膀胱之火，除六经实火实热；黄连，大苦大寒，降泄一切有余之火，栀子、黄连、黄芩合用可泻火解毒，治三焦火毒内盛；石膏，辛以解肌退热，寒能清热泻火，甘寒除烦止渴，清泻肺胃二经气分实热，清解中有透散之性；大黄，泻热毒，破积滞，行瘀血；芒硝，泄热通便，润下软坚，合大黄直走下焦，荡涤胃肠积滞，使气通而上炎之火下泄，有“釜底抽薪”之妙，以上诸药，苦寒折热泻火，使郁火由内由下而去，表里三焦气机通达，共为臣药。佐药当归、白芍、滑石、姜黄。当归，虽主入血，但其轻而辛，又能行血，补中有动，行中有补，为血中之气药，能行血中之气，使气血各有所归。白芍与甘草，酸甘相合，益脾敛肝阴。滑石，味甘气寒，合甘草清热而不留湿，利水又不伤正，使邪气从下而泄。姜黄，辛温兼苦，外散风寒，内行气血，佐入大队寒凉之品中，以防寒遏冰伏，邪无出路，实乃“加温药为导”之理，即“火郁发之”。使药桔梗、甘草。桔梗，宣通气机，诸药之舟楫。甘草，味甘缓和，性凉泻火，能调和诸药。诸药合用，共奏宣郁清热、通达表里、调畅气机之功。

【现代研究】

1. 解热作用：增损双解散对模型动物有抑制发热及解热作用。

2. 改善红细胞活力：增损双解散对模型动物红细胞活力的改善效果明显。

3. 抗氧化作用：增损双解散能降低模型动物血清丙二醛的水平，有良好的抗氧化作用。

4. 抗感染抗炎作用：增损双解散可降低实验动物升高的白细胞计数水平，有明显的抗感染抗炎作用。

【文献选录】《伤寒瘟疫条辨》：温毒流注，无所不至，上忤则颈痛，目眩耳聋；下流则腰痛足肿；注于皮肤，则发斑疹疮疡；壅于肠胃，则毒利脓血；伤于阳明，则腮脸肿痛；结于太阴，则腹满呕吐；结于少阴，则喉痹咽痛；结于厥阴，则舌卷囊缩。

【医案举隅】

案例：王某，男，39岁。1999年4月3日就诊。

患生殖器疱疹3年，反复发作，曾在当地医院用阿昔洛韦、胸腺素、干扰素等治疗，迁延不愈，平均2月发作1次，十分痛苦。刻下自觉左侧臀部不适，阴囊潮湿且在左侧有一簇红色小水疱，伴疼痛，累及小便，舌红，苔薄黄腻，脉细弦。予增损双解散加减。

处方：白僵蚕10g，蝉衣6g，片姜黄6g，生大黄3g，防风3g，薄荷3g，荆芥3g，白芍3g，黄连3g，连翘10g，黄芩10g，栀子10g，黄柏10g，苍术10g，牛膝10g，滑石15g（包煎），穿山甲15g，徐长卿15g。

10剂。服药2剂后疼痛止，渗液减半。服10剂后症状消失。上方去滑石，加生薏苡仁50g，配3剂，打粉装胶囊服用，每日3次，每次3g，半年后随访未复发。

按语：本病多责之纵欲过度，造成机体抵抗力下降，湿热之毒入侵下焦，下注阴部而成。增损双解散出自杨栗山《伤寒瘟疫条辨》，为治温病方，原治温毒流注，伤于阳明、太阴、厥阴、少阴等造成的诸症，可解散阴阳内外之毒。方中以僵蚕、蝉衣为君臣之药，辛凉透邪，轻凉解郁，升阳中之清阳；姜黄、大黄为佐使之药，祛邪伐恶，行气散郁，建功辟疫，上下通行，降阴中之浊阴；复合黄连解毒汤、三妙丸及薄荷、荆芥、防风之品，清解湿热之毒，从而使人体气机升降有常，内外通和，杂气之流毒顿消，则生殖器疱疹可愈。

【方剂点评】增损双解散既保留了河间双解散的精妙之处，又涵盖了杨氏治温病方升降散的精华，可谓治疗温病表里三焦俱实的重要方剂。其组方特点为有升有降，调畅气机。方中辛凉轻灵之品，升浮宣散，升发三焦清阳于上；苦寒味重之品，沉降通泄，降泄三焦浊阴于下，一升一降，内外通和，体现了逐邪必须随脏腑气机升降之性的理论，此升降相因的双向调节，使清浊错杂之邪得以从上下斡旋而散泄，表里三焦气机随之通畅。此方宣泄并举，表里同治，寒温并用，火郁发之，泻实补虚，除邪养正，考虑周详，配伍精妙，是一首治疗温毒流注的好方子。

【方歌与趣味速记】

方歌：增损双解栀甘翘，荆防连芩大黄硝。归芍薄荷与僵蚕，滑石姜黄桔梗膏。温毒流注身内外，清解温毒配伍妙。

趣味速记：少将只瞧姐何告归，蝉寝、潇风、草黄连残石。

【参考文献】

[1] 宋素花 . 增损双解散防治温病气分证发热的实验研究 [D]. 山东中医药大学，2003 年 .

[2] 汤志仁 . 增损双解散加减治疗生殖器疱疹 [J]. 江苏中医药，2003，24（7）：41.

葛根芩连汤

（《伤寒论》）

【组成】葛根半斤　甘草二两（炙）　黄芩三两　黄连三两

【用法】上四味，以水八升，先煮葛根，减二升，内诸药，煮取二升，去滓，分温再服。

【功效主治】清泄里热，解肌散邪。主治表证未解，邪热入里证。

【方解】本方证是因伤寒表证未解，邪陷阳明所致。此时表证未解，里热已炽，故见身热口渴、胸闷烦热、口干作渴；里热上蒸于肺则作喘，外蒸于肌表则汗出；热邪内迫，大肠传导失司，故下利臭秽，肛门有灼热感；舌红苔黄，脉数，皆为里热偏盛之象。表未解而里热炽，治宜外解肌表之邪，内清肠胃之热。方中重用葛根为君，甘辛而凉，入脾胃经，既能解表退热，又能升发脾胃清阳之气而治下利。以苦寒之黄连、黄芩为臣，清热燥湿，厚肠止利。甘草甘缓和中，调和诸药，为本方佐使。诸药合用，外疏内清，表里同治，使表解里和，热利自愈。

【现代研究】近年来国内外医学家通过实验研究证明葛根芩连汤具有解热、抗菌、抗病毒、解痉、抑制胃肠运动、抗缺氧、抗心律失常、增强机体免疫功能等作用。广泛用于治疗菌痢、肠伤寒等内、外、妇、儿、五官科疾患，取得了明显疗效。

【文献选录】尤怡《伤寒贯珠集》：邪陷于里者十之七，而留于表者十之三，其病为表里并受之病，故其治亦宜表里两解之法……葛根解肌于表，芩、连清热于里，甘草则合表里而并和之耳。盖风邪初中，病为在表，一入于里，则变为热矣。故治表者，必以葛根之辛凉；治里者，必以芩、连之苦寒也。

【医案举隅】

案例1：杨某，男，56岁，中学教师。

反复腹痛腹泻，里急后重，排赤白脓血便1年余，近日因感冒而加重，遂入院，经庆大霉素治疗好转，后又腹痛腹泻，排赤白脓血便，大便臭秽，黄褐色，有黏液，日数十次，大便时肠不鸣，稍急胀，肛门灼热，伴脘腹胀满，口渴欲饮，纳可。检查：体温37.4℃，脉搏89次/分，呼吸24次/分，血压130/75mmHg。发育正常，营养中等，精神萎靡，面色潮红。舌质暗红，苔黄稍厚，脉弦数有力。腹平软，肝脾未触及，大便常规示：红细胞（++++），白细胞（++），脓细胞（++++）。西医诊断为“细菌性痢疾”。中医辨证属湿热下注胃肠。治以清热利湿，升阳止泻。以葛根芩连汤加味。

葛根10g，黄芩10g，黄连6g，生甘草6g，槐花

10g，马齿苋 10g，神曲 10g。水煎，饭前服，日 3 次，共 10 剂。

半月后复诊，脓血便已止，腹痛腹泻止，仅稍有里急后重感，继服 15 剂以巩固疗效。

按语：《伤寒论·太阳篇》云："太阳病，桂枝证，医反下之，利遂不止。脉促者，表未解也。喘而汗出者，葛根黄芩黄连汤主之。"本案患者症状与条文所述基本相似，故以葛根芩连汤治之，取得良效。方中葛根辛凉，可解肌表之邪，又能升阳止泻，起阴气而治下利；黄芩、黄连苦寒，善清里热，利湿止痢；生甘草和胃安中，调和诸药。四药配伍，能外解内清，故为治太阳表邪未解，内传阳明之里，协热下利之剂。

案例 2：孙某，女，38 岁，农民。

因舌中部溃疡而疼痛难忍，剧烈如刀割，至某医学院附属医院就诊，诊断为神经性舌炎，先以抗生素治疗，并外吹中药冰硼散止痛，未见良效，仍然疼痛剧烈，甚则夜不能寐。当地中医师以清热解毒药治疗亦无效。遂邀余诊治。诊见满舌生疮，中间尤甚，环唇裂纹，不能吮饮，舌痛，正午加重，身微热，烦躁不安，口渴不得饮，大便溏而臭，小便黄，脉洪数。辨证为风热之邪上犯舌窍，因中部舌窍乃阳明中焦所主，治当清解阳明热邪，生津止痛。拟葛根芩连汤加味。

处方：葛根 10g，黄芩 10g，黄连 6g，生甘草 6g，芦根 10g，神曲 10g。5 剂，日 1 剂。

5 天后复诊，舌痛已止，仍有溃疡，再进 5 剂，溃疡已消。

按语：神经性舌炎属中医舌疮，因舌中部乃足阳明经脉所行之处，风热之邪从足太阳经传入足阳明经，灼伤津液，疼痛剧烈，葛根芩连汤清解阳明之热，热除痛止，热退津生[2]。

【方剂点评】葛根芩连汤是一首临床应用广泛的经方。方中葛根为君，清热升阳；黄芩、黄连苦寒，清热燥湿；炙草甘缓，调和诸药。药仅四味，组方严谨，对于阳随邪陷之“挟热利”，具有升阳托邪，清热止利的作用。

【方歌与趣味速记】

方歌：葛根黄芩黄连汤，再加甘草共煎尝。邪陷阳明成热痢，清里解表保安康。

趣味速记：秦连割草。

【参考文献】

[1] 王小龙. 葛根芩连汤治验3则 [J]. 河南中医，2006，26（3）：30-31.

[2] 许济群，王绵之. 方剂学 [M]. 上海：上海科学技术出版社，1995.

清宫汤

（《温病条辨》）

【组成】元参心三钱　莲子心五分　竹叶卷心二钱　连翘心二钱　犀角尖二钱（磨冲）　连心麦冬三钱

【用法】水煎服。

【功效主治】清心解毒，养阴生津。主治温病液伤，邪陷心包证。症见发热，神昏谵语。

【方解】本方“宫”乃心之宫城，即心包。本方证乃温热之邪陷入心营，逆传心包所致，故原书用药特点是犀角取尖，余皆用心，意取同类相投，心能入心，以清心包之热，补肾中之水，且解毒辟秽。用于上证，可使心营热清，水火交融，热毒清解，心神得安。方中犀角、玄参清心解毒养阴为君，连翘、竹叶卷心以清心热为臣，莲子心、连心麦冬补养心肾之阴，共为佐使。诸药合用，共成清热养阴之功。

【现代研究】现代研究表明：清宫汤有明显的镇静、催眠、抗惊厥作用，还具有抗焦虑作用，其作用机制与降低小鼠脑组织中 5-HT，NE 的浓度相关。另外还有对难治性宫内妊娠物残留和药物流产后阴道异常出血等疾病有治疗作用的报道。

【文献选录】吴鞠通：此咸寒甘苦法也，清膻中之方也。谓之清宫者，以膻中为心之宫城也。

【医案举隅】

案例 1：男，17 岁，1998 年 5 月 6 日初诊。

患者体检时发现血中丙氨酸氨基转移酶（ALT）为 85U/L，同时查 HBsAg（+）、HBeAg（+）、HBcAb（+），曾在某传染病医院治疗，予以肝力欣、垂盆草冲剂等药物治疗，3 周后复查血 ALT 升至 200U/L 以上，故来本院肝病门诊就诊。症见形体消瘦，唇红目赤，心烦不宁，口干而苦，溲赤便干，多梦遗精，舌红，苔薄黄，脉细而数。

证属心肝火旺。治以清心泻火，用吴氏清宫汤加减。

处方：玄参15g，黄连4g，连翘12g，莲子4g，竹叶10g，生龙骨30g，茯苓15g，丹参15g，牡丹皮10g，生地黄15g，五味子10g。

水煎服，日1剂。上方服毕14剂，复查血ALT降至70U/L，诸症均除，服药1个月，复查肝功能正常，随访1年无复发。

按语：病毒性肝炎初起，实证居多。症见心烦躁扰，胸闷胁痛，失眠梦遗，唇红目赤，大便干结。此型患者以中青年为多，常因病后思虑过度，忧郁过甚，心火旺盛，肝气易郁，肝阴日耗，心血暗伤，诸恙蜂起。清宫汤用玄参、连翘、莲子、竹叶、犀角等药物，取其味苦寒，以清心火，用于病毒性肝炎心肝火旺型，可谓药证合拍，疗效甚佳。

案例2：女，54岁，1998年4月11日初诊。

患者绝经1年余，近2个月来常感心烦不安，彻夜不眠，心悸时作，突发烘热汗出，舌边尖红，苔薄黄，脉细数。西医诊断：更年期综合征，失眠。清宫汤加减。

玄参15g，生地黄15g，茯苓15g，黄连4g，连翘12g，莲子4g，竹叶10g，麦冬15g，浮小麦30g，炒酸枣仁15g，苦参30g，灵芝30g，夜交藤30g。水煎服。

嘱其每晚6时、9时各服一煎，促进睡眠。服罢1周，患者心悸烦躁明显改善，再服2周睡眠基本恢复正常。

按语：心悸失眠，烘热烦躁是绝经期妇女的多发症状，其与女性绝经后雌激素分泌不足，自主神经功能紊乱有关，西医谓之更年期综合征。就中医理论而言："女子七七，任脉虚，太冲脉衰少，天癸绝，地道不通，故形坏而无子也。”该妇女年逾七七，肝肾之阴渐亏，心阴暗耗，久而化火，心火上扰，则见心悸失眠、口干、心烦诸症。故以清宫汤加生地黄、苦参养心阴，泻心火，合灵芝、夜交藤等益心气，宁心神，每获良效。

【方剂点评】清宫汤出自《温病条辨》，系清心包邪热之要方。包络为心之宫城，清心包之热谓之清宫，故本方名为清宫汤。适用于热入心包，神昏谵语之轻证。本证多因邪在手太阴肺卫之时失治、误治，或心气不足，心阴素亏，邪热直接内陷，逆传心包所致。临床还可用于流行性乙型脑炎、流行性脑脊髓膜炎、败血症或其他感染性疾病等具有热入心包之疾病。

【方歌与趣味速记】

方歌：清宫汤治热陷心，身热神昏也谵语。犀地麦翘玄莲竹，清热解毒更护阴。

趣味速记：轻营水竹帘，皇帝悬卖俏角。

【参考文献】

[1] 李越兰，陆红，张丽英. 清宫汤镇静作用的实验研究 [J]. 中国中医药信息杂志，2009，16（11）：27-28.

[2] 张世亮，李越兰，张丽英，等. 清宫汤对大鼠群居接触及旷场实验的影响 [J]. 陕西中医学院学报，2012，35（4）：72-73.

[3] 张世亮，李越兰，张丽英，等. 清宫汤抗焦虑作用及其机制的实验研究 [J]. 中国实验方剂学杂志，2012，18（21）：215-217.

[4] 张文平. 清宫汤治疗药物流产后阴道异常出血30例[J]. 山西中医，2012，28（8）：20.

[5] 徐旭群，张雷，江伟华. 清宫汤结合宫腔镜治疗难治性宫内妊娠物残留40例临床观察[J]. 中国中医药科技，2011，18（3）：241-242.

[6] 刘斌，曹顺明. 清宫汤临床新用[J]. 山东中医杂志，2001，20（12）：754-755.

千金苇茎汤

（《外台秘要》引《古今验录方》）

【组成】 苇茎切，两升，以水两斗，煮取五升，去滓　薏苡仁半升　瓜瓣半升　桃仁三十枚

【用法】 上四味㕮咀，内苇汁中，煮取二升，服一升，当有所见，吐如脓。

【功效主治】 清肺化痰，逐瘀排脓。主治肺痈，症见发热，咳吐腥臭痰或脓血，胸中隐隐作痛，咳时尤甚，舌质红，苔黄腻，脉滑数。

【方解】 本方所治之肺痈是由热毒壅肺，痰瘀互结所致。痰热壅肺，气失清肃则咳嗽痰多；《内经》“热盛则肉腐，肉腐则成脓”，邪热犯肺，伤及血脉，致热壅血瘀，若久不消散则血败肉腐，乃成肺痈；痈脓破溃，借口咽而出，故咳吐腥臭黄痰脓血；痰热瘀血，互阻胸中，因而胸中隐痛；舌红，苔黄腻，脉滑数皆痰热内盛之象。治当清肺化痰，逐瘀排脓。方中苇茎甘寒轻浮，善清肺热，《本经逢原》

谓“专于利窍，善治肺痈，吐脓血臭痰”，为肺痈必用之品，故用以为君。瓜瓣（冬瓜子）清热化痰，利湿排脓，能清上彻下，肃降肺气，与苇茎配合则清肺宣壅，涤痰排脓；薏苡仁甘淡微寒，上清肺热而排脓，下利肠胃而渗湿，二者共为臣药。桃仁活血逐瘀，可助消痈，是为佐药。方仅四药，结构严谨，药性平和，共具清热化痰、逐瘀排脓之效。

【现代研究】现代研究发现，千金苇茎汤对人肺小细胞癌 H446 的凋亡有影响，可以有效促进细胞凋亡，抑制肿瘤细胞转移。运用加味千金苇茎汤治疗慢性支气管炎急性发作之痰热郁肺证，可以改善患者临床症状和体征，改善气道的通气功能，且无明显的毒副作用，安全、有效。在临床应用中，主要用于治疗急性肾盂肾炎、支气管扩张、老年人慢阻肺、重症肺炎、慢性上颌窦炎等疾病，取得显著的临床疗效。

【文献选录】

张秉成：痈者，壅也，犹土地之壅而不通也。是以肺痈之证，皆由痰血火邪，互结肺中，久而成脓所致。桃仁、甜瓜子皆润燥之品，一则行其瘀，一则化其浊；苇茎退热而清上，苡仁除湿而下行。方虽平淡，其散结通瘀、化痰除热之力实无所遗。以病在上焦，不欲以重浊之药重伤其下也。

徐彬：此治肺痈之阳剂也。盖咳而有微热，是在阳分也；烦满，则夹湿矣；至胸中甲错，是内之形体为病，故甲错独见于胸中，乃胸上之气血两病也。故以苇茎之轻浮而甘寒者，解阳分之气热，桃仁泻血分之结热，薏苡下肺中之湿，瓜瓣清结热而吐其败浊，所谓在上者越之耳。

【医案举隅】

案例 1：李某，女，30 岁。2002 年 2 月 18 日初诊。

产后 1 月余，为增加乳汁过食补益之品，大便干结如栗，数日一解，艰涩难下，便后常致肛裂渗血，腹无胀痛，纳可，伴口干，口苦，小便短赤。诊见面色红润，舌红少苔，脉细而涩。证属热结伤津，肠腑失濡。治宜清热生津，润肠通便，方以千金苇茎汤加味。

处方：芦根 30g，薏苡仁 15g，桃仁、冬瓜仁、杏仁、麻子仁、生地黄、玄参各 10g。

嘱患者饮食清淡，多食蔬菜，做到定时如厕。服 5 剂后，便秘好转，守原方服 10 剂后，大便通畅，病告痊愈。

按语：妇女产后血本亏虚，本例患者过食燥热之品，致热结伤阴，肠道失于濡润而致便秘。方用千金苇茎汤治疗，热清阴复，故大便通畅。

案例 2：某女，36 岁。2001 年 3 月 10 日初诊。

患者右下腹痛 1 年余，曾人流不全，后行清宫术，其后经常少腹痛，伴下坠感，腰痛时轻时重，经前下腹胀，经期腹痛尤甚，平时口干口苦，烦躁不安，带下黄稠有味，尿短赤，涩痛，大便干结，舌暗红，苔薄黄腻，脉弦数。妇科检查：双侧附件增厚，有压痛。诊断为慢性盆腔炎。证属湿热蕴结，气滞血瘀。治宜清热利湿，理气活血。治以千金苇茎汤加味。

处方：芦根、薏苡仁、冬瓜仁各 30g，香附、桃仁、郁金各 10g，蒲公英、丹参、败酱草各 15g。

每日1剂。连服7剂后，腹痛减轻，带下减少，二便调。上方加蒲黄、五灵脂各10g，再服7剂，腹痛消失，带下正常。加减再服30剂，妇科检查未见异常，随访1年未见复发。

按语：本例由于流产后，湿热毒邪蕴结胞宫，阻碍气机。方用千金苇茎汤治疗，使热清湿除毒解，气血调和，慢性病变得以痊愈。

【方剂点评】千金苇茎汤在临床上有着广泛的应用，且均有不错的疗效。这为医生提供了临床用药的思路与经验。只要辨证正确、到位，其应用范围即可广泛而深入。对于一些西医治疗效果不佳的疾病，本方有一定的优势，开拓了新的思路，值得进一步探索。

【方歌与趣味速记】

方歌：苇茎汤方出千金，桃仁薏苡冬瓜仁。肺痈痰热兼瘀血，化浊排脓病自宁。

趣味速记：冬桃已萎。

【参考文献】

[1] 蒋凤荣，蒋日磊，张旭．千金苇茎汤调控人肺小细胞癌H446中caspase-3、cox-2抗凋亡的研究[J]. 南京中医药大学学报，2010，26（4）：278-280.

[2] 陈少藩．加味千金苇茎汤治疗慢性支气管炎急性发作临床疗效观察[D]. 广州中医药大学，2011：4.

[3] 苏启生，苏丽芬．加减千金苇茎汤配合西药治疗急性肾盂肾炎32例[J]. 云南中医中药杂志，2011，32（7）：44-45.

[4] 王冰，苗青．千金苇茎汤治疗支气管扩张的研究进展[J].

内蒙古中医药，2011，（23）：109-111.

[5] 安云凤，崔红，朱仁英．千金苇茎汤加减治疗老年人慢阻肺 45 例 [J]. 中国实验方剂学杂志，2011，（9）：295.

[6] 杨桦，陈霁虹．合用千金苇茎汤治疗重症肺炎疗效观察 [J]. 浙江中医药大学学报，2011，35（1）：38-40.

[7] 马启明，杜连平．千金苇茎汤合桔根汤治疗慢性上颌窦炎 80 例 [J]. 光明中医，2011，26（1）：99-100.

[8] 王玉保．千金苇茎汤临床新用举例 [J]. 浙江中医杂志，2004，（1）：40.

[9] 陈瑞琳，王真．千金苇茎汤之运用略述 [J]. 浙江中医药大学学报，2012，36（2）：228-229.

滋 阴 方

滋阴方是通过滋养阴液来补充人体耗伤的阴液来治疗阴虚证候的一类方剂，具有滋阴润燥，生津止渴，填补真阴，壮水制火的作用。适用于温病肺胃阴伤、肠液不足、肝肾阴伤等证。由于温病是感受热邪所引起的一类外感病的总称，自始至终都伴随着伤阴，故治疗温病要非常重视顾护阴液，在温病初期，就应预护其虚，在疾病后期，滋阴生津法是主要的治疗方法。

滋阴方在治疗温病时需要注意：阴伤而邪热盛者不宜单用本法，须与其他方法配合运用，如滋阴解表、滋阴通下、滋阴清热、益气敛阴等；有湿邪者应慎用，如阴伤而兼有湿邪，应化湿而不伤阴，滋阴而不碍湿；凡体质偏于阳虚或脾虚便溏者应慎用本法，以免阴柔之品更加损伤阳气，有碍脾运。

现代药理研究也证实，此类方剂可补充电解质及多种营养素；能兴奋垂体－肾上腺皮质，改善微循环和凝血功能，防治血管内弥散性凝血；可调节机体的反应能力和免疫功能，促进损伤修复；能抑制病原微生物，中和毒素等。

益胃汤

（《温病条辨》）

【组成】沙参三钱　麦冬五钱　冰糖一钱　细生地五钱　玉竹（炒香）一钱五分

【用法】水五杯，煮取二杯，分二次服，滓再煮一杯服。

【功效主治】益胃生津，润肺止咳。治阳明温病，下后汗出，胃阴受伤者。

【方解】方中重用生地黄、麦冬，味甘性寒，功擅养阴清热，生津润燥，为甘凉益胃之上品，共为君药；配伍北沙参、玉竹养阴生津，助君药益胃养阴之力，共为臣药；冰糖润肺养胃，调和药性，用为使药。五药甘凉清润，清而不寒，润而不腻，药简力专，共奏养阴益胃之功。

【现代研究】近年来，有以益胃汤治疗功能性消化不良、胃下垂等的临床研究。如王美林将120例功能性消化不良患者随机分为两组，其中中药益胃汤治疗组80例，西药多潘立酮对照组40例。两组均治疗4周后比较疗效。结果：治疗组总有效率为96.2%，对照组总有效率为75%，差异显著（P<0.05）。由此认为，中药益胃汤对功能性消化不良有良好的治疗效果。杨银良等将100例胃下垂患者随机分为治疗组和对照组。治疗组服用中药益胃汤，对照组服用多潘立酮。结果：治疗组总有效率98%，对照组总有效率66%，经统计学处理，发现有显著差异（P<0.01）。

【文献选录】张秉成：夫伤寒传入阳明，首虑亡津液，而况温病传入阳明，更加汗、下后者乎？故虽邪解，胃中之津液枯槁已盛，若不急复其阴，恐将来液亏燥起，干咳身热等证有自来矣。阳明主津液，胃者五脏六腑之海。凡人之常气皆禀于胃，胃中津液一枯，则脏腑皆失其润泽。故以一派甘寒润泽之品，使之饮入于胃，以复其阴，自然输津于脾，脾气散津，上输于肺，通调水道，下输膀胱，五经并行，津自生而形自复耳。

【医案举隅】

案例1：杨某，男，51岁。2006年6月3日初诊。

小便淋沥涩痛1年余，加重20天。患者于1年前无明显诱因出现小便淋沥涩痛，曾先后就诊于当地多家医院及中医门诊，给予八正散、五苓散等中药汤剂口服，并配合多种抗生素（具体用药不详）治疗，均无效。20天前患者劳累汗出后，症状加重。刻诊：形体消瘦，面色苍黄，神疲乏力，小便如米泔，滞涩难排伴灼痛，素有胃脘隐痛，纳呆，大便质硬。舌质淡红，无苔，舌面有裂纹，脉虚细无力。有慢性浅表性胃炎病史15年。查血、尿常规及泌尿系统B超均未见异常。中医诊断：淋证（膏淋）。治宜益胃健脾，养阴清热通淋。方用益胃汤加味。

药物组成：沙参15g，麦门冬12g。生地黄12g，玉竹12g，芦根30g，生麦芽、生谷芽各10g，党参10g，生姜2片，大枣5枚。每日1剂，水煎取汁300mL，早、晚2次温服。

2006年6月6日二诊：精神好转，小便转清，淋沥涩痛明显减轻，胃脘隐痛缓解，纳可，大便仍质硬。舌质淡红，无苔，舌面有裂纹，脉细弱。效不更方，服法同前。再服15剂后症状殆尽。随访6个月未复发。

按语：患者素有纳差，胃脘隐痛，舌质淡红，有裂纹，脉虚细无力。病机当属胃阴虚而导致脾胃之升清降浊功能失调，津液不能输布周身以供养机体，反而夹热下注膀胱影响其气化功能，致小便淋涩疼痛，尿如米泔。淋证发病以胃阴亏虚为本，湿热下注为标，《素问·阴阳应象大论》有言"治病必求于本"，故治宜养胃阴，调脾胃。益胃汤方中沙参、麦门冬、生地黄、玉竹养胃阴，清虚热而不腻；芦根通利小便且清热生津；生麦芽、生谷芽、党参、生姜、大枣滋养胃气。诸药合用，使清气得升，浊气得降，津液有摄，膀胱气化有司而愈，此即《素问·至真要大论》所谓"反治法"中之"塞因塞用"法。反观诸医治而不效皆因治标而不思求本，见小便淋涩不畅伴疼痛，便言不通则痛而妄用清利湿热之法，盲目投以八正散、五苓散之属，却不知苦寒之品更伤脾胃，利湿之剂更伤阴液，反而加重病情。

案例2：患者，女，52岁，2011年3月3日初诊。

口腔溃疡1年，加重10天入院。曾在本院口腔科及天津某医院治疗，常服各种维生素及抗生素，病情时轻时重，终未治愈。近10天来病情加重而住本科病房。检查：舌体、咽部、两颊黏膜有5处溃疡，大者如绿豆，周边红，中心黄白凹陷，局部有麻木、灼热、疼痛感，饮水进食时疼痛加剧。舌红，苔黄，脉弦细。

处方：沙参、麦冬各20g，蒲公英、焦三仙、生地黄各30g，玉竹15g，黄连、鸡内金、甘草各10g，加元参、百合各20g。

水煎服，1天1剂。共治疗17天，出院时溃疡全部消退，随访6个月未复发。

按语：到目前为止，口腔溃疡的发病机制尚未明确。已知神经衰弱、失眠、过度紧张、中枢神经系统功能紊乱、内分泌失调、消化不良、便秘、腹泻等都可促使溃疡的发作。该病易复发，且难以解决。笔者以加减益胃汤治疗，效果较好。益胃汤出自《温病条辨》，用于治疗“阳明温病，下后汗出，当复其阴，益胃汤主之（沙参、麦冬、生地、玉竹、冰糖）”。笔者认为，口腔溃疡多属于虚火，特别是长期反复发作的患者。因口为胃之窍，胃阴不足，纳谷减少，谷入不化，则积聚产热，致虚火上炎。故借用益胃汤滋养胃阴，加焦三仙、鸡内金消积化谷，加蒲公英、黄连清热解毒，共奏养阴消积、清热解毒之效。

【方剂点评】本方为滋阴养胃的代表方。临床上以饥不欲食，口干咽燥，舌红少苔，脉细数为证治要点。若汗多，气短，为兼有气虚，加党参、五味子（或与生脉散合用）益气敛汗；食后脘胀者，加陈皮、神曲理气消食；呕逆甚者，加枇杷叶、半夏（少量）、柿蒂降逆和胃。现代多用于治疗慢性胃炎、糖尿病、小儿厌食等属于胃阴亏损者。我们的临床体会是，无论外感、内伤，只要属于胃阴不足之证皆可以此方加减治疗。

【方歌与趣味速记】

方歌：益胃汤能养胃阴，冰糖玉竹与沙参。麦冬生地同煎服，温病须虑热伤津。

趣味速记：甥弟冬煮汤（参地冬竹汤）。

【参考文献】

[1] 王美林.益胃汤治疗功能性消化不良疗效观察[J].四川中医，2005，23（7）：50.

[2] 杨银良，高治军.益胃汤治疗胃下垂50例疗效观察[J].四川中医，2006，24（11）：74.

[3] 李润生.益胃汤加味治疗淋证1例[J].河北中医，2010，32（4）：610.

[4] 郑德柱，许湘平.加减益胃汤治疗复发性口疮[J].现代中西医结合杂志，2003，12（8）：1776.

三才汤

（《温病条辨》）

【组成】人参三钱　天冬二钱　干地黄五钱

【用法】水五杯，浓煎两杯，分两次温服。欲复阴者，加麦冬、五味子。欲复阳者，加茯苓、炙甘草。

【功效主治】补气、养阴、生津。治暑温日久，寝卧不安，不思饮食，元气阴液两伤者。

【方解】方中人参为人才，甘温不燥，益气生津以补肺，入手太阴经气分，能通行十二经，大补肺中元气，肺气旺则其余四脏之气皆旺。补阳以生阴，崇土以制火。阳气虚者，固所必需，阴血虚者，亦不可缺。用之使气旺津生，以达益气生津止渴之效。天冬为天才，入手太阴、足少阴经气分，清金降火，滋阴润燥，祛烦解渴，除虚劳骨蒸。干地黄为地才，味苦甘，气寒，入手少阴及手太阴，其功专于凉血止血，又善补肾水真阴。天冬清养肺胃，干地黄清热凉血，滋阴补肾，两者皆为甘寒之品，配伍使用则增强清热养阴生津的作用，并能润肺降火，用于温热、暑热及温燥邪气在气分、气营两伤、热灼营阴，见夜烦无寐、心悸、舌绛而干等伤及心胃之症。人参补益肺脾之气，天门冬养肺胃之阴，两者配伍，功能益气养阴，用于温热或暑温，热邪伤于气分而见心烦、口渴、不饥，或者气营两伤而见舌绛，有裂纹，面色枯槁，心中烦热等症。人参补益肺气，干地黄滋补肾阴及胃阴，一动一静，相伍则有金水相生之妙。

【现代研究】

1. 临床研究：魏启泽化裁三才封髓丹治疗口疮，经反复实践，灵验如斯。宋秀霞等采用三才封髓丹加减治疗慢性疲劳综合征，取得较好疗效。张雨时以三才汤加味治疗阴虚燥热之消渴 12 例，总疗程 3 ~ 6 个月，结果治愈 3 例，显著好转 7 例，无效 2 例，临床疗效尚称满意。张道诚以三才汤加味治疗不育症 42 例，有效（治疗 2 ~ 4 疗程，化验精液 2 次以上，各项指标达正常范围，女方受孕者）37 例，无效 5 例，有效率为 88.1%。樊峰以三才汤加味广泛用于临床，治疗津枯便秘、巅顶头痛等，收效颇佳。刘开文依据异病同治，证同治亦同的原则，运用三才汤随症加减，治疗巅顶痛、舌咽肿痛、淋证、牙痛等效果颇佳。梁晓星等自拟加味三才饮治疗更年期综合征，取得了较好的疗效。治疗组 66 例中，近期痊愈 14 例，显效 22 例，有效 24 例，无效 6 例，总有效率 90.91%。对照组 30 例中，近期痊愈 4 例，显效 6 例，有效 12 例，无效 8 例，总有效率 73.33%。治疗组疗效优于对照组，差异显著（$P<0.05$）。

2. 实验研究：李春江等通过实验初步证明，当衰老的动物服用三才汤后，其肠道内对维护机体健康有着密切关系的双歧杆菌量由减少增加到正常水平，启发我们用中药调整肠道菌群的紊乱，这有可能作为抗衰老药物研究的一个方向。曲凤玉等的研究表明，三才汤提取液、乙醇提取液均能显著提高衰老小鼠睾丸线粒体谷胱甘肽过氧化物酶（GSH–Px）的活性（$P<0.01$），降低过氧化脂质（LPO）的含量（$P<0.05$ 或 $P<0.01$）；但脂溶性的氯仿提取液不能提高衰老小鼠睾丸线粒体谷胱甘肽过氧化物酶（GSH–Px）的活性，亦不能降低过氧化脂质（LPO）的含量，为筛选抗衰老中药的剂型提供了可靠的实验依据。曲凤玉等的研究表明三才汤不同极性的提取物均能显著提高小鼠脑超氧化物歧化酶（SOD）的活性，提高小鼠肝细胞膜 Na^+/K^+ 泵活性，降低丙二醛（MDA）的含量。曲凤玉等通过实验观察对比三才汤不同溶媒提取液对 D– 半乳糖衰老模型小鼠肝细胞 Na^+/K^+ 泵活性、丙二醛（MDA）含量、心肌谷胱甘肽过氧化物酶（GSH–Px）活性、过氧化脂（LPO）含量、脑超氧化物歧化酶（SOD）活性的影响，表明三才

汤延缓衰老的机制可能是由于提高自由基代谢相关酶的活性，降低自由基代谢产物的含量。

【文献选录】

《温病条辨·下焦篇》：暑邪久热，寝不安，食不甘，神识不清，阴液元气两伤者，三才汤主之。自注言：凡热病久入下焦，消烁真阴，必以复阴为主。其或元气亦伤，又必兼护其阳。三才汤两复阴阳，而偏于复阴为多者也。温热、温疫未传，邪退八九之际，亦有用处。暑温未传，亦有用复脉、三甲、黄连阿胶等汤之处。彼此互参，勿得偏执。盖暑温不列于诸温之内，而另立一门者，以后夏至为病暑，湿气大动，不兼湿不得名暑湿，仍归温热之门矣。既兼湿，则受病之初，自不得与诸温同法，若病至未传，湿邪已化，惟余热伤之际，其大略多与诸温同法；其不同者，前后数条，已另立法矣。

曹炳章：一言以蔽之，曰无使阴阳两相离绝，此方治女劳之妙法。何以偏于复阴，盖热病所伤者阴，女劳所伤者亦阴，如此又何必兼议其阴，不知其阴虚而阳亦不附，倘不护之则阳亦将亡矣。

【医案举隅】

案例1：宫某，男，28岁。1983年8月12日就诊。

结婚三年无嗣，其妻妇科检查无异常。曾采用多种方法治疗无效。精液常规检查：量1.5mL，计数300/mL，精子活动力20%，正常精子占10%。时常腰腿酸痛，尤其在同房次日或出车后劳累过度而加剧，整日精神不振，头晕目眩，记忆力差，肌肉欠丰，饮食一般，脉沉缓无力，舌淡，苔薄白。

辨证：此乃肾气不足，精血亏虚所致。治宜补肾填精，养血益气。

处方：人参 6g，熟地黄 12g，山药 30g，天冬 10g、龟胶 10g，枸杞 10g，淫羊藿 10g，菟丝子 10g，金樱子 10g。

用法：水煎 3~6 次，分两日服完，连续治 2 月，服药 30 余剂。

结果：自觉症状大有改善。精液复查：精液量 2mL，精子计数 5000/mL，活动力良好，正常精子占 85%。再坚持服药 2 月，其妻已孕，于 1984 年 9 月喜添贵子。

按语：古人论求嗣谓："男则主于精，女则主于血。"其治则，男以补肾为要，盖肾为先天之本，主藏精化血，内寄元阴元阳，为发育生殖之源。临床所见，凡不嗣者，均有不同程度肾气虚的症状，或先天不足，或后天失养，或房劳所伤，或保健不当，或久病及肾而导致肾之精气不足，故致不育，所以我认为肾精亏虚，气血不足是不育的病变机理，滋肾填精，益气补血是不育症的治则，所谓："精不足者，补之以味。"也宗李士材"人有三斤，精气神，生生之本"之说，故选用《温病条辨》的三才汤加味治疗本病。方中熟地黄益肾中之精，山药可使肾水不断滋生，健脾益气，菟丝子、淫羊藿、续断温补肾阳，鼓舞肾气，引阳入阴，枸杞子、金樱子填补肾精之不足，以滋生化之源。诸药合用，先天后天互补，肾阴肾阳互生，精气旺盛，气血调畅，则求嗣有望。

案例2：段某，女，76岁。2001年7月26日来诊。

诉近2年来，舌咽部肿胀疼痛，反复发作，本次于7月20日再发，自感舌咽部疼痛，其痛牵扯右颌下及颈项，颈项转动时加剧，每日未时始作，子时最甚，夜间口舌干燥，咽中如火似燎，难以入眠，丑减寅消。查：一般情况可，舌咽部嫩红，右舌下漫肿，舌下系带增粗，静脉紫暗粗大，舌红，无苔多裂，脉细数。依据脉症，拟诊为阴虚之舌咽肿痛症，治以滋阴泻火。

处方：三才封髓丹加知柏地黄汤合方。熟地黄15g，生地黄15g，天冬15g，沙参20g，炒黄柏15g，砂仁10g，生甘草10g，山药15g，枣皮15g，泽泻12g，茯苓15g，丹皮12g。

开水浓煎，分2次于午时、亥时口服。药后，当晚症减，连服4剂而愈。

按语：《灵枢·经脉》篇曰："肾足少阴之脉……循喉咙夹舌本。"患者病已2年，本次病发于暑季，暑邪耗伤阴液元气，水亏于下，火炎于上，午后属阴，阴亏不能复其位，主其事，故见舌咽部疼痛未时始作，子时最甚，夜间口舌干燥，咽中如火似燎，难以入眠，舌红，无苔，多裂纹，脉细数等为一派阴虚火旺之象。子后丑时阳气初复，故见咽痛丑减寅消。"暑邪久热，寐不安，食不甘……阴液元气两伤者，三才汤主之。"配合封髓丹即成补肾泻火、健脾开胃之义，加知柏地黄汤治阴虚火旺、咽痛虚烦等病症。三方合用，治此舌咽肿痛案，切中病机，药后立竿见影。

【方剂点评】一般温病，热邪侵入下焦日久，消耗真阴，治疗一定要以滋阴为主。若元气亦损，则要加用保护阳气的药物。正如明代张景岳谓："善补阴者，必于阳中求阴，则阴得阳升而泉源不竭。"本方气阴双补，系本于育阴以除热，益气则阳生而阴长的理论。三才汤条后注："凡热病久入下焦，消烁真阴，必以复阴为主，其或元气亦伤，又必兼护其阳。三才汤两复阴阳，而偏于复阴。欲复阴者，加麦冬、五味子；欲复阳者，加茯苓、炙甘草。"加麦冬、五味子合人参为生脉散，功能扶元敛液，使复阴之力更强。茯苓、甘草合人参，又含四君子汤意，善于复阳补气，诚为气阴双补之妙剂。用于治疗热病久入下焦，消烁真阴者。

天冬与麦冬，均是临床常用的养阴清热药。《温病条辨》加减复脉汤中有人参、生地黄，用麦冬而不用天冬，本人认为皆因麦冬甘苦微寒，能益胃阴，滋肾阴，为治疗胃肾阴伤之要药。而三才汤中用甘苦大寒的天冬，是因为天冬清泄及滋阴之力均较强，不仅能润肺，且能滋肾，为治疗肺肾阴伤之要药。

暑邪最易耗气伤阴，所以暑病日久易出现气阴两虚之证。三才汤属纯补之剂，必用于暑病后期气阴两虚而邪热已去者。

【方歌与趣味速记】

方歌：三才汤内天地人，暑邪久热寝不安。神识不清食不甘，阴阳两复此方任。

趣味速记：三才寓意天地人。

【参考文献】

[1] 魏启泽．琐谈三才封髓丹治疗口疮 [J]. 江苏中医 .1994.15（4）：46.

[2] 宋秀霞，周英．三才封髓丹加减治疗慢性疲劳综合征 [J]. 湖北中医杂志 .2003 .25（5）：42-43.

[3] 张雨时．三才汤加味治疗糖尿病 [J]. 江苏中医 .1999.20（5）：33.

[4] 樊峰．三才汤加味临床治验 [J]. 四川中医 .1985.（4）：51.

[5] 刘开文．三才汤的临床应用 [J]. 中国民族民间医药杂志 .2001.（5）：274-276.

[6] 梁晓星，丁凤，刘彩娟，等．加味三才饮治疗更年期综合征 66 例 [J]. 中医杂志 .2005.46（10）：765.

[7] 李春江，马冀，赵玉佳．三才汤对衰老动物肠道菌群的调整作用．黑龙江医药科学 [J].1999.22（5）：28-29.

[8] 曲凤玉，魏晓东，李士莉，等．三才汤不同溶媒提取液对 D- 半乳糖衰老小鼠睾丸线粒体 GSH-Px、LPO 影响的实验研究 [J]. 中国老年学杂志 .1999.19（1）：45-46.

[9] 曲凤玉，魏晓东，张鹏霞，等．三才汤不同提取部位抗衰老作用的研究 [J]. 中国实验方剂学杂志 .2000.6（1）：58-59.

[10] 曲凤玉，魏晓东，李士莉，等．三才汤不同溶媒提取液对 D- 半乳糖衰老模型小鼠抗氧化系统影响的实验研究 [J]. 中国中医药科技 .2000.2（7）：95-96.

[11] 杨进．新编温病学 [M]. 学苑出版社，2003：1914.

[12] 卢红蓉．温病条辨新校本 [M]. 人民军医出版社，2005：204.

救逆汤

（《温病条辨》）

【组成】炙甘草六钱　干地黄六钱　生白芍六钱　麦冬不去心，五钱　阿胶三钱　生龙骨四钱　生牡蛎八钱

【用法】水八升，煮取六升，分三杯，分三次服。即于加减复脉汤内去麻仁，加生龙骨四钱，生牡蛎八钱，煎如复脉法。脉虚大欲散者，加人参二钱。温病误解表，津液被劫，心中震震，舌强神昏，宜用复脉法复其津液，舌上津回则生，汗自出，中无所主者，救逆汤主之。

【功效主治】滋阴潜阳，复脉救逆。用于治疗温病误用发散药，津液被劫，或在少阴，或在厥阴，心中震震，舌强神昏，汗自出，中无所主者。

【方解】本方证是因温病误用辛温发汗之品，劫灼阴液，耗损真阴，致心阴大亏而病。心阴大亏，心失所养则心中震震，悸动不安；神失所养则神昏；舌失所养则舌体干瘦，强硬而謇。正如吴鞠通在其原注中云："误表动阳，心气伤则心震，心液伤则舌謇，故宜复脉复其津液。若伤之太甚，阴阳有脱离之象，复脉亦不胜任，则非救逆不可。"温病易于伤津，治宜撤热保津，医者不明此理而用汗法，遂致津液被劫而气随津液外泄，致心气与心阴两伤，此时必须用复脉汤之类以复其阴。本方即于加减复脉汤内，去麻仁，加生龙骨、生牡蛎而成。方中甘草甘温益气；阴液亏损为病机之关键，故用生地黄、白芍、麦冬、阿胶滋阴生液养血；自汗出，恐阳随汗泄而成亡阳之危候，故用龙骨、

牡蛎敛汗固脱，镇摄潜阳。本方用复脉汤复阴，因汗出不止，真阴大伤，故去麻仁加生龙骨、生牡蛎，是滋养阴液与敛汗固脱同时并举。若脉虚大欲散，是将虚脱之兆，故加人参大补元气，益气固脱。

【现代研究】谢立奎在回阳救逆汤的基础上研制的心脉灵注射液，含有人参总皂苷、甘草次酸、猪胆酸盐、姜油和川乌等。临床试用和动物实验都表明其具有良好的抗休克作用。

【文献选录】《温病条辨》：温病误表，津液被劫，心中震震，舌强神昏，宜复脉法复其津液，舌上津回则生；汗自出，中无所主者，救逆汤主之。误表动阳，心气伤则心震，心液伤则舌謇，故宜复脉复其津液。若伤之太甚，阴阳有脱离之象，复脉亦不胜任，则非救逆不可。

【医案举隅】

案例1：张某，男，63岁。

患慢性支气管炎27年，并有肺气肿、肺心病，右心功能不全1级，陈旧性骨盆骨折，右髋关节创伤性关节炎等病。现因咽干不适，动则气促6年而入院。入院时，症见自汗出，形体极度消瘦，彻夜不眠，多梦易惊，气急，微咳，偶发心悸，咽干不适，纳差，不欲多饮，小便次数多，量少，色黄，夜尿不畅。查：气促，桶状胸，肋间隙增宽，心率78次/分，律齐，无杂音，腹平软，肝脾未及，双下肢不肿。舌质微红，苔干燥，脉弦。证属心肺阴虚，热扰神明。用救逆汤加味。

麦冬、生地黄各15g，牡蛎、龙骨各30g，鳖甲、龟板各10g，白芍、扁豆、玉竹、天花粉各15g，枳壳、焦三仙各10g，陈皮、甘草各6g。

水煎服，每日1剂。守方连续服药2月余，咽干、口渴基本控制，体重增加，食纳、睡眠可，气急、心悸缓解，二便调，病情明显好转，现仍在调治之中，指日可痊愈出院。

按语：患者长期在炎热环境中高空作业，感受暑热燥火之邪，灼伤肺阴，加之外伤骨折，多次手术失血，致心阴亏损，复又温病误表，更伤心液，投救逆汤益阴镇摄，佐扁豆、玉竹、天花粉以养肺阴。笔者认为，由于本病病情复杂，病程较长，守法守方乃为关键，切不可操之过急。

案例2：黄某，女，55岁。退休教师。于1990年7月20日初诊。

患精神分裂症10余年，常自汗出，形体消瘦，彻夜难眠，烦躁不安，常高声吵闹为快，心性失控，疑虑重重，口舌生疮，渴不多饮，纳差，便秘。舌质微红，苔薄黄干，脉弦数。诊为精神分裂症。证属心阴虚，心神不宁。治宜滋补心阴，重镇安神。

方用救逆汤加味。龙骨、牡蛎各30g，生地黄、白芍、麦冬各15g，阿胶、焦三仙各10g，炙甘草6g。水煎服。

服药10剂后，症状渐减，守方继服50余剂后，情绪安定，睡眠好转，食欲渐增，口腔溃疡亦见好转，原方减龙骨、牡蛎量至15g，加龟板、鳖甲各10g，调理2月余，症状缓解，判为临床治愈。次年秋季随访，再度发作，但症状较前为轻，予上方服月余缓解，追访4年未见复发。

按语：精神抑郁，五志化火，劫伤阴液，加之长期服用牛黄解毒片、上清丸等苦寒伤阴之品，以致阴液不足，心失所养，治遵“诸寒之而热者，取之阴”之旨，用生地黄、白芍、麦冬、阿胶补养心阴为君药；龙骨、牡蛎重镇安神，既潜阴虚之浮阳，又固敛心阴以止汗，还可防止五志之火灼阴，使心阴进一步竭乏，造成新的阴虚，用作臣药；麦芽、神曲、山楂、甘草佐使之品，能和胃调中，以减少阴药滋腻、金石碍胃之弊。

【方剂点评】温病最易耗伤津液，温病后期，温邪深入下焦劫伤阴液，导致肝肾阴亏，邪少虚多。如误治，汗之不当而致汗出无所主者，则不独阴液亏虚，且心气亦受损伤，阴伤太甚且有阴阳脱离之象，吴氏立滋阴镇摄法，投救逆汤、加减复脉汤去麻仁之滑泄，加生龙骨四钱、生牡蛎八钱以重镇固摄，养心复液，安神敛汗防脱。

本方是运用震慑法治疗温病误表，汗出不止，将成气阴两脱之证的方剂。若温病误表，津液被劫，心气受伤，则见心中震震，舌强神昏，汗自出，有阴阳脱离之象，急以救逆汤救逆固脱。临床以舌体干瘦，强硬而謇，汗自出，中无所主为辨证要点。

本方与加减复脉汤同治温病真阴耗损之证，但加减复脉汤药属滋润，剂属清凉，功专救阴，又清虚热，治疗温病日久，温热邪气损伤肝血肾阴而致真阴耗损，虚热内生，邪少虚多之候，而本方所治温病误表，除真阴耗损外，又有汗出不止，阳气欲脱，是滋阴养液与敛汗固脱并施之剂。

【方歌与趣味速记】

方歌：救逆汤中干地黄，白芍麦冬阿胶攘。再配龙骨与牡蛎，甘润生津涩潜阳。

趣味速记：龙牡胶白芍麦草地（龙母教白芍卖草地）。

【参考文献】

[1] 卢红蓉 . 温病条辨 [M]. 北京：人民军医出版社，2005.

[2] 谢立奎 . 心脉灵液对内毒素休克大白鼠血浆和肝线粒体镁离子含量的影响 [J]. 湖南中医杂志 .1991，（2）：54.

[3] 阎艳丽，刘秀芬 .《温病条辨》中对养阴方药的运用 [J]. 陕西中医，1986，7（7）：322-323.

三甲散

（《温疫论》）

【组成】鳖甲五钱　龟甲（并用酥炙黄，如无酥，各以醋炙代之，为末）一钱　穿山甲（土炒黄，为末）五分　蝉蜕（洗净，炙干）五分　僵蚕（白硬者，切断，生用）五分　牡蛎（煅，为末）五分（咽燥者酌用）　䗪虫三个（干者擘碎，鲜者捣烂，和酒少许取汁，入汤药同服，其渣入诸药同煎）　白芍药（酒炒）七分　当归五分　甘草三分

【用法】为末，水二钟，煎八分，滤清温服。若素有老疟或瘅疟者，加牛膝一钱　何首乌一钱（胃弱欲作泻者，宜九蒸九晒）；若素有郁痰者，加贝母一钱；有老痰者，加瓜蒌霜五分（善呕者勿用）；若咽干作痒者，加天花粉、

知母各五分；若素有燥嗽者，加杏仁（捣烂）一钱五分；若素有内伤瘀血者，倍䗪虫，如无䗪虫，以干漆炒，烟尽为度，研末五分，及桃仁捣烂一钱代之。

【功效主治】软坚化积。素患久疟或内伤，身体羸弱，复感疫气，饮食暴减，胸膈痞闷，身痛发热，彻夜不寐，经治热减得睡，饮食稍增，但仍肢体时疼，胸胁疼痛，脉数，身热不去。

【方解】该方鳖甲、龟甲、穿山甲三甲并用，有软坚化结，和阴通络之功，蝉蜕、僵蚕祛邪通络，息风缓肝，牡蛎燥湿化痰，软坚散结，䗪虫入血脉，活血化瘀，白芍、当归养血和营，调补肝脏。九药共用，有祛邪扶正，活血散结，搜风剔邪之效，既清扫日久盘踞之邪，又恢复虚亏之营血，是一首用于治疗久病痼疾，邪气日久，正邪胶着，留于血脉的名方。

【现代研究】

1. 实验研究：周新颖等通过观察加减三甲散及其拆方对肝纤维化大鼠血清 LN、IV-C 含量的影响，证明三甲散及其拆方能够促进胶原降解，对实验性肝纤维化有明显的治疗作用，全方优于拆方。卞慧敏等通过实验认为三甲散对大脑中动脉模型大鼠有明显的保护作用，可能是其通过抑制血小板聚集作用，增强机体清除自由基的能力，减轻自由基对脑组织的损伤，从而达到缩小脑梗死面积的目的。刘涛等通过观察改良三甲散在 β 淀粉样蛋白（Aβ25-35）致海马神经元细胞损伤时对凋亡基因 Bax、Bcl-2 和 Caspase-3 表达的调控作用，发现改良三甲散能有效降低

Bax、Caspase-3 基因表达，提高 Bcl-2 的表达，从而抑制细胞凋亡，促进海马神经元细胞存活。

2. 临床研究：刘涛等人通过大量试验证明，以薛氏三甲散为基础的改良三甲散可以提高血管性痴呆病患者的智能状态，从而提出改良三甲散具有一定的益智、抗痴呆作用。张氏用三甲散加减治疗慢性乙肝、丙肝急性发作，临床结果比较满意。黄明志教授运用三甲散治疗厌食、积证、盗汗、解颅等各种儿科疾病。

【文献选录】吴又可《温疫论》：胶邪愈固，散之则经络益虚，疏之则精气愈耗，守之则日削近死。盖但知其伏邪已溃，表里分传，里证虽除，不知正气衰微，不能托出，表邪留而不去，因与血脉合而为一，结为痼疾也。肢体时疼者，邪与荣气搏也；脉数身热不去者，邪火病郁也；胁下锥痛者，火邪结于膜膈也；过期不愈者，凡疫邪交卸，近在一七，远在二七，甚至三七，过此不愈者，因非其治，不为坏症，即为痼疾也。夫痼疾者，所谓客邪胶固于血脉，主客交浑，最难得解，且愈久益固，治法当趁其大肉未消，真元未败，急用三甲散，多有得生者，更附加减法，随其平素而调之。

吴鞠通《温病条辨》：湿热证经七八日，口不渴而声不出，饮食不讨亦不却，神昏不语形默默，此邪深入厥阴经，主客交浑难解，芳香凉泄俱无效，仿吴又可加减三甲散方，破滞通瘀邪自撤。

《温疫论评注》：方中以鳖甲、龟甲、穿山甲三甲为主，扶正不恋邪，达邪不伤正，蝉蜕、僵蚕祛邪息风，牡蛎平肝，归、芍和血，甘草和中，加䗪虫，诸药入血脉，搜剔血中之邪。立意新颖，用药独特。

陆芷青：此方炮制亦有深意，䗪虫酒醉，入厥阴以增破血之功；鳖甲醋炒，加强坚阴散结之能；山甲土炒，缓其走窜之势。诸药相伍，从阴引阳，攻之不峻，滋而不腻。

【医案举隅】

案例 1：陈某，女，58 岁。1992 年 9 月 7 日初诊。

反复右肩疼痛 1 年余。缘由 1 年前搬运家具用力过猛所致。自用追风膏及跌打药酒，可取一时之效。近 2 月来，疼痛逐渐加重，夜卧尤著。体位不当，其痛犹如切肤穿骨。诊为肩周炎。曾服中西药及施以穴位封闭治疗，当日痛减，越宿痛复如故而前来就诊。查右肩部压痛，主动、被动运动均有障碍，舌红，舌下静脉粗胀，苔薄白，脉沉弦。症因负物过重，复感外邪，留着肩部脉络，导致局部气血凝滞成瘀，时已逾载，恐非一般草木之品速能奏功，拟三甲散治之。

处方：柴胡、桃仁、炒穿山甲、僵蚕、白芥子、姜黄各 10g，土鳖虫、炒鳖甲各 5g，生甘草 3g。

5 剂，药尽痛减，上举、外旋、外展受阻见症均改善，守方继服 5 剂，诸症若失而愈。再以桂枝加黄芪合四物汤 4 剂善后，至今已三载，其痛未作。

按语：肩周炎又称漏肩风，多因积损或感受外邪所致。按痹症投以祛风散寒，通瘀止痛之药，常可使邪去气通，血行而愈。本案未按传统遗方用药的习惯，另辟蹊径，投三甲散治之而愈，乃因鳖甲、穿山甲、土鳖虫、僵蚕等动物药善于走下攻坚，经络瘀阻得通之故。叶桂云：“久则邪正混处其间，草木不能见效，当以虫蚁疏通逐邪。”其效确如斯言。

案例2：周某，男，57岁。1983年6月2日就诊。

主诉：声音嘶哑，已历数月，自知多言所致。喉间胀滞不舒，频频清嗓，但无咯痰。曾在某医院诊断为“右侧声带息肉”，但手术摘除两次均未成功。诊查：咽黏膜轻度充血，会厌较肥厚，声带暗红，右侧声带边缘前、中1/3交界处有一息肉，半粒米大，色微红，基底广泛，声带闭合不严，舌苔如常，脉有涩意。医者认为此患者声带有息肉，早已越乎“金实”“金破”范畴，良因多言损气，气病则血滞，瘀乃积矣。治法：法依“抵当”，方宗“三甲”。

处方：酒炙地鳖10g，醋炒鳖甲10g，炮山甲10g，僵蚕10g，柴胡6g，桃仁10g，三棱5g，莪术5g，落得打10g，蝉蜕3g。

上方药服十剂，患者声渐亮朗，复查声带息肉明显缩小。原方加毛慈菇10g，继进十剂。复检声带已如常人，咽喉诸症逐一告退，发音清亮。

按语：吴氏三甲散为虚体感邪留于血脉者开一法门。薛生白之增损三甲散，叶天士之三虫二甲散，莫不由此脱胎。考三甲散一方，吴氏以治主客交浑，向体羸弱，精枯液涸，营血衰少，感受疫邪，不能托邪外达，致深入厥阴血络。方中鳖甲、山甲，咸寒入血，一柔肝退蒸，搜风通络，一宣通脏腑，贯彻经络；龟甲、牡蛎咸寒入肾，滋阴泄热，育阴潜阳；蝉衣、僵蚕，一咸寒入肺，透邪外达而除风热，一咸寒微温，入肝胃而息风痰；䗪虫咸寒，破瘀血而疗癥结。

【方剂点评】三甲散是治疗“主客交”的主方，方中鳖甲、龟甲等血肉有情之品，既逐阴分之邪，又滋养精血；合穿山甲、地鳖虫、牡蛎、僵蚕以通络、搜邪、散结；当归、白芍、甘草益气养血，共奏驱邪扶正之功。

“主客交”之名首见于吴氏之笔，但早在《黄帝内经》之《素问》中即有“主气不足，客气胜也”“邪之所凑，其气必虚”等论述，体现了正虚邪实、主客相搏而发病的基本思想，可以说为“主客交”的提出奠定了基础。仲景在《金匮要略·疟疾病脉症并治》篇中论述的鳖甲煎丸证，其病因病机与“主客交”也颇为相近，其方由 20 余味药组成，以散结软坚通络为主，兼有养血扶正之功，与三甲散形异而神似，难怪王孟英在《温热经纬》中评论三甲散称：“此方从《金匮》鳖甲煎丸脱胎。”清代温病学家对三甲散的应用赋予了更好的发挥，薛生白指出暑热先伤阳分，病久不解，必及于阴，阴阳两困而气钝血滞，症见神识昏迷，默默不语，语声不出，口不渴等，此邪入厥阴，主客浑受，宜仿吴又可三甲散，以醋炒鳖甲养阴搜邪，地鳖虫、土炒穿山甲、桃仁活血化瘀，生僵蚕、柴胡透邪外出。薛氏“主客浑受”与吴又可“主客交”同中有异，均系正虚且客邪胶固，但“主客浑受”为湿热余邪未尽，久病灼伤营阴，瘀热交结，脉络凝瘀，邪复难散，厥阴心主受累，灵机不运所致。后世吴鞠通提出的“邪留阴分”，与主客交的病机如出一辙。邪伏阴分，混处气血之中，不能纯用养阴，又非壮火，更不得任用苦寒，故制青蒿鳖甲汤养阴透邪。

另外，吴鞠通创制的三甲复脉汤，可用来治疗温病后期邪热已退而肝肾之阴大亏，阴虚风动之虚证，虽有异于“主客交”，但二者的病机均有正虚之象，且此证见于温热病后期，邪正相搏日久必形成不同程度的“脉络凝瘀”状态。三甲复脉汤组方也取法三甲散之意，用龟板、鳖甲滋养肝肾，通脉复脉并搜络中余邪。正如吴鞠通自注中云：“以镇肾气、补任脉、通阴维之龟板止心痛，合入肝搜邪之二甲，相济功成也。”

虽然现代疾病中，吴又可《温疫论》中所论述的“主客交”病症已不多见，但通过现代诸医者对三甲散应用的拓展，在临床中被广泛地应用于治疗诸多慢性疾病、顽疾、痼疾等疑难杂病，均获得满意的疗效。临床实践中，只要抓住“主客交浑”这一基本病机，就可用于治疗神经系统疾病、肝病、自身免疫疾病、代谢性疾病、儿科杂症等慢性疑难性疾病。凡属久病正虚，或先天不足，复感疫邪而不解，留于经脉，与营血相互交结，阻塞气机之疾病，都可尝试本方。

【方歌与趣味速记】

方歌：三甲鳖龟与穿山，蝉蚕牡蛎土鳖共。芍药当归甘草煎，此为疫疟痼疾方。

趣味速记：龟鳖与牡䗪虫芍僵，甘穿山蜕归（龟鳖与母䗪虫说僵了，甘愿穿山退归）。

【参考文献】

[1] 周新颖．加减三甲散及其拆方对肝纤维化大鼠血清 LN、IV-C 的影响 [J]. 吉林中医药，2010，45（1）：44-46.

[2] 卞慧敏．三甲散对大脑中动脉阻断模型的保护作用 [J]. 中国实验方剂学杂志，2002，24（2）：34.

[3] 刘涛，姜海英，董勤，等．改良三甲散含药脑脊液对 A β 诱导的海马神经元细胞损伤相关基因的影响 [J]. 江苏中医药，2010，68（10）：67.

[4] 刘涛，王灿晖，杨进，等．改良三甲散对血管性痴呆病患者智能状态的调节作用 [J]. 中国中西医结合杂志，2005，25（6）：492-495.

[5] 蒲晓东．三甲散治疗慢性肝炎肝纤维化 62 例临床观察 [J]. 江苏中医药，2008，40（11）：67-68.

[6] 何保军，郇丽丽．复方三甲散治疗脂肪肝 92 例 [J]. 河南中医，2005，25（8）：43.

[7] 陈培城．三甲散验案三则 [J]. 新中医 .1996，（10）：19.

[8] 孙艳鹏．三甲散加减治愈口疮 1 例体会 [J]. 中国医药指南，2008，6（1）：210.

黄连阿胶汤

（《伤寒论》）

【组成】 黄连四两　黄芩二两　芍药二两　鸡子黄二枚　阿胶三两

【用法】 以上五味，以水五升，先煮三物，取二升，去滓，内胶烊尽，小冷，内鸡子黄，搅令相得，温服七合，日三服。

【功效主治】滋阴降火，清热除烦。治阴虚火旺证，症见心中烦热，口燥咽干，伤寒温病后期余热未清，虚烦不得眠。

【方解】心中烦，不得卧，是本方主症，热入少阴，真阴欲竭，壮火复炽，是此证病机。热入少阴，真阴被灼而实邪犹盛，以致阳亢不入于阴，阴虚不能涵阳，而呈心烦不寐。

此病发于阴，热在里，与无里证而热在表者不同。按少阴受病，当五六日发，然发于二三日居多。二三日背恶寒者，肾火衰败也，必温补以益阳。反发热者，肾水不藏也，宜微汗以固阳。口燥咽干者，肾火上走空窍，急下之以存津液。心中烦不得卧者，肾火上攻于心也，当滋阴以凉心肾。

鸡感巽化，得心之母气者也。黄禀南方火色，率芍药之酸，入心而敛神明，引芩、连之苦，入心而清壮火。驴皮为北方水色，入通于肾，禀水性急趋下，鸡子黄内合于心，与驴皮相溶而成胶，是火位之下，阴精承之。凡位以内为阴，外为阳，色以黑为阴，赤为阳。鸡子黄赤而居内，驴皮黑而居外，法坎宫阳内阴外之象，因以制壮火之食气耳。

方中黄芩协黄连泻壮火之有余，芍药协阿胶补营阴之不足，鸡子黄则滋阴清热，两相兼顾。诸药共用，使水不亏，火不炽，则心烦不眠等症可解。

【现代研究】

1. 实验研究：黄连阿胶汤可显著抑制小鼠因电刺激诱

发的激怒状态，延长小鼠悬尾不动的时间，减少小鼠的自主活动性，缩短小鼠从转棒上落下的时间。结论：黄连阿胶汤具有抗焦虑作用。

2. 黄连阿胶汤治疗血证的动物实验：采用大肠杆菌内毒素，相隔 24 小时用腹腔注射法造成大鼠 DIC 模型，并分别采用黄连阿胶汤及肝素进行治疗。结果表明，黄连阿胶汤可改善实验动物的临床症状、凝血指标及血液成分，疗效优于肝素，具有养阴清热，活血止血之功，从实验角度证实黄连阿胶汤是治疗血证安全有效的方剂。

3. 观察加味黄连阿胶汤对顺铂致大鼠肾毒性的治疗作用：加味黄连阿胶汤能降低顺铂肾毒性大鼠 24hUpro、NAG 的含量，改善肾功能，增强肾小管上皮细胞内 MMP-9 的表达，减轻顺铂引起的肾小管和肾小管间质损伤，对顺铂致大鼠肾损伤有一定的保护和治疗作用。

【文献选录】

柯琴：此少阴病之泻心汤也，凡泻心必藉连芩，而导引有阴阳之别，病在三阳，胃中不和而心下痞硬者，虚则加参甘补之，实则加大黄下之，病在少阴而心中烦不得卧者，既不得用参甘以助阳，亦不得用大黄以伤胃矣，用芩连以直折心火，用阿胶以补肾阴，鸡子黄佐芩连，于泻心中补心血，芍药佐阿胶，于补阴中敛阴气，斯则心肾交合，水升火降，是以扶阴泻阳之方，变而为滋阴和阳之剂也，是则少阴之火各归其部，心中之烦不得卧可除矣。经曰：阴平阳秘，精神乃治，斯方之谓欤。

徐灵胎《医略六书伤寒约编》：芩连以直折心火，佐芍药以收敛神明，非得气血之属交合心肾，苦寒之味，安能使水升火降，阴火终不归则少阴之热不除，鸡子黄入通于心，滋离宫之火，黑驴皮入通于肾，益坎宫之精，与阿井水相溶成胶，配合作煎，是降火归原之剂，为心虚火不降之专方。

吴仪洛《伤寒分经》：此汤本治少阴温热之证，以其阳邪暴虐，伤犯真阴，故二三日以上，便见心烦不得卧，所以始病之际，即用黄连大寒之药，兼芍药、阿胶、鸡子黄以滋养阴血也。然伤寒六七日后，热传少阴，伤其阴血者亦可取用之，与阳明腑实用承气汤法，虽虚实补泻悬殊，而祛热救阴之意则一耳。

吴鞠通《温病条辨》：以黄芩从黄连，外泻壮火而内坚真阴；以芍药从阿胶，内护真阴而外捍元阳；名黄连阿胶汤者，取一刚以御外侮，一柔以护内主之义也。

陈亦人《伤寒论求是》：关于该方的配伍意义，大多从心肾双方立论，如柯韵伯说："病在少阴而心中烦不得卧者，既不得用参甘以助阳，亦不得用大黄以伤胃也，故用芩连以直折心火，用阿胶以补肾阴，鸡子黄佐芩连，于泻心中补心血，芍药佐阿胶，于补阴中敛阴气，斯则心肾交合，水升火降，是以扶阴泻阳之方，而变为滋阴和阳之剂也。"吴鞠通的解释尤为中肯，他说："以黄芩从黄连，外泻壮火而内坚真阴；芍药从阿胶，内护真阴外抑亢阳。"认为鸡子黄的作用是"其气焦臭，故上补心，其味甘咸，故下补肾""乃安奠中焦之圣品"。现代药理研究证明，鸡子黄有丰富的营养价值，可见该方配伍鸡子黄具有特殊效用。早在东汉时代就有如此深刻的认识，实属难能可贵。

程昭寰《伤寒心悟》：黄连阿胶汤用黄连泻心火，阿胶滋肾水，两药为君，故冠之方名。黄芩苦寒，辅黄连以直折心火之盛，芍药敛神明而又佐阿胶于阴中敛阳，妙在鸡子黄入通于心，佐黄连泻心火又补心血。是以全方配伍，使心肾相交，水升火降，实为滋阴和阳之方。

《注解伤寒论》：阳有余，以苦除之，黄连、黄芩之苦以除热；阴不足，以甘补之，鸡子黄、阿胶之甘以补血；酸，收也，泄也，芍药之酸，收阴气而泄邪热也。

《伤寒附翼》：此少阴之泻心汤也。凡涤心必藉芩、连，而导引有阴阳之别。病在三阳，胃中不和而心下痞者，虚则加参、甘补之，实则加大黄下之；病在少阴而心中烦，不得卧者，既不得用参、甘以助阳，亦不得用大黄以伤胃矣。用芩、连以直折心火，佐芍药以收敛神明，所以扶阴而益阳也。鸡子黄禀南方之火色，入通于心，可以补离宫之火，用生者搅和，取其流动之义也；黑驴皮禀北方之水色，且咸先入肾，可以补坎宫之精，内合于心而性急趋下，则阿井有水精凝聚之要也，与之相溶而成胶；用以配鸡子之黄，合芩、连、芍药，是降火引元之剂矣。《经》曰："火位之下，阴精承之，阴平阳秘，精神乃治。"斯方之谓欤。

《伤寒溯源集》：黄连苦寒，泻心家之烦热，而又以黄芩佐之；芍药收阴敛气；鸡子苦，气味俱厚，阴中之阴，故能补阴除热；阿井为济水之伏流，乃天下十二经水之阴水也；乌驴皮黑而属水，能制热而走阴血，合而成胶，为滋养阴气之上品。协四味而成剂，半以杀风邪之热，半以滋阴水之源，而为补救少阴之法也。

《古方选注》：芩、连，泻心也；阿胶、鸡子黄，养阴也。各举一味以名其汤者，当相须为用也。少阴病烦，是君火热化为阴烦，非阳烦也，芩、连之所不能治，当与阿胶、鸡子黄交合心肾，以除少阴之热。鸡子黄色赤，入通于心，补离中之气；阿胶色黑，入通于肾，补坎中之精。第四者沉阴滑利，恐不能留恋中焦，故再佐芍药之酸涩，从中收阴，而后清热止烦之功得建。

刘渡舟《伤寒论讲解》：本方由黄连、黄芩、芍药、鸡子黄、阿胶五味药物组成。黄芩、黄连苦寒清上中焦之火热，泻心火以除烦；阿胶滋肾水，鸡子黄以养心血；芍药与芩、连相伍，酸苦涌泄以泻火；与鸡子黄、阿胶相伍，酸甘化液以滋阴，共成泻心火、滋肾水、交通心肾之剂。

【医案举隅】

案例 1：李某，女，55 岁，干部。

患者有慢性咳嗽史五年，反复咯血三年，诊为空洞型肺结核。一周前因外感而高热，经服中药后汗出热退，近两天咳嗽加剧，痰少，咳鲜红色纯血，量多，每次约 300 毫升，每日 1 ~ 2 次，中西药治疗效果不明显。舌质红，尖尤甚，苔光剥而少津，脉细稍数。症因热邪未清，肺肾阴虚，心肝火旺，灼伤肺络，迫血上溢所致。

处方：阿胶 30g（另烊冲），生地黄 15g，桑白皮 30g，百合 10g，白及 20g，紫菀 9g，诃子肉 6g，花蕊石 12g。

三剂后咯血即止，咳嗽亦瘥，舌红转润，脉细弱，继用百合固金汤加减调治，合用西医抗结核药物治疗而愈。

按语：患者有咳嗽宿疾，肺肾之阴本虚，肺阴虚，津液无以输布濡润，加之外感，热邪未尽，导致肺燥化火，灼伤肺络，血随气逆而外溢。复加肾阴亏虚，水火不济，心火上炎，两火相遇，同气相求，其势更旺，重火迫血，非一般止血药能效，故取本方苦寒直折之品，以灭其火威，助以清润生津止血之药，三剂后而血止。然苦寒伤胃之品不宜久用，改用固金汤调治，使水能济火，火不刑金，使气有所主，血有所归，气血和平，故能获愈。

案例2：章某，女，48岁，会计员。

反复阵发性心悸6年，复发1周。心电图示心率150～170次/分，每因精神紧张或疲劳而诱发，屡进抗心律失常药物，暂时控制。本次发作与劳累有关。症见心悸阵阵，心动如跃，胸闷，头昏脑涨，时有耳鸣如蝉，心烦，急躁易怒，恶闻声响，口苦且干，夜寐不安。观其口唇红赤，舌质嫩红，苔薄，舌尖红，有芒刺点，脉细软。证系阴血暗耗，心失所养。

治用本方加生地黄24g，玄参15g，五味子9g，酸枣仁15g，麦冬24g，枸杞子12g，丹参15g，青龙齿12g（先煎）。服后心悸即宁，诸症见缓，苔薄白，舌尖红，脉细数，此心火得挫，阴血未复，仍以原方加减调治3个月，病未再发。

按语：阵发性心动过速症，属祖国医学“惊悸”“怔忡”范畴。患者有“惊悸”旧疾多年，其少阴本虚，暗耗真阴，复加劳累，劳则更伤肾，致肾中阴精亏乏，精不生血，血虚不能营心而致心火亢盛，症见舌尖红，有芒刺点，脉细数。肾阴不足，水不济火，心火内动，扰动心神，故心动如跃。可见心君被扰，则必“神无所归，虑无所定”。其气大乱，诸症由是而生，故取本方之芩、连苦寒入心，清火抑其亢阳；配合玄参、生地黄、麦冬养阴清火，补肾益精，除烦躁；酸枣仁、五味子补心气，养心阴，收敛心气，加强安神定悸的作用；枸杞子补肾填精，纳气强心；丹参清心除烦。是则少阴之火，各归其部，心中之烦，不可眠等可除矣，使“阴平阳秘，精神乃治”。

【方剂点评】黄连阿胶汤是一首经典方剂，从古至今对本方的运用体会层出不穷。本方即《辅行诀》中之小朱鸟汤，现选方出自《伤寒论·辨少阴病脉证并治》。方由黄连四两，黄芩二两（《千金翼方》作“一两”），芍药二两，鸡子黄二枚，阿胶三两（《千金翼方》作“三挺”、《外台秘要》作“一云三片”）组成。上五味，以水六升，先煮三物，取二升，去滓，纳胶烊尽，小冷，纳鸡子黄，搅令相得，温服七合，日三服。功能清热养阴，除烦安神。主治少阴病，热灼真阴，心火上亢，心中烦，不得卧，咽干口燥，舌红少苔，脉沉细数。

另有同名方剂三首：

黄连阿胶汤（《圣济总录》卷七十四）：黄连（去须）、阿胶（炙燥）、乌梅肉（炒）各二两，山栀子仁三十枚，黄柏（去粗皮，锉）一两。上五味，捣筛，每服五钱匕，水一盏半，煎至八分，去滓温服，空心食前服，每日 2 次。功能清热解毒，养阴止痢。主治热毒泻痢，阴分已伤者。

黄连阿胶丸（《普济方》卷二十六）：黄连（净）二两，赤茯苓二两，阿胶（炒）一两。上药黄连、赤茯苓同为细末，水调阿胶和为丸，桐子大，每服三十丸，食后米饮下。功能清心火，除肺热，止血。主治肺经有热，咳嗽咯血。

黄连阿胶汤（《重订通俗伤寒论》）：陈阿胶（烊冲）钱半，生白芍二钱，小川连（蜜炙）六分，鲜生地六钱，青子芩一钱，鸡子黄一枚（先煎代水）。功能滋阴清火。主治心烦不寐，肌肤枯燥，神气衰弱，咽干溺短。

本方所治为阴亏火旺之证。肾水不足，心火亢盛，故见心烦不眠，卧起不安。方中黄连、阿胶为君药，黄连清心降火而除烦，阿胶滋肾水以益阴。臣以黄芩，助黄连清心降火。再以芍药、鸡子黄滋肾阴，养营血，安心神，以为佐使。全方相配，既清心火，又益肾水，心肾相交，水火既济，则心烦不眠等症自除。又方中芩、连二药，苦寒之性，能清肠中湿热，白芍、阿胶复能敛阴止血，芩、芍相配，又善清肠热而止腹痛，故本方又可治疗痢疾腹痛下脓血者，是取其能清湿而止痢也。本方对温毒下痢脓血而见烦躁不得眠者，亦可应用。此方以心中烦，不得卧，见于热病后期为其辨证要点。自身阴阳失调而呈阴虚火旺者亦可应用，加生地黄更妙。久痢腹痛，下脓血，心中烦，舌红，脉弦细而数，见阴虚内热象者，可用此方。阴虚内热，心下痞，腹中痛，虚烦不眠，咽燥口干，或咳血者可用。

观之临床，黄连阿胶汤确是高效的良方，其运用范围广泛，不仅限于失眠。此方辨证要点在于“少阴热化证”五字，其治疗部位主要在足少阴肾、手少阴心。肾属水藏真阳，心属火藏真阴，外相水升火降，内相真阴下济，真火上升，则心肾既济而能安，心肾不交则诸症皆出。黄连阿胶汤泻邪火，补离中真阴，真阴下降济肾火，故而得效。

【方歌与趣味速记】

方歌：黄连阿胶鸡子黄，黄芩白芍合成方。水亏火炽烦不卧，养阴清热自然康。

趣味速记：鸡胶药芩连（联想：鸡叫要勤练）。

【参考文献】

[1] 李彦冰，李庭利 . 黄连阿胶汤抗焦虑作用的药效学研究 [J]. 中医药学报 .2004.（05）：21-22.

[2] 胡永珍 . 黄连阿胶汤治疗血证的动物实验研究 [J]. 陕西中医 .1999，（7）：331-333.

[3] 杨桂染，李淑贞，刘娜 . 加味黄连阿胶汤对顺铂所致大鼠肾毒性的影响 [J]. 中国慢性病预防与控制 .2010，（2）：162-163.

[4] 徐素仙 . 黄连阿胶汤临床运用举隅 [J]. 浙江中医学院学报 .1991，15（3）：19-20.

鳖甲煎丸

（《金匮要略》）

【组成】 鳖甲十二分（炙） 乌扇三分（烧） 黄芩三分 柴胡六分 鼠妇三分（熬） 干姜三分 大黄三分 芍药五分 桂枝三分 葶苈一分（熬） 石苇三分（去毛） 浓朴三分 牡丹皮五分 瞿麦二分 紫葳三分 半夏一分 人参一

分　䗪虫五分（熬）阿胶三分（炒）　蜂窠四分（炙）　赤硝十二分　蜣螂六分（熬）　桃仁二分

【用法】上二十三味研为细末。取灶下灰一斗，清酒一斤五斗，浸灰，俟酒尽一半，煮鳖甲于中，煮令泛烂如胶漆，绞取汁，纳诸药煎为丸，如梧子大。空腹服七丸，日三服。

【功效主治】活血化瘀，软坚散结。主治疟母，一切痞积。

【方解】本方原治疟母结于胁下，今常以之治腹中癥瘕。疟母之成，每因疟疾久踞少阳，进而深伏经隧，以致正气日衰，气血运行不畅，寒热痰湿之邪与气血相搏结，聚而成形，留于胁下所致。癥瘕一病，亦属气滞血凝，巢元方言："癥瘕者皆由寒热不调，饮食不化，与脏气相搏所生也。"两者成因颇近，故均可用本方治之。方中鳖甲软坚散结，入肝络而搜邪，又能咸寒滋阴，灶下灰消癥祛积，清酒活血通经，三者共制成煎，混为一体，共奏活血化瘀，软坚消癥之效，是为君药。臣以赤硝破坚散结，大黄攻积祛瘀，䗪虫、蜣螂、鼠妇、蜂窠、桃仁、紫葳、丹皮破血逐瘀，助君药以加强软坚散结的作用；再以厚朴舒畅气机，瞿麦、石韦利水祛湿；半夏、乌扇（射干）、葶苈祛痰散结；柴胡、黄芩清热疏肝，干姜、桂枝温中通阳，以调畅郁滞之气机，消除凝聚之痰湿，平调互结之寒热，亦为臣药。佐以人参、阿胶、白芍补气养血，使全方攻邪而不伤正。综观全方，寒热并用，攻补兼施，升降结合，气血津液同治，集诸法于一方，且以丸剂缓图，俾攻不伤正，祛邪于渐消缓散之中。

【现代研究】

1. 抗肝纤维化作用：李学斌应用猪血清腹腔注射导致大鼠肝纤维化的实验中，对照组鳖甲煎丸可降低 PC- Ⅲ，HA，LN，Ⅳ-C，表明鳖甲煎丸对肝脏纤维增生具有抑制作用。谢世平等对免疫性肝纤维化大鼠模型的实验结果表明鳖甲煎丸能有效地减少Ⅰ、Ⅲ型胶原的生成，能明显抑制 TGF-β1、mRNA 及 PDGF-BB、bFGF 等细胞因子的表达，可以通过抑制 TGF-β1 及 PDGF-BB、bFGF 细胞因子的表达来减少 HSC 合成Ⅰ、Ⅲ型胶原，从而起到防治肝纤维化的作用。贺松其等用复合因素建立肝纤维化大鼠模型，实验结果表明鳖甲煎丸可使模型大鼠胶原纤维沉积明显减轻，假小叶结构明显减少，并能有效抑制肝纤维化组织 CTGF 的表达，最终延缓肝纤维化的进程。

2. 免疫调节作用：王丹研究鳖甲煎丸煎剂对大鼠免疫功能的影响，发现灌服鳖甲煎丸煎剂对大鼠的免疫功能有提高作用。

3. 治疗肾间质纤维化的实验研究：韩琳等在研究鳖甲煎丸对肾间质纤维化模型大鼠肾脏的保护作用中，观察到鳖甲煎丸可以增加肾组织中 ADM 的含量，上调肾上腺髓质素在蛋白及基因水平中的表达。

4. 抗肿瘤的实验研究：张绪慧等以 H22 荷瘤小鼠为对象观察鳖甲煎丸对瘤块的作用。结果显示鳖甲煎丸能显著抑制肿瘤的生长。

5. 抗动脉粥样硬化：董超等观察鳖甲煎丸对动脉粥样硬化大鼠血脂及主动脉壁细胞间黏附分子 -1（ICAM-1）

表达水平的影响。结果显示鳖甲煎丸能有效地调节 AS 大鼠血脂的异常，降低 ICAM-1 的表达，减轻血管内皮病变的程度。

【文献选录】

《医方考》：方中灰酒，能消万物，盖灰从火化也；渍之以酒，取其善行；鳖甲、鼠妇、䗪虫、蜣螂、蜂窠皆善攻结而有小毒，以其为血气之属，用之以攻血气之凝结，同气相求，功成易易耳；柴胡、厚朴、半夏散结气；桂枝、丹皮、桃仁破滞血；水谷之气结，则大黄、葶苈、石苇、瞿麦可以平之；寒热之气交，则干姜、黄芩可以调之；人参者，以固元于克伐之汤；阿胶、芍药以养阴于峻厉之队也；乌扇、赤硝、紫葳攻顽散结。

徐彬《金匮要略论注》：药用鳖甲煎者，鳖甲入肝，除邪养正，合灶灰所浸酒，去瘕，故以为君。小柴胡汤、桂枝汤、大承气汤为三阳主药，故以为臣。但甘草嫌柔缓而减药力，枳实嫌破气而直下，故去之，外加干姜、阿胶，助人参、白术温养为佐。瘕必假血依痰，故以四虫、桃仁合半夏消血化痰；凡积必由气结，气利而积消，故以乌扇、葶苈利肺气，合石苇、瞿麦，清邪热而化气散结血。因邪聚则热，故以牡丹、紫葳去血中伏火、膈中实热为使。《千金方》去鼠妇、赤硝，而加海藻、大戟，以软坚化水更妙。

【医案举隅】

案例 1：张某，男，44 岁。

因肠破裂行肠修补术后 10 天，腹痛、发热（体温最高达 39.2℃），纳少，眠不安，便溏而不爽，小便短赤。

体检：腹部压痛、反跳痛，尤以脐周、左上腹明显，舌质红，苔干黄，脉弦滑。实验室检查：血白细胞 18.8×10^9/L，中性 0.90，淋巴 0.10。腹部 B 超提示：左上腹、肠间隙有不规则液性暗区，内见密集点状强回声，诊为左侧隔下、肠间隙脓肿。在 B 超引导下，于左上腹局部切开引流，引流出淡黄色脓性液体，约 400mL，并行腹腔闭式引流接负压吸引，用甲硝唑 1.0g，头孢哌酮 6.0g，每日静脉滴注，并内服清热解毒、滋阴补气之中药汤剂（处方：生黄芪 10g，黄芩 15g，赤芍 10g，黄柏 10g，蒲公英 20g，牛膝 10g，薏苡仁 10g，麦冬 10g，连翘 10g，生甘草 10g）。经治 1 月，患者仍发热，体温波动在 37℃ ~39℃之间，血白细胞在（1.2 ~ 1.6）$\times10^9$/L 之间。复查腹部 B 超提示：中腹部肠间隙有 4.4cm×2.5cm 的不规则液性暗区，内见密集点状强回声，左侧腹见 2.9cm×2.3cm 的液性暗区，内见点状强回声。考虑腹腔有残余脓肿，因分隔较多，部位较深，引流不畅，故久治不愈。患者形体消瘦干枯，面色萎黄，全身乏力，腹痛，纳少，眠不安，便溏而不爽，小便短赤，舌干红伴少量黄苔，脉滑细稍弦，腹腔引流管见淡黄色稀薄脓液流出，辨证为湿热互结，气血瘀滞，兼正虚。治以扶正祛邪、祛瘀化浊为法，方用鳖甲煎丸加减。

处方：鳖甲 15g（先煎），射干 3g，黄芩 5g，柴胡 5g，干姜 5g，大黄 3g，芍药 5g，桂枝 3g，葶苈子 3g，厚朴 3g，牡丹皮 5g，瞿麦 3g，芒硝 5g，桃仁 3g，石韦 3g，阿胶 3g，半夏 3g，党参 3g，土鳖虫 3g。

上药为汤剂连服 5 剂，排秽浊稀便，每日 8~10 次，体温降至37℃ ~ 38℃之间。因恐伤正气，将上方改成水丸，每日吞服9g，又治半月余，体温恢复正常，复查血白细胞 $7.8 \times 10^9/L$，腹腔引流管内无脓液流出，复查腹部B超未见液性暗区，遂拔引流管出院，随访半年未见异常。

按语：患者外伤后肠胃受损，运化不利，湿蕴痰生，致肠胃痞塞，气血凝滞，日久化热，结聚成痈，热积不散，血肉腐坏，化而为脓，兼之久病正虚，故应攻补兼施。方中大黄、桃仁、芍药、牡丹皮、土鳖虫、芒硝破血化瘀，行血分郁结；石韦、瞿麦、葶苈子利水，导邪从小便而出；柴胡、桂枝通达营卫，转邪外出；干姜、黄芩温脾凉肝，协调阴阳；人参、阿胶益气养血。诸药相合，使邪除正复而愈。

案例2：马剑云医案：王某，女，31岁。

1974年初开始有下腹部隐痛，白带较多，同年7月，妇科检查右侧卵巢有一核桃大的包块，同年11月，包块增长为拳头大，1975年3月，检查双侧卵巢囊肿，右侧拳头大，左侧核桃大。某医院超声波检查右侧肿块5厘米×6厘米×6厘米，左侧3.5厘米×4厘米×4厘米。近来下腹部坠胀、隐痛逐日加重，月经后下腹坠胀更剧，腰酸，白带多，大便多溏。苔薄，微黄，脉象小弦。小腹可触及包块，推之不动，质地较硬。证属禀赋偏弱，忧思伤脾，脏腑不和，气机阻滞，久则瘀血内停，始为癥，继为瘕。应以理气消胀，活血化瘀为治，用少腹逐瘀汤等治疗两个月，无效。1975年9月，使用人参鳖甲煎丸，每日3次，每次3g。月经期加用少腹逐瘀汤数剂，2个半月后，妇科检查右侧卵巢囊肿由原来拳头大缩为鸡蛋大，左侧卵巢囊肿已消散，下腹坠胀大减，又用药2个月行妇科检查，见宫体增大，右侧附件有小核桃大的包块，诊断为“早孕”，鉴于右侧卵巢还有一个小囊肿，病人要求人工流产，继续治疗。

1976年底仍能扪及右侧附件有核桃大的囊肿，超声波检查，宫口右侧仅见1.5厘米的液平反射。1977年病情稳定，间断地服用丸药。1978年基本上未服药，同年11月停经50多天，诊断为“早孕”，至1979年6月顺产一男婴。孕期及产后下腹部均无任何症状。产后4个月，做下腹部B超检查未提示有任何异常，追访3年，双侧卵巢均无囊肿。

按语：久病正气不足，脾胃气弱，不任消化，故单服少腹逐瘀类方剂，非但不效，徒伤正气，唯鳖甲煎丸扶正祛邪，软坚消癥，最为适宜，但需坚持服用，方能奏效。

【方剂点评】鳖甲煎丸原为治疗疟母而设。方中用药种类繁多，含血肉有情之品、活血之品、理气之品、清热之品、祛痰之品、利水祛湿之品、温通之品和扶正之品。治以行气活血，祛湿化痰，软坚消癥，佐以补益气血。全方体现了寒热并用、攻补兼施、气血津液同治的配伍特点。

【方歌与趣味速记】

方歌：鳖甲煎丸疟母方，䗪虫鼠妇及蜣螂。蜂窠石苇人参射，桂朴紫葳丹芍姜。瞿麦柴芩胶半夏，桃仁葶苈和硝黄。疟缠日久胁下硬，癥消积化保安康。

趣味速记：贵妇紫亭别胡郎，黄埔情人交折扇。少将半夏去担桃，如此行为十分笑（桂妇紫葶鳖胡螂，黄朴芩人胶蛰扇。芍姜半夏瞿丹桃，如此行为石蜂硝）。

【参考文献】

[1] 李学斌 . 利肝宁对实验性肝纤维化大鼠血清蛋白含量的影响 [J]. 河南中医学院学报，2003，21（1）：89.

[2] 谢世平，李志毅 . 鳖甲煎丸影响免疫性肝纤维化大鼠 TNF-α 表达的研究 [J]. 河南中医，2007，27（3）：32.

[3] 贺松其，文彬，吕志平，等 . 鳖甲煎丸对肝纤维化模型大鼠转化生长因子 β-1 的影响 [J]. 中国中西医结合消化杂志，2006，14（1）：11.

[4] 王丹，关洪全 . 鳖甲煎丸煎剂对大鼠免疫功能影响的实验研究 [J]. 辽宁中医药大学学报，2010，12（7）：103-104.

[5] 韩琳，陈志强，许庆友，等 . 鳖甲煎丸对肾间质纤维化实验大鼠肾上腺髓质素表达的影响 [J]. 中成药，2007，29（5）：774.

[6] 张绪慧，梁磊，蔡长青，等 . 鳖甲煎丸对 H22 荷瘤小鼠肿瘤血管抑制作用的研究 [J]. 山东中医杂志，2010，29（5）：330-331.

[7] 董超，黄威，高伟敏，等 . 鳖甲煎丸对动脉粥样硬化大鼠血脂及 ICAM-1 表达的影响 [J]. 时珍国医国药，2011，22（1）：129-131.

[8] 郑小飞，戚团结 . 鳖甲煎丸治愈腹腔残余脓肿 1 例 [J]. 中医杂志，2001，42（5）：309.

[9] 马剑云 . 鳖甲煎丸治愈双侧卵巢囊肿 1 例 [J]. 中医杂志，1982，545（7）：65.

[10] 许济群，王绵之. 方剂学 [M]. 上海：上海科学技术出版社，1995.

薛氏五叶芦根汤

（《湿热病篇》）

【组成】 藿香叶二钱　薄荷叶六分　鲜荷叶一钱　枇杷叶五钱　佩兰叶一钱五分　冬瓜子五钱　芦根一两

【用法】 煎汤代水。

【功效主治】 轻扬发表。主治湿热证数日后，湿热已解，余邪蒙蔽清阳，胃气不舒，脘中微闷，知饥不食者。伤寒温热病，阳郁外闭。

【方解】 方中藿香叶、薄荷叶、鲜荷叶、枇杷叶、佩兰叶，五叶质地轻清如羽，以开上焦；藿香叶、佩兰叶苏脾醒胃以运中焦；芦根、冬瓜子利湿清热以清利下焦，上、中、下三焦功能复常，则湿邪去而热邪清。全方用药清灵，对于三焦湿热之轻证尤为适宜。

【文献选录】 薛生白《湿热病篇》：湿热证，数日后脘中微闷，知饥不食，湿邪蒙绕三焦。宜藿香叶、薄荷叶、鲜荷叶、枇杷叶、佩兰叶、芦尖、冬瓜仁等味。

【医案举隅】

案例 1：周某，女，2 岁。1999 年 7 月 30 日初诊。

发热 20 余天，持续不退，午后热盛。体温波动于 37.8℃ ~ 38.8℃，气候愈热，体温愈高。无汗，小便频数，口渴，不喜多饮，纳呆泛恶，大便溏薄，日 2 次。外院查血象、生化、胸透均正常，反复用抗生素、激素10余天，无效。精神尚可，查体未见明显阳性体征。舌红，苔薄黄腻，指纹浮，色紫，在风关。诊断为夏季热（暑伤肺卫夹湿）。

处方：西洋参3g（另煎冲入），藿香叶、荷叶、佩兰叶、西瓜翠衣各6g，淡竹叶、枇杷叶、薄荷叶各3g，芦根12g。3剂后，体温退至正常，余症悉平。

按语：夏季热是婴幼儿常见且特有的疾病，东南、中南部地区多见。因其发热期长，病程缠绵，病儿及家长深受其苦。其发病机制为感受暑热，伤津伤气。我国江南沿海地区夏月不仅炎热，而且地湿也重，患者往往表现为暑热夹湿之象，如脘闷纳呆，便溏，口渴，不欲多饮，若单用益气养阴之剂，效果不够理想，须重视清暑祛湿。五叶芦根汤化湿浊、清暑热而不伤正，祛邪又醒胃。加西瓜翠衣、西洋参、淡竹叶，加强益气清暑之力。药证合拍，药味可口，病儿乐意接受，效如桴鼓。

案例2：杨某，男，37岁。1985年9月16日初诊。

患者因午后身热渐增8天，汗出热不退，口苦而干，纳呆便秘，舌质红，苔黄腻，脉缓。于9月9日入院。化验报告：WBC 5.1×10^9/L，V-LCR0.624，W-SCR 0.376。血肥达氏反应："O"：1∶320阳性，"H"：1∶320阳性。入院诊断：伤寒。中医称湿温病（湿热并重）。予氯霉素片0.25g，每日4次；中药王氏连朴饮化裁治疗1周，热退身凉，但觉头昏身倦，脘中微闷，不思饮食，大便不爽，舌红，苔黄腻，脉濡。方投薛氏五叶芦根汤加味。

处方：藿香叶、荷叶、枇杷叶、佩兰叶、薄荷叶、扁豆衣各 5g，芦根、生薏苡仁各 12g，冬瓜仁 6g。

3 剂。加水适量，稍微浸泡，轻煎（以下煎法同）。继服氯霉素片，服药后，身倦头昏明显减轻，胃脘不闷，知饥但纳食不馨，苔脉如前。前方继服 3 剂，并嘱患者，饮食宜清淡无渣，勿饱食，忌油腻。药后无不适。其后出院。门诊随访血肥达氏反应正常。

按语：薛生白云："湿热病后期，此湿热已解，余邪蒙蔽清阳，胃气不舒。"可知病在上、中焦气分。叶天士告诫："炉烟虽熄，灰中有火。"故忌投浓浊腻滞之品，恐反生变证。治疗上须特别注意用轻清灵动之品，同时勿忘鼓动中焦之气。本方用五叶"极轻清之品以宣上焦阳气"，芳香醒胃；佐以芦根、冬瓜仁以清利湿热余邪，另加扁豆衣、生薏苡仁加强该方调理脾胃之功。诸药合用，则正气恢复，邪气消散而瘀滞得通，因而收功。

【方剂点评】此方诸叶合用，配伍合理，具有宣畅头面清窍，苏脾醒胃，疏利三焦及清涤湿热余邪的功效，且药性平和。其轻浮如羽而善祛头面湿热之邪。药用芳香之品，其气香入脾，又善于苏脾醒胃。开上宣中渗下而善祛三焦湿热。薛方之中，五叶轻清开泄于上，藿、佩芬芳化于中，冬瓜仁、芦根渗利于下，实为一首开上、宣中、渗下之剂，对于湿热缠绕三焦之证颇为合适。

【方歌与趣味速记】

方歌：薛氏五叶芦根汤，藿香佩兰冬瓜仁。二荷枇杷与芦根，清热利湿除烦闷。

趣味速记：二何火炉佩皮瓜。

【参考文献】

[1] 徐天景. 薛氏五叶芦根汤临床运用体会. 上海中医药报, 2004.

五汁饮

(《温病条辨》)

【组成】梨汁　荸荠汁　鲜苇根汁　麦冬汁　藕汁

【用法】临时斟酌多少，和匀凉服，不甚喜凉者，汤炖温服。

【功效主治】清肺祛热。主治太阴温病，口渴，吐白沫黏滞不快者。瘅疟，阴气先伤，阳气独发，但热不寒，或微寒多热，舌干口渴。

【方解】梨汁能清热化痰，生津润燥，藕汁具有清热生津，凉血散瘀之功，芦根汁清热生津止渴，麦冬汁养阴润肺，益胃生津，荸荠汁清热生津化痰。诸药配伍，共奏清肺祛热之效。

【现代研究】现代研究表明，五汁饮对家兔温病高热伤阴动物模型有明显的防治作用，并提示五汁饮的养阴清热作用可能与保护细胞有关。叶氏之养阴法较仲景更加丰富，他曾提出过养阴益胃法，如他在《温热论》中云："胃津亡也……轻则如梨皮、蔗浆之类。"在临证中，叶氏也遵循这一原则，常在养阴方中配伍梨汁、蔗浆。吴氏则贯彻其益胃生津之法，而且将该法具体化为"沃"法，并完全采瓜果鲜汁以为治。如雪梨浆、五汁饮皆可养肺胃之阴。

【文献选录】张秉成：方中五物，皆用鲜汁，取其甘凉退热，而其力较干者煎汤为尤甚。且五物之中，虽皆属甘寒而各自为用。如梨之清肺，芦之清胃，二味皆能流利大肠；温邪虽属无形，恐内有痰滞，荸荠可以消导之；热伤阴血，则血热相瘀，藕汁可以行散之；甘蔗甘平，和中养胃，一如方中用甘草之意，此亦善于立方者耳。

【医案举隅】

案例1：患者，男，28岁，工程员。

因就业环境改变，颜面间断出现鲜红色毛囊性丘疹2年余就诊，患者于2年前开始，颜面颧部出现少量丘疹粉刺，轻度瘙痒，喜食辛辣刺激之品，曾用过多种内服外用之药治疗，疗效不显，时轻时重，近3个月来丘疹渐渐增多，满布颜面。患者平素胃脘不适，口渴，喜饮水，易饥食少，大便每日1次，舌淡，满布裂纹，苔薄少，脉细数，并拒绝服食药物治疗。辨证为肺胃阴虚，虚热上扰络脉。治宜养阴清热。故选用五汁饮加减以养肺濡胃。

处方：梨汁50mL，荸荠汁50mL，鲜芦根汁50mL，麦冬汁50mL，甘蔗汁50mL，鲜莱菔汁50mL。

混合，每次300mL，每天3次，并嘱患者多用温水清洁面部，忌服食辛辣刺激食品。半月后，患者脸部丘疹减少，红肿消退，口渴症状缓解。

按语：痤疮俗称“青春痘”，又叫“面疱”“粉刺”“酒刺”“暗疮”等，是由于毛囊及皮脂腺阻塞、发炎所引发的一种慢性炎症性皮肤病。也是皮肤科最常见的病种之一。通常好发于面部、颈部、胸背部、肩膀和上臂。这种疾病青春期多见，但也不完全受年龄阶段的限制，从儿童到成人，几乎所有年龄段的人都可以发病。中医学认为，面鼻及胸背部属肺，本病多因肺经风热阻于肌肤所致；或因过食肥甘、油腻、辛辣食物，脾胃蕴热，湿热内生，熏蒸于面而成；或因青春之体，血气方刚，阳热上升，与风寒相搏，郁阻肌肤所致。传统中医对痤疮多从肺、从热论治，一般用清泻肺胃，凉血解毒的方法治疗。其中，饮食不节，过食肥甘厚味是痤疮发病的重要原因之一。一般认为25岁以前是痤疮的好发阶段，但此例患者，年龄偏大，生活环境中粉尘较多，并且喜食辛辣刺激之物，属肺胃阴虚，许多患者忽视饮食调理治疗，虽获一时疗效，其后必然发病如初。坚持用五汁饮清肺胃之热，饮食调护可以起到巩固疗效的作用。

案例2：患者，女，3岁，7月底初诊。

患者因发热2天前来就诊，体温38.2℃，且随气温的升降而波动，经当地社区医院输液治疗，体温降至37.4℃，形体消瘦，少气懒言，神疲乏力，烦躁无汗，喜饮水，小便多，大便少，舌红，苔淡黄。辨证为肺胃阴虚，暑热外袭。治当清暑益气，养阴生津。方用五汁饮加减。

梨汁20mL、荸荠汁20mL、鲜芦根汁20mL、麦冬汁20mL、甘蔗汁20mL、绿豆汁20mL。混合取100mL，每日2次，给患儿饮用，7天过后患儿口渴症状减轻，体温降至正常。

按语：小儿暑热是婴幼儿时期一种特发的季节性疾病。发病年龄较小，体质虚弱，随气温升高而病情加重。夏季易被暑气所伤，肌肤受灼，内侵肺胃，肺胃津伤则出现口渴多饮。肺津为暑所伤，水液无以输布，故见少汗，同时小儿脾胃虚弱，中阳不振，气不化水，使水液下侵而尿多，汗与尿液同属津液，津伤必饮水自救，因而形成肺胃阴虚证，秋凉后症状多能自行缓解。暑热症的患者口中无味，不喜辛苦之味，加之小儿服药困难，宜选用味甘性寒凉的食疗方五汁饮加减，以期易于被患者接受。

【方剂点评】五汁饮现已进入到日常百姓餐桌上，临床应用时如欲清表热，可加竹叶、连翘；欲泻阳明独胜之热而保肺之化源，可加知母；欲救阴血，可加生地黄、元参；欲宣肺气，可加杏仁；欲行三焦给邪出路，可加滑石。

【方歌与趣味速记】

方歌：五汁饮来祛肺热，芦根麦藕梨荸荠。鲜汁专治太阴温，清凉散热病可愈。

趣味速记：荸荠跟藕卖梨。

【参考文献】

[1] 江凌圳，徐珊，王英，等．五汁饮对温病高热伤阴作用的实验研究 [J]. 中华中医药学刊，2007，25（3）：531-533.

[2] 刘宏艳，肖照岑，年莉．《温病条辨》中吴氏独创方研究 [J]. 长春中医药大学学报，2008，24（5）：473-474.

[3] 廖莉思．五汁饮新用 [J]. 江西中医药，2013，44（302）：49.

沙参麦冬汤

（《温病条辨》）

【组成】沙参三钱　玉竹两钱　生甘草一钱　冬桑叶一钱五

分　麦冬三钱　生扁豆一钱五分　花粉一钱五分

【用法】以水五杯，煮取两杯，每日服两次。

【功效主治】清养肺胃，生津润燥。燥伤肺胃或肺胃阴津不足，咽干口渴，或热，或干咳少痰。

【方解】麦冬甘寒，养阴润肺，桑叶质轻性寒，轻透肺中燥热，配伍玉竹、花粉，佐以扁豆与生甘草，益气培中，甘缓和胃。诸药配伍，共奏清养肺胃，生津润燥之功。

【现代研究】沙参麦冬汤是温病学中清养肺胃的代表方，研究发现，该方不仅用于治疗呼吸系统、消化系统疾病，亦广泛应用于治疗五官、肿瘤、免疫、内分泌、皮肤等临床各科疾病。临床运用本方时应以辨证为施用基准，并灵活变通。

【文献选录】《方剂学》：方中沙参、麦冬清养肺胃，玉竹、花粉生津解渴，生扁豆、生甘草益气培中，甘缓和胃，配以桑叶，轻宣燥热，合而成方，有清养肺胃，生津润燥之功。

【医案举隅】

案例：祝某，男，7岁。

发热咳嗽2天。患儿发热，体温最高39℃，咳嗽，呈刺激性干咳，无痰，咽干，鼻塞流涕，打喷嚏，食少，睡眠实，二便正常。既往：健康。查体：神清，舌质红，苔薄黄，脉浮数，咽赤，听诊双肺呼吸音粗，未闻及干湿啰音。辅助检查：MP快速培养法（+）；血常规示白细胞计数7.43×10^9/L，中性粒细胞48.55%，淋巴细胞33.4%，单核细胞12.1%。西医诊断：①急性支气管炎。②肺炎支原体感染。中医诊断：咳嗽（燥咳）。治宜轻宣凉润，宣肺止咳。桑杏汤加减。

处方：桑叶、杏仁、贝母、沙参、芦根、金银花、黄芩、茯苓各10g，薄荷、辛夷花各6g，胖大海、甘草各3g。2剂，每日1剂，水煎服。

二诊：患儿仍咳嗽（阵发痉挛性），痰少而黏，不易咯出，无发热，咽干，鼻燥，大便干。查体：咽赤，舌质红，苔黄，脉数。听诊双肺呼吸音粗，胸片示双肺纹理增强，右肺可见斑片影；MP-IgM：1∶320（+）。西医诊断：支原体肺炎。中医诊断：肺炎喘嗽（燥热伤肺）。治宜清燥润肺。改用清燥救肺汤加减。

处方：桑叶15g，石膏30g，麦冬、杏仁、枇杷叶、胡麻仁、太子参、桑白皮、前胡、茯苓、黄芩各10g，阿胶、炙甘草各5g。

5剂，服法同前。同时，加用阿奇霉素干混悬剂口服。

三诊：患儿偶咳，手足心热，舌干少苔，脉细数。中医辨证为阴虚肺热。治宜养阴清肺，生津润燥。沙参麦冬汤加减。

处方：沙参、玉竹、麦冬、天花粉、桑叶、白芍、知母各10g，杏仁、甘草各5g。7剂，服法同前。

四诊：患儿咳嗽消失，无其他不适症状。随访2个月病情无复发。

按语：该患儿在发病初期主要表现为外感燥邪，具有表证的特征，是燥热袭肺之轻症；二诊时，患儿病情加重，表现为燥邪由表入里，携热邪灼伤肺脏，为燥热伤肺之重症；三诊时患儿病情已缓解，遗有肺阴不足，阴虚肺热之征象。燥邪初袭，与肺卫相争，故发热，甚或高热不退；肺喜润恶燥，职司清肃，燥邪犯肺，易伤肺津，肺失滋润，清肃失职，故干咳无痰，或痰少而黏，难以咯出；“燥胜则干”，燥邪伤津，失于滋润，则见口、唇、鼻、咽干燥；肠道失润，故大便干燥；尿源不足则溲少且色黄。故在中医治疗上，初诊以桑杏汤为主，酌加清热、解表药，如金银花、黄芩、薄荷、辛夷花等；二诊以清燥救肺汤为主，酌加清肺热和止咳药，如桑白皮、黄芩、前胡等；三诊以沙参麦冬汤为主，酌加清热敛阴和止咳药物，如知母、白芍、杏仁等。

【方剂点评】沙参麦冬汤所治疾病包括了内科、五官科、肿瘤、免疫、内分泌等科的疾病，由于该方是清养肺胃、生津润燥的代表方剂，故其治疗的疾病仍以呼吸系统、消化系统疾病为主。从沙参麦冬汤治疗的其他系统疾病的病因病机来看，均存在肺阴伤或胃津伤，或两者同时并存，沙参麦冬汤可发挥很好的疗效。总之，临床运用沙参麦冬汤时，应以辨证为基准，同时灵活变通。

【方歌与趣味速记】

方歌：沙参麦冬扁豆桑，花粉生甘玉竹匡。秋燥耗津伤肺胃，咽干舌燥咳声呛。

趣味速记：生猪草卖桑豆粉。

【参考文献】

[1] 吴振起，刘光华，王子．从燥论治儿童肺炎支原体肺炎临

床经验 [J]. 中国中西医结合儿科学，2012，4（6）：508-510.

[2] 朱越 . 沙参麦冬汤加减辨治慢性咳嗽 68 例 [J]. 实用中医内科杂志，2012，26（18）：21-22.

[3] 徐菁 . 沙参麦冬汤合芍药甘草汤治疗肺炎支原体感染后小儿慢性咳嗽 60 例 [J]. 中国中医药科技，2012，19（2）：101.

[4] 谢嘉嘉，杨从意，黄寅銮，等 . 沙参麦冬汤加减治疗慢性咳嗽患者的临床观察 [J]. 中国医药指南，2012，10（6）：43-44.

[5] 彭树文，谢民强，肖树朋 . 沙参麦冬汤对放射性鼻窦炎黏膜形态和功能转归的影响 [J]. 中国中医基础医学杂志，2012，18(9)：1011-1013.

[6] 宋占营，杜进璇，张国 . 沙参麦冬汤为主辨证治疗糖尿病胃轻瘫 103 例 [J]. 陕西中医，2012，33（9）：1128-1130.

[7] 肖寒，方乃青，申小苏 . 加减沙参麦冬汤联合化疗治疗Ⅲ，Ⅳ期非小细胞肺癌 [J]. 中国实验方剂学杂志，2011，17（24）：203-207.

[8] 黄礼周 . 沙参麦冬汤治疗阴虚型非小细胞肺癌 23 例临床分析 [J]. 深圳中西医结合杂志，2012，22（6）：370-372.

[9] 武晓群，马健，易兵，等 . 沙参麦冬汤临床及实验研究进展 [J]. 江苏中医药，2012，44（3）：75-76.

清燥救肺汤

（《医门法律》）

【组成】 桑叶三钱　石膏煅，二钱五分　甘草一钱　人参七分　胡麻仁炒，研一钱　阿胶八分　麦门冬去心，一钱二

分　杏仁七分　枇杷叶蜜炙，一片。

【用法】水一碗，煎六分，频频二三次，滚热服。

【功效主治】轻宣达表，清肺润燥。外感燥火伤肺。

【方解】本方所主系燥热伤肺之重症。秋令气候干燥，燥热伤肺，肺合皮毛，故头痛身热，肺为热灼，气阴两伤，失其清肃润降之常，故干咳无痰，气逆而喘，咽喉干燥，口渴鼻燥。《素问·至真要大论》说："诸气𪳋郁，皆属于肺。"肺气不降，故胸膈满闷。治宜清燥热，养气阴，以清金保肺立法。方中重用桑叶，质轻性寒，清透肺中燥热之邪，为君药。温燥犯肺，温者属热宜清，燥胜则干，宜润，故用石膏辛甘而寒，清泄肺热；麦冬甘寒，养阴润肺，共为臣药。《难经·十四难》说："损其肺者益其气。"而胃土又为肺金之母，故用甘草培土生金；人参益胃津，养肺气；麻仁、阿胶养阴润肺，肺得滋润，则治节有权。《素问·脏气法时论》说："肺苦气上逆，急食苦以泄之。"故用杏仁、枇杷叶之苦，降泄肺气，以上均为佐药。甘草兼能调和诸药，以为使。如此，则肺金之燥热得以清宣，肺气之上逆得以肃降，则燥热伤肺诸症自除，故名之曰"清燥救肺"。

【现代研究】

现代药理研究表明：桑叶、甘草均有抑菌消炎的作用；石膏、甘草有明显的解热作用；甘草、枇杷叶祛痰止咳作用明显；阿胶能明显升高血红蛋白和白细胞；甘草还具有糖皮质激素样作用，能抑制过敏反应；人参能增强免疫力，并可减轻蛋清和牛奶所致的过敏反应。

临床研究：本方现代常用于治疗急性呼吸道感染、放射性肺炎、咯血、蘑菇肺等属于燥热伤肺，气阴两伤者。江万松用清燥救肺汤加味治疗急性呼吸道感染 264 例，疗程 5 ~ 7 天。结果：治愈 209 例，有效 40 例，无效 15 例，退热时间最快 4 小时，最长 4 天，平均 1.3 天。何建平等以清燥救肺汤加减治疗放射性肺炎 26 例，药用桑叶、石膏、太子参、麦冬、沙参、杏仁、枇杷叶、桔梗、白术、茯苓、黄芩、火麻仁、阿胶、生甘草。咳喘剧烈加五味子、苏子；乏力自汗加黄芪、防风；痰黄黏稠加金银花、川贝母；大便燥结加生地黄、焦山栀；痰中带血加黛蛤散、白及；咳嗽胸痛加白芍、元胡。结果：显效 5 例，有效 17 例，无效 4 例，总有效率为 85%。杜纪鸣运用清燥救肺汤治疗蘑菇肺 56 例，其中含种植蘑菇的专业人员 49 例。处方为：人参（或党参）、甘草、麦冬、石膏、阿胶、枇杷叶、杏仁、胡麻、桑叶。日一剂，分 2 ~ 3 次服，10 天为一疗程，2 个疗程后观察疗效。结果临床痊愈 31 例，好转 16 例，无效 9 例，总有效率 84%。

【文献选录】

喻昌《医门法律》：诸气膹郁之属于肺者，属于肺之燥也，而古今治气郁之方，用辛香行气，绝无一方治肺之燥者。诸痿喘呕之属于上者，亦属于肺之燥也。而古今之法，以痿、呕属阳明，以喘属肺，是则呕与痿属之中下，而唯喘属之上矣。所以千百方中，亦无一方及于肺之燥也。即喘之属肺者，非表即下，非行气即泻气，间亦有一二润剂者，又不得其旨也。总之，《内经》六气，脱误秋伤于燥一气，指长夏之湿，为秋之燥。后人不敢更端其说，置此一气于不理，即或明知理燥，而用药夹杂。如弋获飞虫，茫无定法示人也。今拟此方，命名清燥救肺汤，大约以胃气为主，胃土为肺金之母也。其天门冬虽能保肺，然味苦而气滞，恐反伤胃阻痰，故不用也。其知母能滋肾水、清肺金，亦以苦而不用。至如苦寒降火，正治之药，尤在所忌。盖肺金自至于燥，所存阴气，不过一线耳，倘更以苦寒下其气，伤其胃，其人尚有生乎？诚仿此增损以救肺燥变生诸证，如沃焦救焚，不厌其频，庶克有济耳。

王子接《绛雪园古方选注》：燥曰清者，伤于天之燥气，当清以化之，非比内伤血燥，宜于润也。肺曰救者，燥从金化，最易自戕肺气，《经》言秋伤于燥，上逆而咳，发为肺痿，肺为娇脏，不容缓图，故曰救。石膏之辛，麦冬之甘，杏仁之苦，肃清肺经之气；人参、甘草生津补土，培肺之母气；桑叶入肺走肾，枇杷叶入肝走肺，清西方之燥，泻东方之实；阿胶、胡麻色黑入肾，壮水之源，虽亢火害金，水得承而制之，则肺之清气肃而治节行，尚何有喘呕痿厥之患哉？若夫《经》言燥病治以苦温，佐以酸辛者，此言初伤于燥，肺金之下，未有火气乘胜者。嘉言喻子论燥极而立斯方，可谓补轩岐之不及。

张秉成《成方便读》：夫燥之一证，有金燥，有火燥，前已论之详矣。此方为喻氏独创，另具卓识，发为议论，后人也无从置辩。虽其主治固无金燥、火燥之分，而细曰其方，仍从火燥一端起见。此必六淫火邪，外伤于肺，而肺之津液素亏，为火刑逼，是以见诸气膹郁、肺痿喘呕之象。

然外来之火，非徒用清降可愈。《经》有火郁发之之说，故以桑叶之轻宣肌表者，以解外来之邪，且此物得金气而柔润不凋，取之为君药。石膏甘寒色白，直清肺部之火，禀西方清肃之气，以治其主病。肺与大肠相表里，火逼津枯，肺燥则大肠亦燥，故以杏仁、麻仁降肺而润肠，阿胶、麦冬以保肺之津液，人参、甘草以补肺之母气。枇杷叶苦平降气，除热消痰，使金令得以下行，则膹郁喘呕之证，皆可痊矣。

冉雪峰《历代名医良方》：查此方辛凉甘润，清轻而不重浊，柔润而不滋腻，以疗无形无质燥邪之伤肺，实为合拍。夫肺为清金，今感外来燥邪，不清而燥，两燥相搏，内外合邪，所存生气几何？辛烈既张其邪焰，苦寒又戕其生机，惟滋甘凉润沃，庶足以泽枯涸而救焦樊。喻氏补秋燥一条，以辨证《素问》之脱简遗佚。其言明瀚清彻，实乃野炭渔火，暗室一灯。此方在清热剂中，别具一义，另是一格。

【医案举隅】

案例 1：某女，41 岁。

发病已 5 天，初起恶寒发热，头痛，咳嗽，咽干，昨日午后，突然剧烈呕吐，继则语言难出，右侧肢体偏瘫。检查神志尚清，体温 38℃，血压 140/90mmHg，脉搏 115 次 / 分（细数），舌质淡红，苔薄黄而燥，舌中无苔，面色淡红，目闭，咳声不扬，痰黏，不易咳出，喜饮易呕。大便四日未通，小便黄少，膝腱反射迟钝，右侧腹壁反射消失，右侧身体痛觉消失。其他体征及血象检查无太大变化。初用西药配合针灸并内服天麻钩藤饮，效果不显。次日经过进一步研究，认为患者开始有头疼、寒热、干咳、咽燥，显系外感燥气，肺金受病。用清燥救肺汤加减。

处方：桑叶、麦冬、胡麻、瓜蒌实，枇杷叶各 9g，石膏 12g，西洋参 3g，杏仁、川贝母各 6g，甘草 4.5g，生地黄、竹沥各 15g。

连服 3 剂，诸症消失。

按语：本例先有外感之症，然后才发生偏瘫，《内经》有“肺热叶焦，发为痿躄”之说，故认为属于肺受燥热，津气不能遍布于身所引起，乃用清燥救肺汤而获良效。

案例 2：某男，25 岁。

患支气管扩张已数载，经常咯血，近因情绪激动引动宿疾。咯血频作，昼夜数十口，干咳无痰，自觉胸中有热气上冲咽喉，冲则咳甚血出，口渴咽干，胸胁作痛，脉弦细，舌光红无苔。证属肝火犯肺，肺燥津涸，热迫络伤。治宜清燥救肺，佐以平肝。

处方：桑白皮 9g，甜杏仁 12g，生石膏 15g（先煎），麦冬 9g，珠儿参 12g，火麻仁 12g，焦山栀 4.5g，白蒺藜 9g，枇杷叶 9g，炙甘草 3g，蛤粉炒阿胶珠 9g（烊化，分两次冲）。

服上方两剂，咯血已止，干咳亦减。继服两剂，咯血、胸中热气上冲皆愈。再予滋阴润肺之品以善其后。

按语：本例患者久病咯血，肺阴本虚，复因情绪激动，肝火犯肺，益耗肺津，加重与促进燥化。用清燥救肺汤加减，既可清其燥火，亦可滋润益肺，清金平木。药证相合，故投剂而效。

【方剂点评】本方是治疗燥热伤肺重症的主要方剂，以身热，干咳，气逆而喘，舌红少苔，脉虚大而数为辨证要点。临床上，若高热、口渴甚，心烦脉洪者加知母、竹叶清解邪热；若痰多者加川贝母、瓜蒌皮清热化痰；咳血者加仙鹤草、侧柏叶、白及以止血；阴虚血热者加生地黄养阴清热；肺燥肠闭之便秘可加火麻仁、肉苁蓉、桃仁等润肠之品；痿证可配杜仲、狗脊、补骨脂、菟丝子补肾壮骨。另外，本方含滋腻之品，凡脾胃虚弱、消化不良者慎用。

【方歌与趣味速记】

方歌：清燥救肺参草杷，石膏胶杏麦胡麻。经霜收下干桑叶，解郁滋干效可夸。

趣味速记：胶杷麻草桑叶，人麦杏仁膏（想象：叫爸妈炒桑叶，找人卖杏仁膏）。

【参考文献】

[1] 张民庆．现代临床方剂学 [M]. 北京：人民卫生出版社，2004.

[2] 江万松．清燥救肺汤加味治疗急性呼吸道感染 264 例 [J]. 云南中医中药杂志，2001，22（2）：9.

[3] 何建平．清燥救肺汤加减治疗放射性肺炎 26 例 [J]. 实用中西医结合杂志，1998，11（12）：1065.

[4] 杜纪鸣．清燥救肺汤治疗蘑菇肺 56 例 [J]. 浙江中医杂志，1989，24（4）：162.

[5] 李飞．方剂学 [M]. 北京：人民卫生出版社，2002.

增液汤

（《温病条辨》）

【组成】玄参一两　麦冬连心八钱　细生地八钱

【用法】水八杯，煮取三杯，口干则与饮，令尽；不便，再作服（现代用法：水煎服）。

【功效主治】增液润燥。阳明温病，无上焦证，数日不大便，其阴素虚，不可用承气汤者。

【方解】方中重用玄参，苦咸而凉，滋阴润燥，壮水制火，启肾水以滋肠燥，为君药。生地黄甘苦而寒，清热养阴，壮水生津，以增玄参滋阴润燥之力；又肺与大肠相表里，故用甘寒之麦冬，滋养肺胃阴津以润肠燥，共为臣药。三药合用，养阴增液，以补药之体为泻药之用，使肠燥得润、大便得下，故名之曰"增液汤"。本方咸寒苦甘同用，旨在增水行舟，非属攻下，欲使其通便，必须重用。

【现代研究】

1. 抗炎作用。增液汤制成注射剂对巴豆油涂小鼠耳壳皮肤刺激引起的炎症及蛋清引起的大鼠关节肿均有非常显著的抗炎作用。

2. 降低毛细血管的通透性。有研究表明增液注射剂有非常明显的降低毛细血管通透性的作用。

3. 提高耐缺氧能力。增液注射液能延长小鼠常压耐缺氧能力。

【文献选录】

吴鞠通《温病条辨》：温病之不大便，不出热结液干二者之外。其偏于阳邪炽甚，热结之实证，则从承气法矣；其偏于阴亏液涸之半虚半实证，则不可混使承气，故以此法代之。独取元参为君者，元参味苦咸微寒，壮水制火，通二便，启肾水上潮于天，其能治液干，固不待言，《本经》称其主治腹中寒热积聚，其并能解热结可知。麦冬主治心腹结气，伤中伤饱，胃络脉绝，羸瘦短气，亦系能补能润能通之品，故以之为佐。生地亦主寒热积聚，逐血痹，用细者，取其补而不腻，兼能走络也。三者合用，作增水行舟之计，故汤名增液，但非重用不为功。

冉先德《历代名医良方注释》：阳明温病，阴亏液耗致大便秘结，乃"无水舟停"之谓。此时"液干而热结少"，若误用承气汤，则是重竭其津。应以滋阴养液，润燥通便为主，达"增水行舟"之目的。故本方重用玄参养阴生津，润燥清热，为主药；麦冬滋液润燥，生地养阴清热，为辅助药。本方寓泻于补，以补药之体，作泻药之用，既可攻实，又可防虚。凡津液不足的便秘，均可用本方加减治疗。

【医案举隅】

案例1：谢某，男性，40岁，2004年10月21日初诊。

患鼻衄2年余，时断时续，经多方治疗无效，X线检查未见异常，血常规检查仅见轻度贫血。此次发病5日余，症见鼻塞微痒，时流浊涕，稍用力呼吸或用力排便即见衄血，量时多时少，并偶见吐血，神疲乏力，面色㿠白，头晕耳鸣，心悸，舌质淡，脉虚细无力。急予增液汤。

处方：玄参30g，麦冬24g，生地黄24g。

服1剂，衄血大减，余症好转。服2剂，衄血停止，余症基本痊愈。继服3剂，巩固疗效。

按语：鼻衄属中医学“血证”范畴，为血液不循常道而溢出经脉之外所致。此例是在反复出血之后导致阴血亏损，虚火上浮，热迫血行，血行清道，故致鼻衄；阴血亏虚，脑海失养则头晕耳鸣；心失所养则心悸；四肢百骸失养则神疲乏力；血虚不能上荣于面则面色㿠白；气血不足，血脉不充，故舌淡，脉虚细无力。增液汤中三药均为甘寒清凉之品，有增水行舟之功，原用于阳明温病津亏便秘之证，此病例选用本方不加凉血止血之品，直接用于热迫血行之出血证，亦收凉血止血之效。书云：“鼻衄者，多以凉血泻火为急务，然肾水干涸，虚火上浮者，非滋阴降火不效。增液汤之麦冬补肺金以益水之源，生地黄、玄参滋肾水以降虚火，使火降而衄止，故其效如神。”说明本方具有滋阴凉血之功效，可用于阴虚血热之出血证。

案例2：某女，45岁。

因患功能性子宫出血而致习惯性便秘年余，大便常需借助果导片方可两日一行。自觉烦热，口干苦而渴。二目干涩，头晕耳鸣，食少。诊为便秘，属阴虚血燥型，拟增液汤加味。

处方：玄参15g，熟地黄15g，麦冬15g，女贞子15g，旱莲草15g，阿胶10g，生大黄5g。3剂，水煎服。服药后，大便每日一行，自觉烦热稍减，连进3剂，纳食转佳，继进3剂，便秘缓解。

按语：本案系功能性子宫出血而致便秘，证属阴虚血燥，故以增液汤养阴润燥为主，加二至（女贞子、旱莲草）和阿胶滋阴养血而止血，加大黄泻热通便。药证合拍，则疗效自佳。

【方剂点评】本方养阴润燥之功颇佳，不仅可以治疗温热病热甚伤津，肠燥便秘，而且可用于治疗阴虚液亏诸症。临证加减法如下：若津亏燥热较甚，服增液汤大便不下者，加生大黄、芒硝清热泻下；阴虚燥热，虚火上炎，发为牙痛者，加川牛膝、丹皮等降火凉血；若胃阴不足，舌质光泽，口干唇燥者，加沙参、石斛等养阴生津。

【方歌与趣味速记】

方歌：增液汤用参地冬，无水舟停下不通。

趣味速记：玄参卖地（玄参麦地）。

【参考文献】

[1] 徐有玲．中药大型输液剂增液针、养阴针的临床与实验初步观察．中西医结合杂志，1982，2（3）：153.

[2] 田满荣，赵卫国．增液汤治鼻衄1例[J]. 中国中医急症，2006，15（1）：63.

连梅汤

（《温病条辨》）

【组成】云连三钱　乌梅（去核）三钱　麦冬（连心）三钱　生地三钱　阿胶三钱

【用法】以水5杯，煮取2杯，分2次服。脉虚大而芤者，加人参。心热烦躁神迷甚者，先予紫雪丹，再予连梅汤。

【功效主治】清心泻火，滋肾养液。治暑邪深入少阴，火灼阴伤，消渴引饮；暑邪深入厥阴，筋脉失养，手足麻痹者。

【方解】连梅汤是以“苦酸通调”为基本法则组方而成，方中黄连为君，其性大苦大寒，《本草衍义》云：“生物者气也，成之者味也……气坚则壮，故苦可以养气。”《黄帝内经》曰：“寒伤形，热伤气。”消渴六郁化火，渐耗气阴，气因热而伤，苦可养气，取黄连苦寒之性以泻热，使邪去正安，其气自复，故为君药。臣用乌梅、大黄，乌梅性味酸温，主收敛生津，与黄连相伍以苦酸制甜；大黄苦寒，助黄连泻热，并可除积行瘀。干姜辛温，辛可入络，合黄连辛开苦降以调畅气机，使郁滞得除；且可反佐黄连、大黄，除其苦寒之弊，以顾护阳气，为佐使。四药合用，苦、酸、辛并施，达到了苦酸制甜、通调气机的目的。

【现代研究】韩笑等通过临床研究表明，连梅汤具有以下作用：①改善糖代谢，具有一定的降血糖、降低糖化血红蛋白的作用；②减轻体重；③调节脂代谢；④增加胰岛素的敏感性，改善胰岛素抵抗。

【文献选录】吴鞠通《温病条辨》：肾主五液而恶燥，暑先入心，助心火独亢于上，肾液不供，故消渴也。再心与肾均为少阴，主火，暑为火邪，以火从火，二火相搏，水难为济，不消渴得乎？以黄连泻壮火，使不烁津，以乌梅之酸以生津，合黄连酸苦为阴；以色黑沉降之阿胶救肾水；麦冬、生地合乌梅酸甘化阴，庶消渴可止也。肝主筋而受液于肾，热邪伤阴，筋经无所秉受，故麻痹也。再包络与肝均为厥阴，主风木，暑先入心，包络代受，风火相搏，不麻痹得乎？以黄连泻克水之火，以乌梅得木气之先，补肝之正，阿胶增液而熄肝风，冬、地补水以柔木，庶麻痹可止也。心热烦躁神迷者，先与紫雪丹者，开暑邪之出路，俾梅、连有入路也。

【医案举隅】

案例 1：张某，男，53 岁，已婚，工人。1990 年 6 月 3 日初诊。

主诉同房时排出鲜红精液已数月余，曾求治于多家医院，经膀胱镜、精道造影、直肠指诊及精液、前列腺液检查，确诊为“精囊炎”，给予中药及抗生素等治疗不效。近两三个月来症状加重，每次性交时均为肉眼血精，同时伴有腰膝酸软、腰痛、小腹及睾丸隐痛。既往有“肝硬化”病史 10 年，时感两胁隐痛，性情急躁，头昏耳鸣，少寐多梦，尿黄口干，舌淡红，有皲裂，苔薄黄，脉弦细。体格检查：心肺、腹部无异常。专科检查：外生殖器无异常；双侧睾丸大小正常，质硬，无压痛、结节；附睾不肿硬，输精管及精索静脉（–）；肛指检查前列腺中等大小，质地中等，无触痛。前列腺液检查：卵磷脂小体（++），白细胞 2 ~ 10/HP；精液检查：脓细胞（+++），红细胞（++++），精子计数 26×10^6/mL，活动率 45%，活动力 30%，畸形 15%。诊断：精囊炎。中医辨证属阴虚火旺，热入精室，血热妄行，并精而出。治宜滋阴降火，佐以凉血止血。

方用连梅汤加味：黄连 10g，乌梅 15g，生地黄 15g，麦冬 10g，阿胶 10g（烊化兑服），生山栀子 12g，大小蓟各 15g，生甘草 6g，小茴香 6g，三七粉 3g（冲服）。5 剂，水煎服。

二诊（6 月 9 日）：服药后精液色泽明显变淡，自觉症状减轻，守方继进 7 剂。

三诊（6 月 17 日）：肉眼血精消失，无明显不适感，精神转佳，前列腺液及精液检查无异常，病告痊愈。

按语：本例患者素有肝病，日久不愈，阴血暗耗，又不节制房事，遂致精血不足，相火偏旺，适值七八之年，肾脏虚衰，阴气匮乏，水不滋木，少阴虚火，下入精室，灼伤血络所致。治用连梅汤育阴清热，生山栀清泻三焦之火；大小蓟凉血止血；生甘草一则泻火，一则配乌梅酸甘化阴；佐小茴香一味，于阴中求阳，以助肾益气化之源；三七粉化瘀止血。药证合拍，故获良效。

案例 2：唐某，30 岁。1995 年 7 月 4 日就诊。

近年来，月经提前 7 ~ 8 天，有时 1 月 2 次，量多。此次经血如注，服胶艾四物汤阻断血流，10 余日未见效。头眩心悸，腰酸肢软，口干，眠差，两颧色赤，五心烦热，小便短赤。舌质红，脉细数。此为阴虚火旺，心肾失交所致。治宜养阴清热，凉血止血。方用连梅汤加味。

黄连、乌梅、丹皮各 6g，黄芋、白芍、麦冬、阿胶（化服）、茜草、炒枣仁各 12g，生地黄 24g，龙骨、牡蛎各 30g。

服药 3 剂血止，心烦眠差好转，后以六神汤（四君子汤加山药、扁豆）加生地黄、女贞子、旱莲草、枸杞子等健脾滋肾收功。

按语：《素问·阴阳别论》谓："阴虚阳搏谓之崩。"阴虚则阳亢，阳亢盛则迫血妄行，下注成崩。故用黄连、黄芋苦寒清心火；阿胶养阴止血；白芍、乌梅、麦冬酸甘滋阴；配生地黄、丹皮、茜草凉血止血；龙骨、牡蛎潜阳固摄。因出血过多，气血亏损，故后予健脾滋肾以收功。

【方剂点评】

该方出自《温病条辨》，由黄连，乌梅，麦冬，生地黄，阿胶组成。凡外感急性热病的后期或中期，肝肾阴液耗伤而邪热仍亢，症见发热不退，烦躁，口渴引饮，倦怠，麻痹，神志昏迷，舌苔黄，舌质红，舌边尖起赤点，脉细数等，均可考虑运用本方治疗。临床中其应用范围十分广泛，在男科、妇科等均有使用，且效果良好。

【方歌与趣味速记】

方歌：吴氏连梅汤，冬地阿胶加。暑邪入少阴，消渴心烦佳。

趣味速记：连梅蹲地角（连梅冬地胶）。

【参考文献】

[1] 韩笑，朴春丽，仝小林. 连梅汤治疗肥胖 2 型糖尿病 40 例 [J]. 中医研究，2010，23（6）：27.

[2] 杨欣. 连梅汤在男科临床运用举隅 [J]. 江西中医药 .1995，26（4）：13.

[3] 杨善栋. 连梅汤活用治疗月经病 [J]. 浙江中医杂志 .1998，

（2）：88.

青蒿鳖甲汤

（《温病条辨》）

【组成】 青蒿二钱　知母二钱　细生地四钱　鳖甲五钱　丹皮二钱

【用法】 水五杯（750mL），煮取二杯（300mL）。每日服二次。

【功效主治】 养阴透热。主治温病后期，热邪深伏阴分。症见夜热早凉，热退无汗，舌红少苔，脉细数。

【方解】 方中鳖甲咸寒，直入阴分，既可滋补阴液，又善入络搜邪，清深伏阴分之热；青蒿芳香，味苦微辛而性寒，为清热透邪之要药，能引邪外出。二药合用，透热而不伤阴，养阴而不恋邪，有相得益彰之妙，共为君药。生地黄甘凉，滋阴凉血；知母苦寒，滋润降火，共为臣药，助鳖甲以退虚热。丹皮辛苦，可凉血透热，助青蒿以透泄阴分之伏热，用为佐药。五药合用，滋、清、透并进，标本兼顾，有养阴退热之功。

【现代研究】 本方具有解热、镇静、抗菌、消炎、抑制导化、滋养强壮的作用。主要有解热，抗炎，镇静，抗病原微生物等作用。

1. 解热：青蒿鳖甲汤临床有明显的解热作用。青蒿、知母、牡丹皮都有解热作用。

2. 抗炎及对皮质功能的影响：青蒿鳖甲汤能抑制生物

体自体免疫和变态反应性炎症，对实验性关节炎有抑制作用。大鼠服用滋阴降火中药生地黄、鳖甲、知母、牡丹皮均能使被地塞米松抑制的血浆皮质醇浓度升高，有防止肾上腺萎缩的作用。

3. 镇静：青蒿鳖甲汤具有镇静、解痉的作用，其中牡丹皮对咖啡因所致的兴奋活动也有抑制作用。

4. 抗病原微生物：青蒿鳖甲汤对伤寒杆菌、痢疾杆菌、白喉杆菌、葡萄球菌、肺炎球菌等均有不同程度的抑制作用。知母还有较强的抗结核杆菌作用。

【文献选录】

吴鞠通：夜行阴分而热，日行阳分而凉，邪气深伏阴分可知；热退无汗，邪不出表而归阴分，更可知矣，故曰热自阴分而来，非上、中焦之阳热也。邪气深伏阴分，混处于气血之中，不能纯用养阴，又非壮火，更不得任用苦燥。故以鳖甲蠕动之物，入肝经至阴之分，既能养阴，又能入络搜邪；以青蒿芳香透络，从少阳领邪外出；细生地清阴络之热；丹皮泻血中之伏火；知母者，知病之母也，佐鳖甲、青蒿而成搜剔之功焉。再此方有先入后出之妙，青蒿不能直入阴分，有鳖甲领之入也；鳖甲不能独出阳分，有青蒿领之出也。

蔡陆仙：治温病夜热早凉，热退无汗，热自阴分而发者。夫邪自阴出阳，自内外达，则其内真阴已亏，而为伏热之根据地，既已自内达外，由阴出阳，而其热之仍留内不解者，则其阳气之被邪热遏于阴中而不能泄越可知也。唯其不能泄越，故用青蒿、丹皮之辛凉，以助阳气起发于阴中，以逐邪外出也；唯其阴亏，邪热伏为根据，故用鳖甲、生地、知母之甘寒以养阴，搜捕其伏寇也。合之为辛凉甘寒复法，而收内修外攘之功，岂不宜哉！

秦伯未：本方原治温病邪伏阴分，亦用于肝虚潮热。因鳖甲入肝滋阴，丹皮凉肝，青蒿清透少阴之热，佐以生地、知母养阴退蒸，对肝虚形成的潮热，恰恰符合。这种潮热多发于午后，伴见神疲汗出，形体消瘦，脉来细弱而数等。

【医案举隅】

案例1：李某，女，25岁。

患系统性红斑狼疮5年，近两年持续低热，曾多次在西医院用激素及退热药治疗，效果不佳，经介绍前来求余诊治。刻见：低热，午后为甚，脸部见红斑，消瘦，易疲劳，手震颤，关节疼痛，纳眠差，二便尚调，舌红，苔薄黄，脉细数。西医诊断：系统性红斑狼疮。中医诊断：伏气温病，阴虚发热。治则：滋阴清热。方以青蒿鳖甲汤加味。

药物：青蒿（后下）15g，鳖甲（先煎）30g，生地黄15g，知母10g，牡丹皮10g，大青叶30g，青天葵30g，玄参15g，柴胡10g，麦冬10g，僵蚕10g，甘草6g。

每日一剂，加水1000mL，煎至300mL，分两次早晚温服，服药7剂。

二诊：发热退，仍关节疼痛，纳眠好转，原方去大青叶、青天葵、僵蚕，加乌梢蛇、络石藤、地肤子、玉米须等活络利湿之品，继服7剂后诸症消失，随访3个月未见发热。

按语：系统性红斑狼疮多见于女性，是临床上常见的疑难疾病之一，发热是其常见症状，不仅损害人体组织，而且严重困扰病人精神，影响患者的生存质量。该病属中医“伏气温病”的范畴，肾阴不足，邪伏阴分是其基本病机之一，病性为本虚标实，虚实夹杂。若正气不足，不能制约伏邪，或外邪入侵，引动伏邪，正邪相争则见发热，一般表现为低热；若湿热内阻少阳，或热毒炽盛，则发热较高，可表现为中度发热。发热耗伤阴津，使阴气不足。因此，对系统性红斑狼疮发热的治疗既要滋阴治其本，又要用“清热解毒、利湿、活络化瘀”等透邪之法治其标。若纯用养阴之品，滋腻太过则恋热留邪，不能引邪外出，热则不退，若专用清热解毒利湿之品，则药力不能直入阴分捣毁“邪巢”，邪气内伏不动，热亦不退，更不得任用苦寒，苦寒则化燥伤阴，正如吴鞠通《温病条辨》所言“邪气深伏阴分，混处气血之中，不能纯用养阴，又非壮火，更不能任用苦寒”。故临床上以青蒿鳖甲汤加减治疗。总之，在治疗系统性红斑狼疮发热的过程中，必须掌握病机，使药力深入阴分，养阴与祛邪并进，方能获得一定疗效。

案例 2：张某，女性，45 岁，因双侧腰痛 5 年，少尿 1 月入院。

5 年前患慢性肾小球肾炎。入院时症见全身浮肿，颜面尤甚，尿少，双侧腰痛，恶心呕吐，身体倦怠，纳呆，舌红，苔腻，微黄，脉滑数。体格检查：T37℃，P89 次 / 分，R25 次 / 分，BP22/14Kpa；全身浮肿，睑结膜苍白，双肺（－），心界向左下扩大，二尖瓣听诊区闻及三级收缩期吹风样杂音，不传导，双肾区叩痛。实验室检查：血 Rt：WBC：5×10^9/L，RBC：40×10^{12}/L，Hb：98.06g/L，

N：60%，L：38%，M：2%；尿 Rt：黄少，蛋白（++），细胞管型 3 ~ 5 个 /Hp，RBC（+）；血清肌酐 630μmol/L，血清尿素氮 60mmol/L，CO_2CP17mmol/L。入院诊断：慢性肾小球肾炎，慢性肾功能不全尿毒症期。经中药（大黄、龙骨、牡蛎）煎液灌肠、利尿、纠正酸中毒、降血压等治疗月余，诸症未见好转，肾功能检查也无改善，邀余诊治。舌脉症俱同前，病家久病，乃邪毒入络，与血互结。仿吴鞠通青蒿鳖甲汤法，直入阴络搜剔邪毒。

处方：鳖甲、青蒿、丹皮、蝉衣、半枝莲、紫花地丁、猪苓、薏苡仁各 12g，地龙、丹参各 20g，藿香、佩兰、荷叶、荆芥各 9g，炙甘草 5g。

鳖甲先煎，青蒿、蝉衣、荷叶后下，水煎服，日 1 剂。服药中根据患者舌脉及恶心呕吐等症的轻重变化，后四味药量可酌情加减。患者久病伤肾，加服金匮肾气丸调补肾气，10 粒 / 次，3 次 / 日。余治疗同前。连续服用 35 剂，诸症消失，精神较佳，食欲恢复，肾功能检查血尿素氮 15mmol/L，血肌酐 295mmol/L。再巩固治疗半月出院。

【方剂点评】本方最宜用于温热病后期余热未尽，阴液不足之虚热证。以夜热早凉，热退无汗，舌红少苔，脉细数为证治要点。若暮热早凉，汗解渴饮，去生地黄，加天花粉以清热生津止渴；治疗肺痨骨蒸，阴虚火旺者，可加沙参、旱莲草养阴清肺；对于小儿夏季热属于阴虚有热者，酌加白薇、荷梗解暑退热；对于阴虚火旺者，加地骨皮、白薇等退虚热。

【方歌与趣味速记】

方歌：青蒿鳖甲地知丹，热自阴来仔细辨。夜热早凉无汗出，养阴透热服之安。

趣味速记：母鳖好生蛋（母鳖蒿生丹）。

【参考文献】

[1] 钟嘉熙，黎壮伟．青蒿鳖甲汤治疗系统性红斑狼疮发热 30 例 [J]. 吉林中医药，2004，24（10）：25-26.

[2] 黄礼明．青蒿鳖甲汤在慢性肾功能衰竭中的运用 [J]. 四川中医，2002，20（12）：74.

黄土汤

（《金匮要略》）

【组成】甘草　干地黄　白术　附子炮　阿胶　黄芩各三两　灶心黄土半斤

【用法】上七味，以水八升，煮取三升，分温二服。

【功效主治】温阳健脾，养血止血。主治阳虚便血。症见大便下血，先便后血，或吐血、衄血，及妇人崩漏，血色暗淡，四肢不温，面色萎黄，舌淡，苔白，脉沉细无力者。

【方解】本方证因脾阳不足，统摄无权所致。脾主统血，脾阳不足，失去统摄之权，则血从上溢而为吐血、衄血；血从下走则为便血、崩漏。血色暗淡、四肢不温、面色萎黄、舌淡、苔白、脉沉细无力等皆为中焦虚寒，阴血不足之象。治宜温阳止血为主，兼以健脾养血。方中灶心黄土（即伏龙肝），辛温而涩，温中止血，用以为君。白术、附子温阳健脾，助君药以复脾土统血之权，共为臣药。然辛温之术、附易耗血动血，且出血者，阴血每亦亏耗，故以生地黄、阿胶滋阴养血止血，与苦寒之黄芩合用，又能制约术、附过于温燥之性，而生地黄、阿胶得术、附则滋而不腻，避免了呆滞碍脾之弊，均为佐药。甘草调药和中为使。诸药合用，共呈寒热并用、标本兼顾、刚柔相济的配伍特点。此方为温中健脾，养血止血之良剂，故吴瑭称本方为“甘苦合用，刚柔互济法”。

【现代研究】实验研究结果表明，黄土汤有缩短凝血时间，减轻溃疡形成的作用。

【文献选录】清·尤怡《金匮要略心典》：下血先便后血者，由脾虚气寒，失其统御之权，而血为之不守也，脾去肛门远，故曰远血。黄土温燥入脾，合白术、附子，以复健行之气。阿胶、生地黄、甘草，以益脱竭之血，而又虑辛温之品，转为血病之厉，故又以黄芩之苦寒，防其太过，所谓有制之师也。

【医案举隅】

案例 1：张某，女，18 岁，未婚。反复紫癜半年余。

患者自诉半年来皮肤反复出现紫斑，部位不定，以四肢为主，每遇天气突然寒冷、进食生冷或冲凉水澡则复作或加重，经他医调理效差而求诊。询问得知其平素喜暖畏寒，手足偏凉，视紫斑颜色较淡暗，口淡不渴，大便溏薄，诊其舌淡苔白，脉沉缓无力。辨证为中焦虚寒，失于统血。治疗当温中健脾，养血止血。方以黄土汤加减。

灶心黄土30g，制附子6g，炒白术12g，阿胶9g，熟地黄9g，黄芩6g，干姜片6g，紫草根12g，仙鹤草9g，炙甘草6g，水煎服。

半月后患者自诉紫癜消除，手足不温、大便溏薄等症竟也随之而愈。嘱其再服7剂以巩固。

按语：紫癜一病，多从虚实两端入手，属实者多为热迫血妄行，常以犀角地黄汤加减，取其清热凉血散血进行治疗；虚者多为脾气虚弱、脾不统血，常以归脾汤健脾补气进行治疗；然本患者阳虚症状较为典型，每遇寒凉或天气变冷则发作，结合手足不温、口不渴及便溏一派虚寒征象，诊断其为中焦阳虚失血并不困难。故投黄土汤温阳健脾以治本，加紫草根、仙鹤草活血止血以治标，标本相兼，寒热相兼，阴阳并调，果然药到病除。

案例2：梁某，女，26岁，未婚。带下量多1月余。

患者自言两月前进食冰冻饮料后腹痛，经他医治疗腹痛好转。一月前自觉带下量多，每天需更换卫生巾自救，痛苦不堪。细询知其带下无色，质清稀而气味稍腥，无异臭。患者面色苍白，伴腰酸，乏力，手足不温，腹部时痛，喜温。舌淡胖，苔白滑，脉沉细弱。

辨证：中焦阳虚，失其统摄。施以黄土汤加减。

灶心黄土30g，制附子6g，炒苍白术各12g，阿胶10g，熟地黄9g，黄芩炭6g，党参15g，干姜片6g，怀山药15g，炒芥穗6g，车钱子12g（包），陈皮6g，炙甘草6g。水煎服，6剂。

药后患者自诉带下量已明显减少，腰酸、乏力等症也已减轻。效不更方，加川续断10g，减车前子、黄芩炭，继投10剂，复诊诸症告愈。交代患者注意饮食，应以温补为主，不可再食生冷之物。

按语：带下一为生理性，一为病理性，带下津津常润，色白透明，量不多不少而无气味异常乃生理之状。若不断流出白、黄、赤、黑、青等色浊物而气味异臭或但腥不臭者，此为病理性，统称带下病。带下病之诊断，当分寒热虚实，大凡白带清稀而气味腥臭不明显者多属虚属寒，而颜色黄赤、质地黏稠、气味臭秽者属实属热，再结合患者口渴、便溏、四肢不温、阴中瘙痒及舌苔脉象可明确诊断。该患者一派虚寒征象且病史明确，源于进食生冷，损伤脾阳，运化失司，湿浊内聚，伤及带脉，冲任不固，则发病，即“带下俱是湿”。投黄土汤温中阳，健脾运；添党参、怀山药健脾助肾除湿；苍术、车钱子一燥湿，一渗湿，且均健脾；炒芥穗止带升阳，清阳升使湿气不致下趋。全方相配，实取黄土汤温中健脾、完带汤化湿止带之意，标本兼治，从而收工。

【方剂点评】黄土汤是仲景用来治疗先便后血，血色紫暗的远血病的有效方剂。原方由灶心黄土、甘草、生地黄、白术、炮附子、阿胶、黄芩共七味药组成。灶心黄土即伏龙肝，为方中君药，《本草便读》言其“诸血病由脾胃阳虚而不能统摄者皆可用之”。附子配白术，温阳健脾，可治疗由脾胃阳虚引起的疾病。阿胶配生地黄可以滋阴养血。黄芩制附子辛热动血之性，亦有止血作用，是为反佐之品。总之，本方具有温阳健脾以止血的作用，并且有温阳而不伤阴，滋阴而不碍脾的特点，所以在临床上可以用来治疗由于中焦脾阳衰，脾不统血而引起的各种出血证候，如吐血、衄血、便血、崩漏以及紫癜等。

【方歌与趣味速记】

方歌：黄土汤中术附芩，阿胶甘草地黄并。便后下血功独擅，吐衄崩中效亦灵。

趣味速记：术附草地芩胶龙（灶心黄土又名伏龙肝）。

【参考文献】

[1] 刘茜．黄土汤配伍意义之研究 [M]. 南京中医药大学，2009.

[2] 苑述刚．黄土汤新用 3 则 [J]. 成都中医药大学学报，2005，28（4）：31-33.

[3] 许济群，王绵之．方剂学 [M]. 上海：上海科学技术出版社，1995.

五仁橘皮汤

（《通俗伤寒论》）

【组成】 甜杏仁三钱（研细）　松子仁三钱　郁李仁四钱（杵）　桃仁二钱（杵）　柏子仁二钱（杵）　橘皮一钱半（蜜炙）

【用法】 水煎服。

【功效主治】 润燥滑肠。用于治疗体虚便秘，以及表邪已解，咳嗽多痰，胸腹胀满，便秘。

【方解】 本方药共六味，五仁加上橘皮，故名为五仁橘皮汤。方中杏仁止咳平喘，润肠下气，松子仁益气养血，补肺润燥，郁李仁下气利水，润燥滑肠，桃仁化痰平喘，活血润肠，柏子仁养心安神，滋肾润肠，此五仁合用开肺气，下逆气，养气活血，润燥滑肠，再辅以橘皮，解痰结，行腑气，正如何秀山在《通俗伤寒论》按语中所言“杏仁配橘皮，以通大肠气闭；桃仁合橘皮，以通小肠血秘。气血通润，肠自滑流矣，故以为君。郁李仁得橘皮，善解气水互结，洗涤肠中之垢腻，以滑大便，故以为臣。佐以松、柏通幽，幽通则大便自通。此为润燥滑肠，体虚便秘之良方”。

【现代研究】现代对本方研究较少，多侧重于临床应用。该方为五燥病中肠燥病主方，加瓜蒌、薤白、紫菀、前胡，用于痰多、便闭、腹痛的凉燥伤寒，与代抵当丸合用治疗夹血伤寒、夹痛伤寒之轻证。由于五仁橘皮汤润不滞气，下不伤津，因此后世医家多将其加减用于治疗温病津亏肠燥及风温夹痰等证。现代用于治疗老年便秘、干燥综合征、秋燥咳嗽、糖尿病合并便秘，不出原书所论及的使用范畴。

【文献选录】清代名医何秀山在《通俗伤寒论》按语中说：杏仁配橘皮，以通大肠气闭；桃仁合橘皮，以通小肠血秘。气血通润，肠自滑流矣，故以为君。郁李仁得橘皮，善解气水互结，洗涤肠中之垢腻，以滑大便，故以为臣。佐以松、柏通幽，幽通则大便自通。此为润燥滑肠，体虚便秘之良方。若欲急下，加元明粉二钱，提净白蜜一两煎汤，代水可也。夹滞，加枳实导滞丸三钱；夹痰，加礞石滚痰丸三钱；夹饮，加控涎丹一钱；夹瘀，加代抵当丸三钱；夹火，加当归龙荟丸三钱；夹虫，加椒梅丸钱半。或吞服，或包煎，均可随证酌加。此最为世俗通行之方，时医多喜用之，取其润不滞气，下不伤饮耳。

【医案举隅】

案例1：杨某，男，8岁。1977年11月3日就诊。

因高热3日不退，以“高热待查”入院治疗。入院时体温39.7℃，咽部中度充血，心肺（－），缺乏体征，神志清楚。当时因白细胞总数稍高，西医采用抗生素治疗3日，体温不退，反而继续升高，一度达40.7℃。患儿肌肤灼手，面色潮红，舌红绛，无苔，口干，思饮不多，脉细数。中医认为系温病热入营分，服清营汤后热退。唯大便5日未行，腹不硬痛，食少神倦，口舌咽干燥，舌红少苔，脉沉弱。此乃热病致阴伤便秘。服增液汤1剂（生地黄15 g，玄参9 g，麦冬15 g）不效。改用五仁橘皮汤合增液汤。

方药：甜杏仁9g，桃仁5g，郁李仁6g，柏子仁9g，火麻仁12g，橘皮6g，生地黄12g，玄参6g，麦冬9g。

药效：1剂后，得大便1次，量少，微干黑，津液有所回复，口已不甚干，再服2剂，大便通畅。

按语：温热病邪为火热之气，最易耗损人体之阴液而致便秘，一般治以滋阴养液，增水行舟，忌用苦寒下夺。但在临床时，亦有用增液汤大便仍不下者，改用五仁橘皮汤合增液汤效果更佳。本例虽服增液汤后大便不下，但无阳明邪热见症，故无须硝黄攻下，以免伤正。只须增水行舟，润肠通便。

案例2：陈某，男，35岁。1971年9月21日就诊。

因外感发热致头痛，咳嗽少痰，气逆胸痛，咽喉干痛，口渴思饮，口唇干裂，舌红，苔白而干，脉浮细数而诊为温燥。经疏表润燥剂治之，热退身凉。现咳嗽痰黏难咯，大便燥结，5日未行，腹满似胀，口干咽燥，小便短涩，脉细数沉滞。处方：五仁橘皮汤合沙参麦冬汤。2剂后，大便通畅，余症悉减。

按语：温燥是感受秋令燥热病邪而成。燥邪伤人，可有口干咽燥，皮肤、口唇干裂，咳嗽少痰，寒热少汗，皮毛不荣等症。继表邪解后，肺燥津伤，肺不布津于大肠，大肠失于濡润则腹胀便秘。治宜润肺养阴滑肠通便。五仁橘皮汤为主治方，若加沙参麦冬汤效更佳。此例属温燥后期之肺燥肠闭证，用五仁橘皮汤已属对症，但因患者燥伤肺津较甚而干咳口渴，故与沙参麦冬汤合用。

【方剂点评】五仁橘皮汤最早见于危亦林《世医得效方》，为丸剂，称五仁丸。俞根初《通俗伤寒论》改为汤剂，更名五仁橘皮汤。此方是治疗温病中后期肺有燥热，液亏肠闭的临床常用效方。何廉臣另有一个五仁橘皮汤变化方，也名五仁橘皮汤，方为杏仁四钱、生薏苡仁、瓜蒌仁各五钱、蔻仁八分拌捣、郁李仁三钱　蜜炙橘红钱半，此方攻效比原方更侧重中焦宣湿，为祛湿助运润下之方。

五仁橘皮汤配伍精当，蕴意深刻，何秀山在按语中所说“杏仁配橘皮，以通大肠气闭；桃仁合橘皮，以通小肠血秘。气血通润，肠自滑流矣，故以为君。郁李仁得橘皮，善解气水互结，洗涤肠中之垢腻，以滑大便，故以为臣。佐以松、柏通幽，幽通则大便自通。”一段是从该方治疗肠燥来论述，今人也多用此方来治疗体虚肠燥便秘。但笔者在临床体悟此方，认为其功用是善治夹痰夹瘀的燥证，特别是伴有咳嗽症状者。若单论及肠燥证的虚秘，本方效果似不如麻子仁丸卓著。

在治疗夹痰夹瘀的燥证上，《通俗伤寒论》原书即明确提出某些证型可用五仁橘皮汤加减进行治疗，在临床上，由于本方肺与大肠同调，宣肺而不燥，润肠而不滞腻，理气化痰，利水活血与润燥并行，因此，以本方为主加减用于治疗以咳嗽不爽，痰黏，胸满腹胀，大便秘结，舌红而干为主要症状的支气管炎和肺部感染有良效，可酌情加瓜蒌、薤白、紫菀、前胡，枳壳等药。在肠燥的治疗上，本方由于“润不滞气，下不伤饮”，且无一味峻烈之药，寓疗效于平和中，所以特别适合老人、小儿、妇女产后的虚性便秘。为增强疗效，根据具体情况，笔者多用本方与济川煎、沙参麦冬汤、增液汤等加减运用。

【方歌与趣味速记】

方歌：五仁橘皮甜杏仁，松仁郁李桃柏仁。再添蜜炙橘皮煎，润燥滑肠虚秘服。

趣味速记：松柏杏郁，桃橘皮（想象：松柏心中郁闷，逃避橘皮）。

【参考文献】

[1] 包碧玉.五仁橘皮汤的临床运用[J]，云南中医杂志，1990，11（5）：26-28.

通　下　方

通下方是选用泻下、化湿、导滞、通瘀之品，来通下攻逐里实热邪的一类方剂，具有通腑泄热，通瘀破结，荡涤积滞的作用。适用于温病有形实邪内结肠腑或下焦的疾病。在选用此类方剂时，由于内结实邪性质、部位的不同，要选择合适的方剂，并配合其他相应的治法。

通下方在治疗温病时需要注意：里实未成或里无郁热积滞者，不宜盲目使用本法；使用通下法后，若有邪气复聚者可再度攻下，但要慎重，避免过下伤正；平素体质虚弱者，运用通下方时要慎重，应攻补兼施，不可单纯攻下；温病后期津枯肠燥之便秘不能用苦寒攻下。

现代药理研究也证实：通下方能够增强胃肠蠕动，改善肠道血循环，降低毛细血管的通透性；利尿利胆抗血栓形成；抗菌，消炎，排除肠道及全身的毒素，促进新陈代谢；通过对肠道的局部刺激引起全身性反应，增强机体免疫力。

新加黄龙汤

（《温病条辨》）

【组成】细生地五钱　生甘草二钱　人参一钱五分（另

煎） 生大黄三钱 芒硝一钱 元参五钱 麦冬五钱（连心） 当归一钱五分 海参两条（洗） 姜汁六匙

【用法】水八杯，煮取三杯。先用一杯，冲参汁五分、姜汁二匙，顿服之，如腹中有响声，或转矢气者，为欲便也；候一二时不便，再如前法服一杯；候二十四刻，不便，再服第三杯；如服一杯即得便，止后服，酌服益胃汤一剂，余参或可加入。

【功效主治】益气养阴，泻热通便。治疗阳明温病，应下失下，气液两亏，大便秘结，腹中胀满而硬，神疲少气，口干咽燥，唇裂舌焦，苔焦黄或焦黑燥裂。

【方解】方中大黄、芒硝急下燥热以存阴气；人参、当归补益气血；麦冬、生地黄、玄参、海参滋阴养液；姜汁、大枣、甘草顾护胃气，调和诸药；桔梗开宣肺气，通调胃肠。全方泻热通便与滋阴益气并行为治，使正气得运，阴血得复，则药力得行，大便可通，邪热自平。

【现代研究】

1. 治疗便秘。刘耀东等运用新加黄龙汤治疗脑中风便秘 30 例，疗效确切。崔灵芝等用新加黄龙汤加减治疗中晚期癌症便秘 30 例，显效 20 例，好转 7 例，无效 3 例，总有效率为 90%。

2. 治疗眼科疾患。李天德采用新加黄龙汤治疗睑腺炎扩散、眶蜂窝组织炎、泪腺炎 36 例，有效率 100%。36 例均为经抗生素治疗无效的患者。

【文献选录】吴鞠通：此处方于无可处之地，勉尽人力，不肯稍有遗憾之法也。旧方用大承气加参、地、当归，须知正气久耗，而大便不下者，阴阳俱惫，尤重阴液消亡，不得再用枳、朴伤气而耗液，故改用调胃承气，取甘草之缓急，合人参补正，微点姜汁，宣通胃气，代枳、朴之用，合人参最宜胃气，加麦、地、元参，保津液之难保，而又去血结之积聚，姜汁为宣气分之用，当归为宣血中气分之用，再加海参者，海参咸能化坚，甘能补正，按海参之液，数倍于其身，其能补液可知，且蠕动之物，能走络中血分，病久者必入络，故以之为使也。

【医案举隅】

案例1：秦某，女，45岁。

因患腹痛伴消瘦2月，曾诊断为结核性腹膜炎，予抗结核治疗1月，腹痛不减。刻诊见：腹痛，午后潮热，盗汗，神疲少气，面色苍黄，口干咽燥，不思饮食，大便秘结，多日一行。查体：形体消瘦，痛苦面容，腹部平坦，腹壁按之有柔韧感，压痛，未触及包块，腹水征阴性，舌红，苔黄燥，脉细数。证属气阴两虚，热结里实。治当滋阴益气，泻热通腹。方以新加黄龙汤加味：生地黄15g，高丽参（冲服）10g，麦门冬15g，玄参15g，沙参15g，当归6g，生大黄（后下）9g，芒硝3g，生甘草6g，玉竹10g，生姜10g。1剂/天，水煎2次，调匀，分早晚服，同时各加服海参1条。3剂后腹痛明显减轻，大便清稀，精神好转。原方去芒硝，变高丽参为党参，与生大黄同煎，继服10剂，腹痛消失，食量增加，面色红润。治疗2个月后复诊，诸症消失，痊愈。

按语：本例患者系气阴两伤，阴虚火旺，阴津暗耗，燥热内结所致腹痛，虽患者以阴虚火旺，气阴两伤为其主要病机，但因其舌红、苔黄燥可知有燥热之邪，唯恐单一滋补以助邪，故治以攻补兼施，新加黄龙汤正适其证，攻不伤正，补不助邪，滋阴益气与泻热通便并行为治，使大便得通，腹痛渐止，正气恢复。既避免了大量纤维增生，肠袢相互粘连导致肠梗阻，又能增强人体免疫力，故使用本方甚效。

案例 2：曹某，女，63 岁，2003 年 4 月 28 日初诊。

2 年前发现右手用力时颤抖、不能持物，右下肢乏力，不能行走，头昏，大便秘结，6 ~ 8 日一行，腹部胀满，不欲饮食。曾在多家医院就诊，头颅 CT 及肠镜检查未见异常而诊为中风。长期口服果导片及中成药，效果不明显。现右手时有颤抖，舌颤，表情呆滞，行走及翻身困难，腹胀，不欲饮食，大便 1 周未行。查右侧肢体肌张力增高，呈铅管样，肌力 V 级，左侧肢体肌力、肌张力正常。双侧病理征阴性。舌质淡红，苔黄厚腻，脉细弦。诊断为帕金森病。证属热结里实，气阴不足。治以泻热通便，滋阴益气。方用新加黄龙汤加减。生地黄、玄参、麦冬、当归各 15g，人参（另煎）、芒硝（冲服）各 3g，生大黄 10g，海参 2 条，姜汁 2 匙（冲服），生甘草 6g。煎汤 200mL，分 2 次服。服 1 剂后大便得通，再以上方去人参、大黄、芒硝，加党参 20g，黄芪、珍珠母各 30g，白僵蚕、全蝎、红花、石菖蒲、肉苁蓉各 10g，葛根 15g。水煎，日 1 剂，分 2 次服。随症加减调治半年，同时口服美多芭、苯海索。服药后大便恢复正常，右侧肢体乏力好转，能自行翻身及下床行走，无腹胀，饮食正常。

按语：帕金森病便秘多属中医“虚秘”。用新加黄龙汤加减，方中大黄、芒硝泻热通便，软坚润燥，玄参、生地黄、麦冬、海参滋阴增液，人参、甘草、当归补气益血。诸药合用，使正气得运，阴血得复，大便可通。大便通畅后，去大黄、芒硝以防苦寒伤胃，去人参以防助热，加用党参益气健脾，珍珠母、白僵蚕、红花、石菖蒲、葛根息风止颤，活血通络。以此方继续服用以巩固疗效，可使大便恢复正常，且无不良反应。

【方剂点评】新加黄龙汤是一首攻补兼施的方剂。该方以滋阴增液、补气益血以治本，用大黄、芒硝以治标，标本兼顾，扶正不忘攻邪，攻邪不伤正气，配伍全面，主次分明，深得温病治疗的精髓。对于温病后期正虚邪滞者具有良好的疗效。

【方歌与趣味速记】

方歌：新加黄龙草硝黄，参归麦地玄海姜。滋阴养液补气血，正虚便秘此方良。

趣味速记：新驾黄龙皇帝忙卖海龟，将嘈人喧。

【参考文献】

[1] 刘耀东．段海平．孙丽萍，新加黄龙汤治疗中风便秘疗效观察 [J]. 中医药学报，2009，37（5）：97-98.

[2] 李天德，新加黄龙汤眼科新用 36 例 [J]，现代中医药，2005，（2）：30-31.

[3] 宋鹏飞，余丽雅．新加黄龙汤临床应用举隅 [J]. 甘肃中医，

2008，21（4）：13-14.

[4] 王传兰．新加黄龙汤加减治疗帕金森病便秘 28 例 [J]. 实用中医药杂志，2005，21（10）：598.

[5] 许济群，王绵之．方剂学 [M]. 上海：上海科学技术出版社，1995.

[6] 刘子民．汤头趣记图释 [M]. 北京：北京科学技术出版社，2001.

大承气汤

（《伤寒论》）

【组成】 大黄四两，酒洗　厚朴八两，去皮，炙　枳实炙，五枚　芒硝三合

【用法】 上四味，以水一斗，先煮二物，取五升，去滓，内大黄，更煮取二升，去滓，内芒硝，更上微火一两沸，分温再服。得下，余勿服。（现代用法：水煎，先煎厚朴、枳实，后下大黄，芒硝溶服）

【功效主治】 峻下热结。用治阳明腑实证。症见大便不通，频转矢气，脘腹痞满，腹痛拒按，按之硬，甚至出现潮热谵语，手足濈然汗出。舌苔黄燥起刺，或焦黑燥裂，脉沉实。或热结旁流，下利清水，色纯青，脐腹疼痛，按之坚硬有块，口舌干燥，脉滑实。里热实证之热厥、痉病或发狂等。

【方解】 本方为峻下热结之代表方。方中大黄苦寒泻热，祛瘀通便，荡涤肠胃邪热积滞，消除致病之因，用为

君药。芒硝咸苦而寒，泻热通便，润燥软坚，协大黄则峻下热结之力尤增，以为臣药。芒硝、大黄合用，既可苦寒泻下，又能软坚润燥，泻热推荡之力颇峻。积滞内阻，致使腑气不通，则内结之实热积滞，恐难速下，故本方重用厚朴，亦为君药，以行气消胀除满。臣以枳实下气开痞散结，与大黄、芒硝相伍，泄其糟粕，以除填塞之壅，推荡积滞，以成速泻热结之功。四药合用，使塞者通，闭者畅，热得泄，阴得存，阳明腑实之证可愈。

本方的配伍特点是：泻下与行气并重，泻下以利行气，行气以助泻下，二者相辅相成，使胃肠气机畅通，共成峻下热结之最佳配伍。

本方煎服法为先煎枳实、厚朴，大黄后下，芒硝溶服，意在增其泻下之力。正如《伤寒来苏集·伤寒附翼》所云："生者气锐而先行，熟者气钝而和缓。"

【现代研究】本方现代常用于治疗急性单纯性肠梗阻、粘连性肠梗阻、蛔虫性肠梗阻、急性胆囊炎、急性胰腺炎、急性阑尾炎等症见便秘、苔黄、脉实者，以及某些热性病过程中出现高热、神昏谵语、惊厥、发狂等而见阳明腑实证者。

曾亚庆治疗急性胆囊炎 75 例，均有典型的上腹部及局部压痛，所有病例经 B 超检查，胆囊横径均大于 5cm，胆囊壁厚度 3 ～ 4cm。以大承气汤加蒲公英、金钱草、田七治疗，气滞型加香附、郁金；实热型加金银花、连翘；湿热型加茵陈、栀子，每日 2 剂，每 6 小时 1 次，每次 250mL，若大便已通，则去芒硝、栀子，改为每日 1 剂。结果：总有效率 97%，平均治疗天数为 8.34 天。

【文献选录】

方有执《伤寒论条辨》：枳实，泄满也；厚朴，导滞也；芒硝，软坚也；大黄，荡热也，陈之推新之所以致也。

柯琴《伤寒来苏集·伤寒附翼·卷下》：夫诸病皆因于气，秽物之不去，由于气之不顺，故攻积之剂必用行气之药以主之。亢则害，承乃制，此承气之所由，又病去而元气不伤，此承气之义也。

吴鞠通《温病条辨》：承气者，承胃气也……曰大承气者，合四药而观之，可谓无坚不破，无微不入，故曰大也。

吴鞠通：热结液干之大实证则用大承气汤， 偏于热结而液不干者，旁流是也，则用调胃承气，偏于液干多而热结少者则用增液，所以回护其虚，务存津液之心法也。

【医案举隅】

案例 1：江阴吴姓妇人，病起已六七日，壮热，头汗出，脉大，便闭七日未行，身不发黄，胸不结，腹不胀满，唯满头剧痛，不言语，眼张，瞳神不能瞬，人过其前，亦不能辨，证颇危重。余曰：目中不了了，睛不和，燥热上冲，此《阳明篇》三急下之第一证也。不速治，病不可为矣。于是遂书大承气汤方与之：大黄四钱，枳实三钱，川厚朴一钱，芒硝三钱。并嘱其家人速煎与之服，竟一剂而愈。（《经方实验录》）

按语：本案为热入阳明，燥热伤津，燥屎内结，腑气不行，燥热上攻之证。里热炽盛，蒸腾于外，则见壮热、汗出；

腑气不通，则见便秘不行；阳明燥热上扰则头痛、眼张、瞳神不能瞬，人过其前不能辨，即“目中不了了”“睛不和”之症，甚则不能言语，皆为神明被扰之象。故与大承气汤釜底抽薪，以存阴液，一剂而愈。

案例2：李士材治一伤寒患者，八九日以来，口不能言，目不能视，体不能动，四肢俱冷，咸谓阴证，诊之六脉皆无，以手按腹，两手护之，眉皱作楚，按其趺阳，大而有力，乃知腹有燥矢也。欲与大承气汤，病家惶惧不敢进。李士材曰：“吾郡能辨是症者，惟施笠泽耳，延诊之，若合符节，遂下之，得燥矢六七枚，口能言，体能动矣。故按手不及足者，何以救此垂绝之症耶？”（《续名医类案》卷一）。

按语：本案是伤寒里有燥实的热厥证，四肢俱冷，六脉皆无，可见邪气阻遏之甚，令阳气不得外达也。其辨证的着眼点在于足部趺阳脉大而有力及腹诊有触痛，故诊断为热厥而非寒厥。此为真热假寒之证，临证必须细心诊察，方致无误。

【方剂点评】本方所治之阳明腑实证，乃由实热与积滞互结于胃肠而成。热邪之由来，可因外寒入里化热，或温热之邪内侵而成。胃肠统属六腑，以通降为顺。邪热与肠中宿食相结，故见大便不通，腹痛拒按，潮热谵语，手足濈然汗出，舌苔黄燥起刺，或焦黑燥裂，脉沉滑实等。以上诸症前人归纳为“痞、满、燥、实”四字。“痞”是自觉胸脘有闷滞堵塞感；“满”是脘腹胀满；“燥”是肠中粪便既燥且坚；“实”是指热邪与燥屎互结，正盛邪实，腹痛拒按、苔黑、脉数有力等皆属实证。

本方辨证关键在于实热燥屎结于肠胃，热盛而津液急剧耗伤。根据《素问·阴阳应象大论》“其下者，引而竭之；中满者，泻之于内”的治疗原则，当峻下热结，以救阴液，亦即“釜底抽薪”“急下存阴”之法。

下利清水，色纯青，脐腹疼痛，按之坚硬有块，为“热结旁流”之象，乃腑热炽盛，燥屎内结不出，迫肠中津液从旁而下所致。故“旁流”是现象，“热结”是本质，应寒下使之通，即《类经》所谓“火热内蓄，或大寒内凝，积聚留滞，泻痢不止，寒滞者以热下之，热滞者以寒下之，此通因通用之法也”。

热厥、痉病或发狂是因邪热积滞，闭阻于内，或阳盛格阴于外而成厥逆；或伤津劫液，筋脉失养则痉；或热扰神明，心神浮越则狂。其中厥是假象，里有实热是其本。在四肢厥逆的同时，必有大便不通、腹痛拒按、口舌干燥、脉象滑实等实热症状，故应用寒下法治之，这种以寒下治厥逆的方法亦称为“寒因寒用”。痉病、发狂亦病同此因，情同此理，俱当以寒下之法治之。

上述诸证表现虽异，然病机相同，皆以邪热积滞阻于肠腑为其症结所在，故均用峻下热结之法，乃异病同治之理。

【方歌与趣味速记】

方歌：大承气汤用硝黄，配伍枳朴泻力强。痞满燥实四症见，峻下热结宜此方。去硝名曰小承气，便硬痞满轻泻良。调胃承气硝黄草，便秘口渴急煎尝。

趣味速记：硝将军朴实（笑将军朴实）。

【参考文献】

[1] 曾亚庆．大承气汤加味治疗急性胆囊炎75例[J].福建中医药.1992，23（1）：31-32.

增液承气汤

（《温病条辨》）

【组成】玄参一两　麦冬（连心）　细生地各八钱　大黄三钱　芒硝一钱五分

【用法】水八杯，煮取二杯，先服一杯，不知，再服。

【功效主治】滋阴增液，泄热通便。治阳明温病，热结阴亏，燥屎不行，下之不通，津液不足，无水舟停，服增液汤不下者。

【方解】方中重用玄参为君，养阴生津，启肾水以滋肠燥，臣以麦冬、生地黄滋阴壮水，增液润燥，三药质润而多汁，性一而力专，以"增水"之法，达"行舟"之用，"润剂即能通便"。其组成、功用、主治单一。而增液承气汤更佐以承气辈苦咸寒泻下之大黄三钱、芒硝一钱五分，其功既滋阴增液，又泄热通便，既润补又攻下。重在治疗阳明温病之既有阴亏，而热结更甚者。

【现代研究】

1. 治疗肛裂：吴氏用本方治疗肛裂，肛门局部检查可见肛管皮肤全层裂开，其中后位肛裂15例，前位肛裂7例，前后位都有者9例。属早期肛裂22例，慢性陈旧性肛裂9例。全部患者均有便秘症状，治后疗效显著。

2. 急性胰腺炎：张朝进用本方治疗急性胰腺炎 34 例，显效 27 例，有效 4 例，总有效率 91.18%。

【文献选录】

《历代名医良方注释》：温病热结阴亏，燥屎不行者，下法宜慎。此乃津液不足，无水舟停，间服增液汤（生地、玄参、麦冬），即有增水行舟之效；再不下者，然后再与增液承气汤缓缓服之，增液通便，邪正兼顾。方中生地、玄参、麦冬甘寒、咸寒，滋阴增液，配伍大黄、芒硝苦寒、咸寒，泻热通便，合为滋阴增液，泻热通便之剂。

【医案举隅】

案例 1：黏膜干燥症。

杜某，女，44 岁，农民，1985 年 10 月 30 日初诊。患者近月余口干渴，唇燥裂，鼻腔干痛，口腔黏膜干燥红嫩，触之发麻、疼痛，致使近日因惧痛难以进食，大便干结，二三日一行，痛苦难言，舌质红绛，无苔乏津，脉沉数有力。此为燥热伤胃阴、损津液而致黏膜干燥。上窍失润则痛，肠腑燥结则秘。治以增液承气汤加味，增津液，养胃阴，滋润孔窍，增水行舟。

处方：生地黄、玄参各 30g，麦冬 25g，大黄 8g，芒硝 5g，石斛、玉竹、沙参各 15g，甘草 6g。二剂，水煎服。11 月 5 日二诊：药后大便畅通，唇干裂，口腔黏膜红嫩，麻木、疼痛皆减，鼻尚干，口略渴，药已收效，上方去沙参加天花粉 15g，再进两剂，诸症悉除。按语：此例患者口、鼻黏膜干燥，大便燥结，此乃燥热伤阴耗液，黏膜失润，阳明燥结所致，若只事通便必更伤阴液，故以增液承气汤增水行舟润下，佐以石斛、玉竹、沙参、甘草养胃阴，润诸窍。药服四剂，津液得助，大便得行，黏膜滋润，麻痛自已。

案例 2：王某，男性，54 岁，干部。

住某医院传染病病房，住院后曾以抗生素治疗不效，第七天邀中医会诊。于 1978 年 9 月 29 日初诊。症状：发热，体温 39℃ ~ 41℃，昼轻暮重，高热时伴有憎寒，神情淡漠，气急胸闷，咳痰黏稠，腹胀满，按之微硬，大便已六日未行，腿脚酸疼，入夜更甚，但无红肿，舌绛，舌根及中部苔黄黑而干，脉滑数。西医诊断为败血症并发肺炎。中医辨证属热毒入营，肺失肃降，胃腑蕴结，津枯邪滞，气营两燔。治法：养津通腑，清热肃肺。拟增液承气汤加减。

处方：鲜生地黄 30g，元参 12g，麦冬 10g，制大黄 10g，川贝母 6g，鱼腥草 30g，金银花 20g，炙甘草 4g。

服 2 剂后大便 1 次，微溏，粪色焦黄，腹满顿减，胸闷气急亦轻，晨间体温 38.3℃，舌绛红，根部黄苔未退，脉象滑数。再守原方去川贝母，玄参减量，加石斛、枳壳、生薏苡仁，2 剂后大便每日 1 次，腹软，知饥欲食，体温午后尚 37.5℃，腿脚酸痛明显减轻，苔黄燥已退，舌质红而略润，脉象濡缓，热势已退，营阴未复，再与原方减去制大黄、鱼腥草，加鲜芦根 1 尺、冬瓜仁 12g，3 剂后身热已解，神清寐安，舌质红润，脉濡缓，再进养津益胃之剂以善其后。

按语：应用增液汤以清热凉血，增液行舟，步步顾护阴津。养阴与清热、解毒、攻下法联合应用，说明增液汤可根据病情与多法联用以增强疗效，咸寒甘苦药相配，可合化阴气。

【方剂点评】

增液汤具有滋阴增液，清营凉血之功效。可用于外感热病之阴伤及热入营血证，亦可用于内伤杂病属津亏液损者，故也可治产后阴亏之便秘，这在《温病条辨》有论："产后无他病，但大便难者，可与增液汤。"

本方应用过程中需注意以下几点：

1. 临证尚需辨证求因、审因论治而酌与清热、解毒、攻下、凉血、收涩、益气、开窍等法配合应用，以提高疗效。

2. 应用本方剂量要大。吴氏在《温病条辨》中焦篇第1条方论中谈道："三者合用，作增水行舟之计，故汤名增液，但非重用不为功。"清代陈士铎在《本草新编》中的论述更加形象："火炽，必须以水济之，苟不以汪洋之水速为救援，水立尽矣。"

3. 本方一派阴柔之品，恐滋腻碍胃，故需适当佐以理气健胃之品，使其补而不滞。

4. 补阴要注意阴阳互根原理，可随证酌加益气、温阳之品，此乃阳中求阴之法也。《素问·阴阳应象大论》曰："阳生阴长，阳杀阴藏。"本书提到的加减复脉汤于大队滋阴药中加甘温之炙甘草即有此意。

5. 如湿温尚未化热，则非本方所宜。

【方歌与趣味速记】

方歌：增液承气参地冬，硝黄加入五药供。热结阴亏大便秘，壮水行舟便自通。

趣味速记：皇帝卖元宵（黄地麦元硝）。

【参考文献】

[1] 吴冰．增液承气汤治疗肛裂31例[J]. 安徽中医学院学报，1993，12（4）：28.

[2] 张朝进．中西医结合治疗急性胰腺炎68例[J]. 中国中医急症，2007，16（10）：1249.

[3] 陈传儒．增液承气汤治验二例[J]. 新中医，1987，（5）：46.

[4] 方药中．名家中医温病汇讲[M]. 北京：人民卫生出版社，2009.

枳实导滞汤

（《重订通俗伤寒论》）

【组成】大黄一两　枳实（麸炒，去瓤）　神曲（炒）各五钱　茯苓（去皮）　黄芩（去腐）　黄连（拣净）　白术各三钱　泽泻二钱

【用法】上为细末，汤浸蒸饼为丸，如梧桐子大。每服五十至七十丸，食远，温开水送下。

【功效主治】下滞通便。温病热证而有里滞者。表现

为身热，胸腹灼热，恶心，呕吐，大便溏滞不爽，舌苔黄垢腻，脉濡数。

【方解】大黄、枳实，攻下破气，排除积滞，积滞消除，则腹部胀痛立减，即所谓“通则不痛”。黄连、黄芩，燥湿清热；泽泻、茯苓，利湿下行，四药清利湿热，在大黄、枳实的配合之下使肠中垢腻得以外泄，刺激因素得以消除，所以泻痢者得之可止，便秘者得之可通。神曲消食，以助消化；白术补脾固胃，以免芩、连、大黄苦寒伤胃。各药配合，不但能清除湿热积滞，还能恢复脾胃的运化功能。痢疾初起，用它能缩短疗程，即所谓“痢疾不忌当头下”，但痢疾后期，正虚阴伤时，则不宜应用本方泻下。

【现代研究】现代研究证实，枳实导滞丸不同剂量组对抗阿托品所致胃肠运动抑制有明显差异。

【文献选录】

《医方集解》：此足太阴、阳明药也，饮食伤滞，作痛成积，非有以推荡之则不行，积滞不尽，病终不除。故以大黄、枳实攻而下之，而痛泻反止，经所谓“通因通用”也；伤由湿热，黄芩、黄连佐以清热，茯苓、泽泻佐以利湿；积由酒食，神曲化食解酒，温而消之；芩、连、大黄苦寒太过，恐伤胃气，故又以白术之甘温，补土而固中也。

【医案举隅】

案例1：邪结肠腑，湿热蕴结（急性肠炎）。

贺某， 女，20岁。1996年1月5日初诊。患者于

1周前怕冷发热，入院时表现：发热（T 40℃），神清，大便溏薄（每日3 ~ 4次），脘腹痞胀，恶心，纳差，血及小便常规正常，胸透（－）。大便常规：白细胞（++），红细胞少。西医按急性肠炎治以补液，并加抗生素治疗，体温降至38.6℃，再用西药无效而请中医会诊。刻诊：发热（T38.6℃），神情略显呆滞，脘腹痞胀，按之灼手，大便溏而薄（绛色），肛灼，滞下不爽，舌苔黄腻，脉濡数。中医诊断：伏暑（邪结肠腑，湿热蕴结）。治以清化湿热，导滞通腑。方用枳实导滞汤化裁。

枳实、白术、焦山楂、焦神曲、黄芩、泽泻、川厚朴、佩兰各10g，川黄连4g，槟榔、连翘、葛根各10g，茯苓15g，生大黄6g。

3剂后大便通畅，脘腹痞胀、灼热减轻，体温降至37.8℃，原方更进3剂，热平，脘腹诸症除。原方去川厚朴、槟榔，加木香10g，白芍10g，大黄减为4.5g，更进3剂，诸恙消失，停中药，嘱节饮食，观察1周正常。

按语：暑热湿邪，深伏肠腑，至冬郁极乃发，病情深重。湿热蕴结肠腑，胶着缠绵，邪无出路，虽屡用抗生素亦无济于事，非通因通用，不能祛除其湿热之邪，故径用枳实导滞汤，下不厌早，必待湿热陈邪涤净，乃为病愈之时。

案例2：嗜睡（发作性睡病）。

许某，男，60岁，退休工人，1983年1月10日就诊。1月前患感冒，经服解热类西药，其头痛、身困重等症状减轻，但逐渐出现嗜睡，无论正在进食或交谈或干家务时，只要睡意袭来即不可抑制，睡时可唤醒，或睡数十分或数小时自醒，醒后可继续做事。曾在本市某医院神经内科按“发作性睡病”以西药治疗无效，故建议其服中药治疗。刻诊：嗜睡同前，伴乏力身困，脘痞腹胀，口苦纳呆，口角糜烂，矢气臭秽，舌红，苔黄腻，脉弦滑。乃痰热与积滞交阻中脘，浊气上逆，清阳不升，神明失用。治以化痰清热开窍兼消积和胃降浊。

处方：枳实 18g，大黄 9g，黄芩 10g，黄连 6g，茯苓 15g，泽泻 15g，槟榔 12g，石菖蒲 15g，麦芽 20g，神曲 20g，白术 12g，荷叶 6g。日 1 剂，水煎服。药后泻下大便甚多，痞胀口苦大减，睡眠较前少。原方减大黄为 6g，继服 3 剂，嗜睡基本消失，唯感身困乏力，时有呵欠，苔薄腻，略黄，脉弦缓，改用健脾汤加减，7 剂后诸症失而病愈。随访半年无复发。

按语：素蕴痰湿之人，易患嗜睡之疾，以阳主动阴主静故也。该患者形体肥胖，平时睡眠时鼾声颇重，此次感冒发热后睡眠明显增多，系邪热未解，内传入胃，与素有之痰湿食积相接，蒙蔽清阳所致。故以清热化痰，和胃导滞之法而取效。

【方剂点评】

枳实导滞汤是《重订通俗伤寒论》中治疗温病热证，里有积滞之名方。本方以川厚朴、枳实、槟榔理气化湿，消积导滞。改大黄为芒硝泻热通便，润燥软坚，杏仁能止咳平喘，润肠通便，莱菔子消食行气除胀。黄芪补中益气生肌，当归养血和血，辛润通便，木香、桔梗理气，白术健脾（现代药理研究表明，白术有促进胃肠分泌的作用，可使胃肠分泌旺盛，蠕动加快）。应用时，根据患者寒热虚实，对各药味的用量及配伍进行适当加减，再随证辅以行气止痛、健脾益气、补气养血等药味，兼顾患者基本病机，故能药到病除。麻仁软胶囊是润下剂中治疗胃肠燥热、大便秘结的常用有效中成药，对术后大便困难者亦有效，然而效果没有口服随症加减枳实导滞汤理想，原因可能是成药的各药物成分固定，虽有小承气汤攻下之功，但仅用枳实、厚朴行气，力量明显不及，且仅针对气滞，而湿热食滞不除，则治标不治本，故难以显效。

【方歌与趣味速记】

方歌：枳实导滞首大黄，芩连曲术茯苓助。泽泻蒸饼糊丸服，温热积滞力能攘。若还后重兼气滞，木香导滞加槟榔。

趣味速记：秦始皇连服白喜鹊。

【参考文献】

[1] 国家药典委员会编 . 中华人民共和国药典 [M]，北京：化学工业出版社，2005 年 .

[2] 沈金开 . 伏暑验案四则 [J]. 江西中医药，2003，34（245）：9.

[3] 张海深 . 枳实导滞汤的临床活用 [J]. 河南中医，2001，21（1）：67.

牛黄承气汤

（《温病条辨》）

【组成】安宫牛黄丸两丸　生大黄（末）三钱

【用法】安宫牛黄丸化开，调生大黄末，先服一半，不知再服。

【功效主治】通腑开窍。治阳明温病，邪闭心包，神昏舌短，内窍不通，饮不解渴者。

【方解】此病阳明里热炽盛，上扰清窍，腑气不通，少阴肾水亏耗，有闭脱之虞。治当攻下开窍，方用牛黄承气汤清热通便，清心开窍，救垂危之阴液，为两少阴合治法。本方用安宫牛黄丸二丸，化开，调生大黄末。安宫牛黄丸清热开窍，生大黄清热通便。

【现代研究】牛黄承气汤具有解热和增强免疫力的作用，既能够表现出显著的解热效果，又能增加胸腺中 $CD4^+/CD8^+$ 的比值。牛黄承气汤能增加 P 物质、NT 含量，从而起到降温作用。另外，在临床应用上有用于急性尿毒症的报道，效果良好。

【文献选录】吴鞠通《温病条辨》：邪闭心包，神昏舌短，内窍不通，饮不解渴者，牛黄承气汤主之。

【医案举隅】

案例 1：黄某，男，54 岁，农民。1993 年 4 月 12 日初诊。

患者于 5 年前曾发胆石症。本月 3 日进食鸡蛋后又突发右胁胀痛，伴轻度恶寒发热，恶心，呕吐食物残渣。次日白睛黄染。经当地卫生院诊治，痛未缓解。5日晚急诊，测血压6.7/0kPa，经抗休克等治疗，血压回升至12/8kPa。6日收住院。检查：精神萎靡，反应迟钝，右侧球结膜下出血，右上腹压痛，莫菲征阳性，双下肢皮肤注射部位出现紫癜数处。血肌酐442mmol/L，尿素氮17.83mmol/L，血白细胞36×10^9/L，中性0.90，血小板18×10^9/L，尿红细胞（++++）。B超提示：肝内外胆管多发结石伴扩张，胆囊积液。经抗休克、抗感染等综合治疗3天，无明显改善，24小时尿量少于500mL，病情危重。在家属强烈要求下于9日出院。出院诊断为化脓性胆管炎、急性胆囊炎、急性肾衰竭并发DIC。返家次日，全身出现块状紫癜。经当地医生输液治疗后，11日神志昏糊，家属拟料理后事。12日见其呼吸尚存，遂邀余出诊。至病家，患者神昏，呼之不应，压眶尚能皱眉，全身皮肤灰暗而黄，散在拇指大的褐色斑块约20个，两眼闭合，瞳仁等圆，白睛黄染并见褐色出血斑，不饮、不食、无尿已1日余，大便不行已3日，牙关不紧，撬开见舌短，苔灰黑焦黄，欠有润津，脉细无力。腋下体温36.5℃，脉搏92次/分，呼吸20次/分，血压12/8kPa。心音低钝，右胁下按之有抵抗，莫菲征阳性。试以开水喂服，尚能微微下咽，则尚可挽救于万一。以牛黄承气汤合新加黄龙汤加减。

西洋参（另煎）、芒硝（冲）、郁金、炒黄芩、焦山栀、生地黄、麦冬、玄参、丹参各10g，生大黄30g，茵陈15g，牛黄清心丸（研冲）1粒。

煎后急置凉水中隔水降温，少量多次，频频喂服。嘱其家属如见少量尿液，则是佳兆。家属喂药达旦。13 日凌晨裤湿，并排出臭秽大便甚多，神志亦见好转，乃于上午 9 时送至我院。知其急性肾衰已好转，原方去清心牛黄丸，加枳壳、金钱草，测尿量增至每日约 1000mL，体温 37℃ ~ 38℃，呼吸 20 次 / 分，脉搏 55 ~ 60 次 / 分，血压 12.7 ~ 13.3/8kPa，考虑全身情况好转后，宜手术治疗。至 30 日再次休克，又经抗休克包括输血等处理好转，至 5 月 10 日又见休克。考虑胆管梗阻未除，则感染性休克终难控制，遂切除胆囊，切开胆总管取石，以后又经输血、抗感染、应用止血剂等一系列西医处理，共住院 78 天，痊愈出院。现今能参加农事劳动。

按语：本例患者由饮食等因素致肝胆气滞，湿热壅阻，发为胁痛；湿热蕴郁日久，胆汁受阻，煎熬成石，进食油腻后胁痛复作，进而胆汁逆溢，故目黄、尿黄、肤黄；邪从阳燥化，腑气不通，故大便秘结；湿热兼秽浊消灼肾液，肾气开合失司，关门不利，故关格无尿；邪陷心包，内窍不通，故神昏；热毒内盛，迫血妄行，则发为紫褐斑；舌短，苔焦黄垢黑而乏津，亦湿热秽浊内盛伤阴之征；脉细无力为气阴两虚之象。视其内闭外脱、阴阳关格而小便不利为要害，治以扶正固脱、开窍通关。以牛黄丸芳香化秽浊而利诸窍，合调胃承气汤为牛黄承气汤，即如《温病条辨》所谓“咸寒保肾水而安心体，苦寒通火腑而泻心用，此两少阴合治法也”。加麦冬、玄参及西洋参合调胃承气，即新加黄龙汤意，吴氏谓其“保津液之难保，又去血结之积聚”。大黄重用，合丹参，可活血通络、祛瘀生新；加茵陈、黄芩、郁金，清湿热而利胆。全方益气生津、急下存阴、清利湿热、开窍通浊，继以西医治疗，终于化险为夷。

【方剂点评】邪闭心包，神昏舌短，内窍不通，饮不解渴者，牛黄承气汤主之。现症主要是因为阳明里热炽盛，上扰清窍，腑气不通，少阴肾水亏耗，有闭脱之虞。临床应准确辨证，使其达到清热开窍之力。

【方歌与趣味速记】

方歌：牛黄承气大黄研，更取安宫药两丸。舌短神昏心包闭，饮唯解渴快通关。

趣味速记：安宫牛黄大将军。

【参考文献】

[1] 张思超，周东民，王晓君，等．牛黄承气汤对病毒性发热兔的退热及免疫调控作用研究 [J]. 山东中医药大学学报，2009，33（1）：66-68.

[2] 张思超，周东民，王晓君，等．牛黄承气汤对病毒性发热兔 P 物质、神经降压素的影响 [J]. 山东中医药大学学报，2010，34（1）：82-83.

[3] 刘普希，陈学常，陈学英．牛黄承气汤合加减黄龙汤治疗急性尿毒症 [J]. 浙江中医杂志，1998，（2）：54.

护胃承气汤

（《温病条辨》）

【组成】生大黄三钱　元参三钱　细生地三钱　丹皮两

钱　知母两钱　麦冬（连心）三钱

【用法】水五杯，煮取两杯，先服一杯，得结粪，止后服，不便，再服。

【功效主治】清热通便，养阴增液。温病下后数日，热不退，或退不尽，口燥咽干，舌苔干黑，或金黄色，脉沉而有力。

【方解】护胃承气汤出自《温病条辨》，主治温病下后，邪气复聚于胃，临床表现为“热不退，或退不尽，口燥咽干，舌苔干黑，或金黄色，脉沉实有力”。病机为邪热未尽，复聚于胃，阴液耗伤。治当攻下与益阴，方用护胃承气汤清热通便，养阴增液。本方由生大黄、元参、生地黄、丹皮、知母、麦冬六味药物组成。方中生大黄清热通便，元参、生地黄、麦冬养阴增液，知母、丹皮清热养阴。全方具有清热通便，养阴增液的功效，适用于热盛阴伤，腑气不通的疾病。

【现代研究】临床用护胃承气汤攻余热而不伤胃阴，养阴而不留邪。燥热伤津所致的消渴便秘应用护胃承气汤治疗。

【文献选录】

吴鞠通：主治温病下后，邪气复聚，口燥咽干，舌苔干黑，或金黄色，脉沉有力之阴伤邪结证。小承气汤之枳实、厚朴有伤气劫阴之嫌，下后阴伤者不宜，是故《温病条辨》变通化裁而为本方。

【医案举隅】

案例：男，80岁，1996年5月因便秘3年来诊。

有2型糖尿病史7年。症见口干咽燥，多食易饥，时有口苦，脘腹胀满，大便干结难排，3 ~ 5 日排便 1 次，舌暗红而干，苔黄燥，脉沉而有力，空腹血糖 14.3mmol/L。诊为消渴便秘，给予护胃承气汤加减，水煎服。方药如下：生大黄 9g，玄参 9g，生地黄 12g，牡丹皮 6g，知母 6g，麦冬 15g，茵陈 15g。服药 1 剂，排干结大便 2 次，服药 2 剂，排稀便 2 次。患者脘腹胀满、口干咽燥减轻，无口苦，苔黄消失，大便有排不尽之感。上方减大黄、茵陈，加黄芪 20g 继服。服药 16 剂，患者诸症皆除，血糖降至正常。嘱其注意调节饮食，将护胃承气汤原方大黄减半，炼蜜为丸，间断服用，至今各项指标均正常。

按语：护胃承气汤是治疗消渴便秘的良方。护胃承气汤源自清·吴鞠通之《温病条辨》，是为阳明温病下后仍身热不退兼有便秘所设。“证见热不退，或退不尽，口燥咽干，舌苔干黑，或金黄色，脉沉而有力”。方中大黄性味苦寒，归脾、胃、大肠等经，是常用的泻热通便要药，常用之滋阴清热，润肠通便，治疗舌干口渴、多饮多食、便秘等症。方中 6 味药，以甘苦寒为主，多入肺、胃、肾三经，为苦甘之法，且原方应用药物剂量适中。诸药合用，上能润肺燥，中能清胃热，下能滋肾阴，且以清热为主，共奏滋阴泻热通便之功效，尤合消渴便秘之病机。

【方剂点评】护胃承气汤缓下热结，兼护胃阴，其中含有增液汤，可护胃阴以润下通便。大黄通下热结，知母清热润燥，丹皮清血分伏热，防其热入阴分。护胃承气汤是滋阴以涤邪的通下缓剂。

【方歌与趣味速记】

方歌：护胃承气大黄生，玄母丹麦更护阴。温病下后脉沉实，清热增液便自通。

趣味速记：大将军到丹麦生玄母。

【参考文献】

[1] 余信树. 谈吴鞠通对张仲景下法的继承和发展 [J]. 湖北中医杂志，1993，15（1）：30-31.

[2] 李国平，刘香云，张淑贤. 试论吴鞠通对下法的贡献 [J]. 中医药学报，1993，（6）：8-10.

[3] 袁云成. 浅析消渴便秘辨治 [J]. 吉林中医药，2001，(2)：1-2.

解毒承气汤

（《通俗伤寒论》）

【组成】银花三钱　生山栀三钱　小川连一钱　生川柏一钱　青连翘三钱　青子芩两钱　小枳实两钱　生锦纹三钱　西瓜霜五分　金汁一两（冲）　地龙两支

【用法】先用雪水六碗，煮生绿豆二两，滚取清汁，代水煎药。

【功效主治】峻下三焦毒火。治疗疫毒。症见神昏不语，人如尸厥，加局方紫雪，消解毒火，以清神识。

【方解】解毒承气汤出自《通俗伤寒论》，主治疫毒。宜峻下三焦之毒火。方中用金银花、连翘、栀子、黄芩轻清宣上以解疫毒；黄连合枳实，善疏中焦，苦泄解毒，即所谓疏而逐之也；黄柏、大黄、金汁咸苦达下，速攻其毒，即所谓决而逐之也；雪水、绿豆清解火毒之良品。诸药配伍，以达峻下三焦火毒之力。

【现代研究】临床用解毒承气汤诊治铅中毒患者，取得了满意疗效。另外在治疗传染病属于疫毒旺盛者，亦可用之。急性有机磷农药中毒，可采用解毒承气汤灌服，结合常规西医治疗，疗效满意。

【文献选录】俞根初：此方用银、翘、栀、芩轻清宣上以解疫毒；黄连合枳实，善疏中焦，苦泄解毒，即所谓疏而逐之也；黄柏、大黄、西瓜霜、金汁咸苦达下，速攻其毒，即所谓决而逐之也；雪水、绿豆清解火毒之良品。合而为泻火逐毒，三焦通治之良方。

【医案举隅】

案例：刘某，男，39岁，工人。

病者素喜饮酒，于一月前饮用含铅的新汤壶盛酒，饮下约1000毫升，三天后出现腹痛、腹胀、恶心呕吐，腹痛呈阵发性加剧，小便短赤不畅，在当地卫生院按急性胃炎、胆道蛔虫等治疗无效。入院时面色少华，表情痛苦，腹胀满疼痛，阵发性绞痛，口臭（金属味），上下牙眼有灰黑色铅线各一条，大便秘结，小便短赤不畅，舌红，苔黄，脉象弦滑。血压160/94mmHg，尿常规：红白细胞（+），尿铅测定0.09毫克/升，诊断为铅中毒，辨证为邪毒内结，腑气不通。拟通腑泄热，解毒利尿之法。用解毒承气汤加减：生大黄10g（后下），芒硝10g（冲化），枳壳10g，黄连6g，栀子10g，木通10g，车前子10g，淡竹叶

10g，黄芩 10g，葛花 15g，金银花 10g，青木香 10g，益元散 20g。每日两剂，水煎，分四次服。服上药二剂，泄下秽臭大便约 600 毫升，腹痛大减，但小便尚短赤，守方去芒硝，加连翘 10g，海金沙 10g，每日 1 剂，再进 5 剂，诸症消失，改用益气养阴法调理善后，住院 10 天，痊愈出院。

按语：中医无铅中毒病名，其腹痛腹胀、呕吐便秘、口臭、小便短赤，苔黄等症，符合阳明腑实证，且其病因为铅毒内结，多与饮酒有关，故取承气汤通腑泄热，以黄连解毒汤加木通、车前子、竹叶、益元散、金银花等解毒利小便，配葛花以解酒毒，使毒从两便分消，故病可愈。

【方剂点评】解毒承气汤治疫毒，宜峻下三焦之毒火。用解毒承气汤灌服，结合常规西医措施，治疗急性有机磷农药中毒、铅中毒以及传染病，并取得了较好的临床效果。

【方歌与趣味速记】

方歌：解毒承气大黄实，三黄银翘栀地龙。再配瓜霜金汁液，专清三焦热火毒。

趣味速记：三黄只瞧西瓜花，将军只学斗金龙。

【参考文献】

[1] 黄炳初 . 解毒承气汤治疗铅中毒 [J]. 江西中医药，1987，（5）：26.

[2] 薛伯寿 . 杨栗山温病十五方的临床应用 [J]. 江苏中医杂志，1981，（4）：21-23.

[3] 李春英 . 中西医结合治疗急性有机磷农药中毒 124 例 [J]. 河南中医，2007，27（1）：61.

祛 湿 方

祛湿方是具有化湿泄浊，宣通气机，运脾和胃，通利水道作用的一类方剂，主要由清热、芳化、苦燥、淡渗之品组成，适用于各种湿热性质的温病。湿热是由性质相反的两种邪气组成，湿浊属阴邪，黏腻难解，故病势多缠绵日久，治疗时当注意祛湿，即叶天士所谓："湿不去则热不除。"

祛湿方在治疗温病时要注意：权衡湿与热之侧重及邪所处部位而选用相应的药物，湿重于热者主以化湿辅以清热，热重于湿者主以清热辅以化湿，湿热并重者则清热化湿并重；若湿邪已化燥者不可滥用祛湿之品，以免产生变证；素体阴液亏虚者慎用祛湿剂，以免阴液更伤；对温病中出现的小便不利，不能一概用淡渗利湿之品，要区别对待，审查小便不利为何因所致，辨证施治。

现代药理研究证实，祛湿方具有抗感染、利尿、调整胃肠功能、调整免疫功能等作用。

薏苡竹叶散

（《温病条辨》）

【组成】薏苡仁五钱　竹叶三钱　飞滑石五钱　白蔻仁

一钱五分　连翘三钱　茯苓块五钱　白通草一钱五分

【用法】共为细末，每服五钱，日三服。

【功效主治】辛凉解表，淡渗利湿。治湿温。湿郁经脉，身热疼痛，汗多自利，胸腹白疹。

【方解】薏苡竹叶散的功用为辛凉解热，淡渗利湿，双解表里。主治湿泛肌表的白痦病，症见身热身痛，汗多自利，小便短少。方中薏苡仁甘淡微寒而属土，益土以生金，故能补肺清热，又能健脾利水渗湿，一物二用，为君药。淡竹叶辛淡甘寒，清热利小便，使湿热之邪从小便而去，且能除烦；滑石淡渗湿，甘益气、补脾胃，寒泄热，其色白入肺，上开腠理而发表，下走膀胱而行水；白豆蔻辛热，温暖脾胃，通利三焦，为肺家本药；连翘苦微寒，入心经，兼除阳明经气分湿热；茯苓甘温益脾助阳，淡渗利窍除湿，色白入肺，泄热而下通膀胱；通草色白气寒，体轻味淡，气寒而降，故入肺经，引热下行而利小便，味淡而升，故入胃经。此六味药相须为用，清里热，利水湿，共为臣药。本方用薏苡仁之辛凉，合竹叶之甘淡，滑石、茯苓之淡渗，连翘之苦寒，白豆蔻之辛热而成苦寒辛凉之剂，既能清里热而止利，又能散表邪而除湿，为双解表里之剂。

【现代研究】

1. 喻华兴以氤氲汤合薏苡竹叶散加减，治疗青少年扁平疣十余例，效果良好。轻者服六剂，重者服十二剂，扁平疣全部消退。

2. 周恒民应用加味薏苡竹叶散治疗手足口病 56 例，服药 2 日，治愈 24 例，3 日治愈 20 例，4 日治愈 12 例，取得较好效果。

3. 周淑桂等应用薏苡竹叶散加味治疗蛇串疮之脾经湿盛型，疗效满意，应用此方后，水疱内水液很快减少，疱疹干瘪，周围皮肤颜色变淡，疼痛减轻或消失。尤其对于水疱较多而且密集者，疗效更为显著。

【文献选录】

《温病条辨·中焦篇》66 条：湿郁经脉，身热身痛，汗多自利，胸腹白疹，内外合邪，纯辛走表，纯苦清热，皆在所忌，辛凉淡法，薏苡竹叶散主之。”自注言：“汗多则表阳开，身痛则表邪郁，表阳开而不解表邪，其为风湿无疑，盖汗之解者寒邪也，风为阳邪，尚不能以汗解，况湿为重浊之阴邪，故虽有汗而不解也。学者于有汗不解之证，当识其非风则湿，或为风湿相搏也。自利者小便必短，白疹者，风湿郁于孙络毛窍。此湿停热郁之证，故主以辛凉解肌表之热，辛淡渗在里之湿，俾表邪从气化而解。里邪从小便而驱，双解表里之妙法也。

【医案举隅】

案例 1：史某，女，28 岁，农民。1988 年 11 月 12 日初诊。

患者 1987 年 6 月开始多疑，独自哭笑，幻听，失眠，出走，思维障碍，语无伦次，自知力差，生活不能自理。检查时不甚合作。经一年多的中西药治疗症状无好转。刻诊：恶心，食欲不振，发热，头晕，心烦，小便短赤，舌尖红，苔黄腻，脉滑数。

诊断：狂证。辨证分析：感受湿热，湿困脾胃，故恶心，食欲不振，舌红，苔黄腻，脉滑数。湿热上蒙清窍，心神被扰故发为狂证；湿邪黏腻，故病程缠绵，久治不愈。治则：清热化湿，开窍醒神，用“轻以去实法”。

处方：用薏苡竹叶散加减。薏苡仁 15g，竹叶 15g，滑石 20g，白豆蔻 6g，连翘 10g，茯苓皮 15g，通草 10g，郁金 10g，蚕砂 15g，鲜荷叶 20g。

用法：每日 1 剂，水煎 2 次，共成 300mL，分 2 次服，30 天为一疗程。

结果：服上方 1 个月，幻听减少，思维较连贯，自知力稍恢复，诸症减轻。继服 1 个月，仅遗留轻微幻听，心烦，自知力完全恢复。原方服至 3 个月时幻听消失，生活能自理，劳动力恢复。继续服原方半年后停药。1 年后生育一男婴，随防 10 年未复发。

按语：狂证多属西医精神分裂症范畴，易复发，用西药治疗需长期或终身服药，不可避免地产生毒副作用。近年来，用中药治疗已取得了较好的疗效。笔者在临床发现用既往的方法治疗，仍有许多病例不能取效，故重温文献，发现以往文献多以清热，化痰，活血祛瘀，镇惊息风等重浊之剂。结合临床，许多患者起病于夏秋季，天暑下逼、地湿上蒸之时，感受湿热淫邪是其病因。伴随症状中多有胸闷，心烦，恶心，苔黄腻或厚腻，舌质红，脉滑数或濡数等典型的湿热症状，且其病程长，正与湿温病的病因、病程和症状相合，湿温“内蒙心窍则神昏”，且缠绵难愈，故尝试以治疗湿温病的“轻以去实”之法来治疗。用薏苡竹叶散加味，“主以辛凉解肌表之热，辛淡渗在里之湿”。

加鲜荷叶升发清阳以开窍，郁金凉血清心以醒神，使湿热得去，心神得安，故病得愈。该法与活血化瘀、重镇、劫痰等法迥然不同。用药极为平淡，故副作用极少，治疗效果好，价格相对低廉，对狂证的治疗，特别是一些用常法不能取效的顽固病例，不失为一种好方法。

案例2：陈某，男，31岁。2004年6月21日初诊。

患者双手反复起水疱，伴瘙痒6年，复发5天。每年于夏季发作，此次自服抗组胺药治疗3天，症状无明显缓解，自觉瘙痒，有灼热感，伴手足多汗。查体：双手掌及拇指桡侧见较多米粒大小的水疱，呈半球形，略高于皮面，疱液清亮，散在分布，舌质淡红，苔白微腻，脉滑。诊断：出汗不良性湿疹。辨证属湿热郁表。治宜清泄湿热，透邪外达。

处方：薏苡竹叶散加味。薏苡仁30g，竹叶12g，滑石30g，白豆蔻6g，连翘15g，茯苓20g，通草6g，蝉蜕10g。

水煎，每日1剂，分2次服。

服药7剂后，水疱干涸脱皮，瘙痒及灼热感消失。上方去蝉蜕，继服7剂调理。后随访2年未复发。

按语：《温病条辨》云："湿郁经脉，身热身痛，汗多自利，胸腹白疹，内外合邪，纯辛走表，纯苦清热，皆在所忌，辛凉淡法，薏苡竹叶散主之。"故治疗宜清泄湿热、透邪外达。方选薏苡竹叶散，药用薏苡仁、竹叶、滑石、白豆蔻、连翘、茯苓、通草，主以辛凉解肌表之热，辛淡渗在里之湿，使热从气化而散，湿从小便而去，则病愈。

【方剂点评】吴氏指出薏苡竹叶散属于辛凉淡法，其中辛能散能行，辛指的是发散和芳香化浊除湿的方法；凉次于寒，指的是清热的方法；淡能渗能利，指的是渗湿利水的方法。所以说，辛凉淡法包括清热、燥湿、淡渗、发散、芳化等方法。方中薏苡仁甘淡，微寒，清热，利小便，利水渗湿，健脾，能清热利湿，舒经脉缓挛急，为凉法、淡法。竹叶，辛甘、淡寒，清热，利小便，上清心火而解热，下通小便而利尿，为凉法、淡法、辛法。滑石，甘淡寒，利小便，清膀胱热，通利水道。《本草纲目》说"滑石为荡热燥湿之剂"，为凉法、淡法。白豆蔻，辛温，具芳香之性，化湿行气，能解中焦之湿滞以及脾胃之气滞，为辛法。连翘，苦、甘、微寒，清热解毒，利湿通淋，苦以降泄，甘以解毒，寒能清热，有利湿、利尿通淋之功，为凉法、淡法。茯苓，甘淡，平，利水渗湿健脾，甘补，淡渗，无寒热之偏，使湿邪从小便而去，为淡法。白通草，甘淡，微寒，清热利湿，淡渗清降，能引热下行而利尿，为滑利通导之品，为凉法，淡法。综上所述，薏苡竹叶散中，具有凉性的药物有 5 味，淡味的药物有 6 味，辛味的药物有 2 味，可见，本方主要的功能特点为辛凉淡法。

气行湿易去，气化湿易除，故在祛湿方中常配伍理气药；湿为阴邪，得阳则化，故在祛湿方中亦需配伍温阳药；湿瘀相关，故适当佐以化瘀之品，更能增加疗效，尤能缩短病程。

【方歌与趣味速记】

方歌：薏苡竹叶翘白蔻，茯苓滑石甘草通。湿郁经脉身热痛，解表利湿此方意。

趣味速记：十（滑石）亿（薏苡仁）连通伏（茯苓）住（竹叶）寇（白蔻仁）。

【参考文献】

[1] 易峰，杨进．薏苡竹叶散配伍应用 [J]. 山东中医杂志，2010，29（4）：279.

[2] 喻华兴．扁平疣治验 [J]. 河南中医，1985，（1）：16.

[3] 周恒民．加味薏苡竹叶散治疗手足口病 56 例 [J]. 河北中医，2000，22（8）：628.

[4] 周淑桂，高春秀．薏苡竹叶散加味治疗脾经湿盛型蛇串疮疗效观察 [J]. 北京中医药，2008，27（5）：369-370.

[5] 胡益利．轻以去实法治疗狂证的体会 [J]. 赣南医学院学报，2001，21（2）：179.

[6] 王见宾，肖玉芳．张毅治疗湿疹经验鳞爪 [J]. 江苏中医药，2006，27（7）：17-19.

[7] 徐愿．吴鞠通论治痹症的文献研究．北京中医药大学硕士研究生论文，2007（6），26-28.

黄芩滑石汤

（《温病条辨》）

【组成】黄芩三钱　滑石三钱　茯苓皮三钱　大腹皮二钱　白蔻仁一钱　通草一钱　猪苓三钱

【用法】水六杯，煮取二杯，渣再煮一杯，分温三服。

【功效主治】清热利湿。治湿温病。症见身疼痛，口不渴，或渴不多饮，汗出热解，继而复热，舌苔淡黄而滑，脉缓。

【方解】本方是《温病条辨》中主治中焦湿热的名方，用于湿热并重，湿热胶结黏着之湿温。吴鞠通在《温病条辨》中记载：脉缓身痛，有似中风，但不浮，舌滑，不渴饮，则非中风也。若系中风，汗出则身痛解而热不作矣，今继而复热者，乃湿热相蒸之汗，湿属阴邪，其气留连，不能因汗而退，故继而复热。内不能运水谷之湿，脾胃困于湿也；外复受时令之湿，经络亦困于湿矣。倘以伤寒发表攻里之法施之，发表则诛伐无过之表，阳伤而成痉；攻里则脾胃之阳伤，而成洞泄寒中，故必转坏证也。湿热两伤，不可偏治，故以黄芩、滑石、茯苓皮清湿中之热，白豆蔻、猪苓宣湿热之邪，再加大腹皮、通草，共成宣气利小便之功，气化则湿化，小便利则火腑通而热自清矣。又云：脉缓身痛，舌淡黄而滑，渴不多饮，或竟不渴，汗出热解，继而复热，内不能运水谷之湿，外复感时令之湿，发表攻里，两不可施，误认伤寒，必转坏证，徒清热则湿不退，徒祛湿则热愈炽，黄芩滑石汤主之。

本方以黄芩、滑石为君；茯苓皮、大腹皮、白豆蔻为臣；其他为佐使。黄芩清热燥湿以泻胶结之热；滑石配茯苓皮、猪苓、通草淡渗利湿，导湿热从小便而出；大腹皮配白豆蔻，辛开苦降，燥湿开郁，醒脾胃而展气机，使气行湿化，湿去热孤，才不致内热复燃。以上诸药，苦辛寒法配合运用，组方严谨，可谓吴氏一绝。

【现代研究】黄芩滑石汤能明显加快小鼠血中碳粒的清除速度；减轻内皮素（ET）所致的小鼠肺水肿，对ET所致的白细胞及血小板的变化有影响；能明显降低ET所致家兔发热模型的体温高峰；能明显加快胃排空，且抑制肠推进速度，改善胃肠功能。

【文献选录】吴鞠通在《温病条辨》中记载：脉缓身痛，舌淡黄而滑，渴不多饮，或竟不渴，汗出热解，继而复热，内不能运水谷之湿，外复感时令之湿，发表攻里，两不可施，误认伤寒，必转坏证，徒清热则湿不退，徒祛湿则热愈炽，黄芩滑石汤主之。脉缓身痛，有似中风，但不浮，舌滑不渴饮，则非中风也。若系中风，汗出则身痛解而热不作矣，今继而复热者，乃湿热相蒸之汗，湿属阴邪，其气留连，不能因汗而退，故继而复热。内不能运水谷之湿，脾胃困于湿也；外复受时令之湿，经络亦困于湿矣。倘以伤寒发表攻里之法施之，发表则诛伐无过之表，阳伤而成痉；攻里则脾胃之阳伤，而成洞泄寒中，故必转坏证也。湿热两伤，不可偏治，故以黄芩、滑石、茯苓皮清湿中之热，蔻仁、猪苓宣湿热之邪，再加大腹皮、通草，共成宣气利小便之功，气化则湿化，小便利则火腑通而热自清矣。

【医案举隅】

案例1：金某，男，40岁。2006年9月10日就诊。

间断发热1月，午后2～4时热势高，体温最高39.6℃，不用药可自行降至37.5℃左右，曾服抗生素（不详）治疗无效。查血常规正常，发热伴身痛，汗出，汗后热稍退，移时复热，渴不欲多饮，纳谷不馨，大便呈糊状，两日一行，小便正常，舌质红，苔黄厚腻水滑，脉濡细。治以清热利湿。

黄芩滑石汤加味：黄芩、通草、白豆蔻（后下）、槟榔各 10g，猪苓、茯苓皮各 15g，大腹皮、滑石各 30g，陈皮、柴胡各 12g。

服上药 3 剂后，患者诉小便较以往多，身痛有缓，体温为 37.2℃ ~ 38℃，效不更方，继服 5 剂后患者体温恢复正常，纳食增，大便成形，日 1 行，诸症得愈。

按语：患者午后热甚月余，热势高，移时可缓，伴见糊状大便，舌红，苔黄腻而滑，此为一派湿浊中阻，壅遏气机，郁而化热之象；热蒸迫津外泄则汗出，气机不得宣畅故身痛；中焦蕴湿，津不上承故渴不多饮；阻遏气机则纳谷不馨。予黄芩滑石汤中大队利湿之品以淡渗，佐槟榔、陈皮行滞气，柴胡、黄芩调郁闭之枢，以助郁开阳伸。方证得宜而获愈。

案例 2：车某，男，24 岁。1997 年 6 月 24 日就诊。

患者突然发热，体温 38℃左右，伴饮食不振，周身酸痛，无咽痛咳嗽，胸透及血尿常规检查未见异常。给青霉素加地塞米松等治疗 4 天，药后汗出，热稍退，继而上升，体温可达 38℃以上。病人身有黏汗，脉滑数，舌红，苔黄厚腻。治以清热利湿。

黄芩滑石汤加味。黄芩、滑石、茯苓皮、猪苓、大腹皮各 15g，黄连、陈皮、青蒿、白豆蔻、清半夏、甘草各 10g，通草 6g。

水煎 2 次，早晚分服，1 剂热渐退，3 剂热清。

按语：湿温发病，身痛似有中风，但脉缓或滑数，舌滑，苔黄厚或腻，则非风也，是湿热郁阻气机所致，银翘解毒之类不能治之。汗出热解，继而复热为湿热相互交结所致，汗出为湿热相蒸之汗，热随汗泄，身热稍减，湿为阴邪，其气留连，不能因汗而退，故继而复热。湿热之邪困于脾胃，渴不多饮或竟不渴，此非阳明白虎承气之证也，清热利湿以治其根本。

【方剂点评】黄芩滑石汤是《温病条辨》中治疗中焦湿热的名方。多用于湿热裹结，胶滞于中焦，难解难分之候。湿热胶结，既不能单清其热，又不可单祛其湿，故用清利之法，以宣展气机而通利三焦，使中焦胶结之邪从小便而驱。随症加减：高热不退，汗出热不解者为热重于湿，加黄连，青蒿各10g；低热日久不愈者为湿重于热，加苍术、石菖蒲、淡豆豉各10g；腹胀厌食，恶心呕吐者加陈皮、清半夏各10g；大便干，酌情加大黄；小便黄少者加淡竹叶。

【方歌与趣味速记】

方歌：黄芩滑石用猪苓，大腹苓皮白蔻通。脉缓身痛勿发表，舌淡黄滑忌内攻。汗出热解继复热，里外混合渴甚轻。当速清热与祛湿，湿去热留炽则凶。

趣味速记：滑芩猪皮腹，蔻仁苓通草（花钱煮皮肤，扣人另通草）。

【参考文献】

[1] 卢红蓉. 温病条辨 [M]. 北京：人民军医出版社，2005.

[2] 邵友华. 中西医结合治疗肠伤寒的临床观察 [J]. 湖北中医杂志，2001，23（1）：22-23.

[3] 李政琴，李守朝，郑贵选. 温病条辨湿病治法述要 [J]. 陕西中医，2003，24（9）：851-853.

[4] 赵国荣，贺又舜. 黄芩滑石汤祛湿热畅中焦机理的实验研究 [J]. 湖南中医杂志，1993，9（1）：50-52.

[5] 赵继红，王海申. 从“通阳不在温，而在利小便”谈湿困阳郁发热的证治 [J]. 陕西中医，2008，29（11）：1558.

[6] 刘景源，王庆侠. 湿热病辨治——中焦湿热证候 [J]. 中医临床医生，1997，27（9）：13-15.

[7] 郑德柱. 黄芩滑石汤治疗湿温发热的体会 [J]. 河北中医，1998，20（1）：39-40.

[8] 徐树楠. 吴鞠通医方精要[M]. 石家庄: 河北科学技术出版社，2003.

五加减正气散

（《温病条辨》）

【组成】 藿香梗两钱　广皮一钱五分　茯苓块三钱　厚朴两钱　大腹皮一钱五分　谷芽一钱　苍术两钱

【用法】 水五杯，煮取两杯，一日两次。

【功效主治】 调和脾胃，温化寒湿。用于“秽湿着里，脘闷便泄”诸症。

【方解】 《温病条辨·中焦篇·寒湿》谓：“伤脾阳，在中则不运，痞满，传下则洞泻腹痛。伤胃阳，则呕逆不食，膈胀胸痛。两伤脾胃，既有脾证，又有胃证也。”秽湿入里，两伤脾胃，脾失升清，水湿并走大肠则便泄，胃失和降则脘闷。治疗当调和脾胃，温化寒湿。方以藿香化湿和胃，为君药。苍术辛苦而温，功能燥湿健脾、祛风散寒；陈皮理气健脾，燥湿化痰，两药共为臣药。佐以厚朴行气除满，燥湿消痰；大腹皮下气宽中，行水；茯苓利湿健脾；谷芽健脾开胃，和中消食。本方着力于调和脾胃，恢复其升清降浊之职为主，祛湿为辅。

【现代研究】

现代研究表明，五加减正气散化裁能干预实验性溃疡性结肠炎大鼠血中 TNF-α 的活性，对溃疡性结肠炎大鼠的结肠溃疡面有修复和保护作用。五加减正气散可改善溃疡性结肠炎大鼠的症状和组织病理，其对溃疡性结肠炎的疗效机理之一可能是调节 NOS 和 SOD 的水平。五加减正气散化裁还能干预实验溃疡性结肠炎大鼠血中的 INF-γ 的活性，对溃疡性结肠炎大鼠的结肠溃疡面有修复和保护作用。

【文献选录】

吴瑭：秽湿而致脘闷，故用正气散之香开；便泄而知脾胃俱伤，故加大腹运脾气，谷芽升胃气也。

【医案举隅】

案例：乔某，女，37 岁，1992 年 10 月初诊。

主诉月经不调，每次错后约周余。平素白带多，头晕胸闷，纳食无味，大便不爽，已半年之久。以上诸症于月经前加重，苔白滑，脉缓，曾服养血调经药，症仍不减。

辨证：脾虚湿阻，经血不调。治法：健脾化湿，疏气调经。处方：五加减正气散加减。藿香 10g，陈皮 10g，茯苓 15g，厚朴 10g，半夏 10g，苍白术各 10g，枳壳 10g，香附 10g，丹参 15g，炙甘草 3g。上方加减服 15 剂，诸症除，月经已调。

按语：患者平素气血亏虚，经前头晕、胸闷、纳差等症状加重，故辨证属于脾胃虚弱，经血不调。治疗应以调和脾胃，化湿调经为主，五加减正气散恰对其证，对其进行加减变化，效果良好，诸症得除。

【方剂点评】

应用五加减正气散，症见脘腹胀满，腹泻，大便不爽，或溏或泻，苔白或白腻或白滑或黄腻，脉多濡或缓。五加减正气散的病机以湿、滞阻于中焦，脾胃升降失司为主。临证时，抓住主证，审因辨证，凡符合五加减正气散的病机，即可用药。

【方歌与趣味速记】

方歌：五加减正气散方，藿梗陈苍大腹皮。茯苓厚朴和谷芽，秽湿着里便泄安。

趣味速记：富仓货箱陈放厚骨皮。

【参考文献】

[1] 徐明，张景云，吴晓岚．五加减正气散化裁对溃疡性结肠炎大鼠血中肿瘤坏死因子－α 水平的影响 [J]. 辽宁中医药大学学报，2011，13（11）：239−241.

[2] 徐明．五加减正气散化裁对溃疡性结肠炎大鼠超氧化物歧

化酶和一氧化氮合成酶水平的影响 [D]. 辽宁中医学院，2005.

[3] 徐明，张景云．五加减正气散化裁对溃疡性结肠炎大鼠干扰素－γ 的影响 [J]. 辽宁中医药大学学报，2012，14（7）：266-268.

[4] 李世增．五加减正气散方解及临床应用 [J]. 北京中医，1995，（3）：40.

杏仁滑石汤

（《温病条辨》）

【组成】杏仁三钱 滑石三钱 黄芩两钱 橘红一钱五分，黄连一钱 郁金两钱 通草一钱 厚朴两钱 半夏三钱

【用法】水八杯，煮取三杯，分三次服。

【功效主治】苦辛通降，清利三焦湿热火。主治湿热弥漫三焦。症见胸脘痞闷，潮热呕恶，烦渴自利，汗出溺短，舌灰白。

【方解】杏仁滑石汤主治湿热弥漫三焦。方中当以杏仁、滑石、通草宣肺以利膀胱，助湿邪从小便而解，厚朴泄湿消满，黄芩配黄连清湿热，郁金芳香之品，以开窍散结，陈皮配半夏醒胃化痰，止呕。诸药配伍，以达清利三焦湿热火之力。

【现代研究】

现代临床用杏仁滑石汤治疗慢性肾衰竭并痰热壅肺证、小儿湿热泄泻、肝硬化、下肢水肿等疾病，有较好的临床效果。

【文献选录】

吴鞠通：热处湿中，湿蕴生热，湿热交混，非偏寒偏热可治，故以杏仁、滑石、通草先宣肺气，由肺而达膀胱以利湿；厚朴苦温而泻湿满；芩、连清里而止湿热之痢；郁金芳香走窍而开闭结；橘、半强胃而宣湿化痰，以止呕恶，俾三焦湿处之邪，各得分解矣。

【医案举隅】

案例1：曲某，男，22岁，2001年3月30日初诊。

主诉下肢水肿反复发作20个月，发热、咽痛反复发作近1个月。患者于1999年8月冷水浴后出现咽痛、下肢水肿，在当地医院查尿蛋白（++++）。经住院治疗静脉点滴强的松60mg，维生素C、先锋铋等药10天后，肿消，尿转阴。9月底后开始反复发作，尿PRO++。1999年12月21日协和医院肾穿示：微小病变肾病，肾病综合征。口服泼尼松、雷公藤、环磷酰胺200mg入20mL生理盐水中静滴（共用8g）治疗，环磷酰胺用至5.4g时，尿（–），激素减至45mg/d，24h尿蛋白定量10g以上，尿蛋白（+）。2000年6月12日就诊时，全身高度浮肿，尿少，尿量500～600mL/24h，服激素40mg/d。经用参芪归芍地黄汤加减治疗后，尿蛋白（+），镜检（–），肿消，但中间仍有反复，服激素35mg/d。近1个月以来反复感冒，症见发热、咽痛，在当地医院静脉点滴环丙沙星4天。

现症见：口干苦，渴欲饮水，体温正常，咽不痛，身痛，乏力，基本无汗，纳差，轻度恶心，尿量500mL/24h，色黄，患者呈急性病面容，精神不振，满月面，颜面、后背、胸部可见较为密集的痤疮，腹部可见妊娠纹，全身高度水肿，下肢按之如泥，口唇干燥皲裂。舌质红绛，舌苔黄厚腻，脉沉濡。1 年前查肾功：Cr：59μmol/L（53 ~ 97），BUN：4mmol/L（2.9 ~ 8.9），UREA：230μmol/L（202 ~ 416）；血脂：CHO：6.60mmol/L（3.1 ~ 5.17），HDL-C：1.65mmol/L（1.16 ~ 1.42），LDL-C：3.98mmol/L（2.84 ~ 3.1），VLDL-C：2.14mmol/L（0.45 ~ 1.71）；肝功（ALT）：51U/L。2001 年 3 月 30 日查：尿蛋白（++++）。ERY（++++）。镜检：红细胞 1 ~ 2/HP、白细胞 1 ~ 2/HP。病属湿热弥漫三焦。治以宣气、化湿、清热。方用杏仁滑石汤加味。处方：杏仁 10g，滑石 30g，薏苡仁 30g，炒黄芩 10g，黄连 6g，厚朴 6g，法半夏 10g，通草 3g，生石膏 20g，郁金 10g，橘红 10g，白豆蔻 6g，西洋参 1g（单服），竹叶 10g。9 剂，水煎服，日 1 剂。2001 年 4 月 9 日二诊：上方服用 2 剂后，肿减，纳增，精神好转，身不痛，恶心、胸闷明显减轻，便干好转，可侧卧，口仍苦，唇略干。尿量增至 4 000mL/24h。舌质稍暗红，舌苔薄白，脉左细弦，右沉细。上方加生地黄 12g，牡丹皮 10g，西洋参 2g（单包），10 剂。

按语：此例患者症见高度水肿，少尿。许师不拘于水肿的治疗常法，详审其变，辨其证属湿热弥漫三焦，应用杏仁滑石汤合入三仁以加强宣化之力，并因其病久，气阴两虚，故加西洋参以益气养阴，正所谓宣化清补同施，虽是急则治其标，亦不忘顾其本。故服 9 剂后肿消，尿大增，诸症悉减。

案例2：杨某，男，44岁，干部，2000年8月6日初诊。

自诉持续高热伴头痛1月余。于7年前被诊断为“乙肝”，持续“大三阳”，无明显自觉症状。2000年5月24日出现柏油样大便，于北医三院住院治疗。经查血小板减少，白蛋白降低，A/G倒置；B超示：肝硬化、脾大、门静脉高压；钡餐及胃镜示：食道静脉曲张。2000年6月23日行脾切除术，术后第二天发热39℃以上，用抗生素、吲哚美辛退热，药后体温又回升，以后则上午低热，下午高热。7月16日出院后体温升至38.5℃，服百服宁后热解，次日复热。表现：持续发热，晨起37℃～37.5℃，下午2～4时38.5℃～39.2℃，晚上9时退至36.9℃～37.2℃。高热时伴头痛，颈硬，无恶寒，口苦黏，手足心热，脘痞，腹胀，食睡可，大便干，二日一行，舌质暗红，苔淡黄厚腻，中心剥脱，脉沉稍滑。ALT 72U、AST 129U、TP升高；WBC3.49×10^9/L。证属湿热内蕴，病在肝脾，治以清热、利湿、健脾，方用蒿芩清胆汤合竹叶石膏汤加减：青蒿15g，黄芩10g，青陈皮各10g，法半夏12g，茯苓15g，甘草6g，滑石20g，青黛3g（冲），生黄芪30g，竹叶10g，生石膏30g，枳实6g，竹茹10g，银柴胡10g。5剂。二诊：药后体温高峰延至7～9pm，最高为39.3℃，需服退热药，口苦黏，纳呆，脘闷，舌质暗红，苔淡黄，脉沉滑。以杏仁滑石汤合三仁汤加味：杏仁10g，薏苡仁30g，白蔻仁10g，滑石30g，通草6g，厚朴10g，法半夏12g，竹叶10g，橘红10g，郁金10g，黄连6g，黄芩10g，青蒿

15g，生石膏 30g，6 剂。三诊：8 月 11 日体温最高为 38℃后逐渐下降至 37.2℃，高峰延至 4pm 以后，不甚欲饮，颈软，身热消退，便调，日 1 次，舌苔淡黄，根部厚腻，脉沉濡。处方：上方橘红增至 12g，青陈皮各 10g，豆卷 10g，6 剂。四诊：现体温为 37.2℃ ~ 37.6℃，高峰延至 7 ~ 9pm，约 2 小时后退热，大便转调，口干不欲饮，小腹胀，舌苔薄，微黄，脉沉滑。上方继服 6 剂。治疗 9 周后，体温降至 36.5℃ ~ 36.9℃，未再反复，改用丹鸡黄精汤加赤白芍、青蒿、制鳖甲养阴疏肝兼以活血软坚以善其后。治疗至今，患者一般状况良好，体温恢复正常，肝区疼痛亦消失，以丸药收功。

按语：此例为肝硬化、门脉高压的案例，行脾切除术后高热持续不退，辨证属本虚标实。本虚为气阴两虚，标实为湿热内蕴，热重于湿，病在肝脾。因其邪盛，故“急则治其标”，以杏仁滑石汤之苦辛寒法，分消上下，湿热两清。因患者病已月余，湿邪缠绵，弥漫三焦，阻塞气机，故合入三仁汤与滑石、通草共宣气机，因热邪日久伤阴，故加大咸寒之生石膏与苦寒之黄芩、黄连共清其热，并加青蒿清热养阴，领邪出阴分。湿为阴邪，非温不化，故以苦温之半夏、厚朴、橘红宣气、化湿与清热同用，并加重清热之力，是本案治疗取效的关键。

【方剂点评】

吴氏喜用杏仁宣利肺气以化水湿，治疗湿热性疾患，这是其独到之处。临床使用杏仁滑石汤加减治疗湿热弥漫三焦之证，要辨证准确，方可取得满意的疗效。

【方歌与趣味速记】

方歌：杏仁滑石芩连配，郁金通草陈半厚。三焦湿热漫全身，通降清利湿热火。

趣味速记：秦香莲曾遇华夏，通厚信一封。

【参考文献】

[1] 朱利文.加味杏仁滑石汤治疗慢性肾衰竭并痰热壅肺证36例临床观察[J].中医药研究，2002，18（4）：19-20.

[2] 苏林.杏仁滑石汤治疗小儿湿热泄泻[J].四川中医，1984，2（3）：204.

[3] 马晓北.许家松运用杏仁滑石汤经验举隅[J].中国中医药信息杂志，2002，9（4）：72-73.

雷氏芳香化浊法

（《时病论》）

【组成】藿香叶一钱　佩兰叶一钱　陈皮两钱　半夏两钱　大腹皮一钱　厚朴一钱　鲜荷叶三钱

【用法】水煎服。

【功效主治】燥湿化浊，宽中利气。主治身热不扬，脘痞腹胀，恶心欲吐，口不渴，或渴不欲饮或渴喜热饮，大便溏泄，小便混浊。舌苔白腻，脉濡缓。

【方解】本方因湿浊偏盛，困阻中焦，脾胃升降失司所致。雷氏芳香化浊法由藿香、佩兰、陈皮、半夏、大腹皮、厚朴、荷叶组成。方中君用藿香、佩兰之芳香，以化其浊，臣用半夏、陈皮之辛燥，以化其湿，佐用腹皮宽胸腹，厚朴畅脾胃，使气机宽畅，湿浊不易凝留，荷叶升清，清气升则湿浊自降。诸药配伍，匠心独运，君臣佐使井然，升降开合有序。

【现代研究】现代雷氏芳香化浊法在临床应用中治糖尿病血管并发症。还有雷氏芳香化浊法加味治疗糖尿病。临床还有治疗痰湿秽浊侵犯脑海的报道。

【文献选录】

雷少逸：秽浊者……初起头痛而胀，胸脘痞闷，肤热有汗，频欲恶心，右脉滞顿者事也……如偏于暑者，舌苔黄色，口渴心烦，为暑秽也；偏于湿者，苔白腻，口不作渴，为湿秽也，均宜芳香化浊法治之。腹痛闷乱名之曰痧……总宜芳香化浊法治之。

【医案举隅】

案例：男，9岁。1990年10月6日就诊。

患儿于五日前头隐痛如裹，四肢沉困，呕恶频作，日十余次，呕吐物为清水及黏液。某院诊为病毒性脑炎，用激素、维生素B_2、青链霉素治疗一周，症状有增无减。会诊时，症见右侧轻瘫，手不能持物，行走跌倒，肌力三度，右侧鼻唇沟略浅，神识昏蒙，呕恶，大便溏薄，小便短黄，苔白厚腻，脉象濡滑。辨证为痰湿秽浊阻滞型脑病。治宜解毒化浊，豁痰开窍。用《时病论》雷氏芳香化浊法加味：藿香叶6g，佩兰叶6g，陈皮3g，半夏5g，大腹皮6g，厚朴3g，菖蒲6g，郁金3g，杏仁3g，淡竹茹6g，鲜荷叶10g，板蓝根20g。水煎服，每日1剂，早、午、晚三次分服。服药3剂，呕吐休止，大便成形，小便清利，语言清楚，神志转清，肌力好转为四度。仅存患肢乏力一症。上方去竹茹、大腹皮、杏仁，加黄芪15g，太子参10g，甘草3g，以健脾益气。继服9剂，四肢活动灵活，饮食正常，谈笑自如，告愈停药，随访至今健康。

按语：本案为痰湿秽浊侵犯脑海，阻滞髓窍，故神识昏蒙，语言不利；脾受湿困，健运失司，故脘痞呕吐，四肢不收。方中藿香、佩兰芳香辟秽，半夏、厚朴、竹茹燥湿化痰，理气止呕，杏仁宣肺启水之上源，陈皮健脾理气化痰，大腹皮利尿排湿，荷叶清透郁热，板蓝根解毒，菖蒲、郁金豁痰开窍宁神。全方芳香化浊辟秽，疏利三焦气机，融开上、运中、渗下为一体，使气行、湿化、痰除、窍启、毒散，肢灵神清，脑病得愈。

【方剂点评】

本方源于清代雷丰《时病论》，主治五月霉湿，壅遏上中气分之证。后人用其治疗湿温病湿重热轻，闭阻中焦之候，属治疗外湿的范畴。然方中藿香、佩兰既可发散表湿，又能醒脾和胃，运化中焦，配合厚朴畅脾胃。中焦疏利，湿浊不易自生，亦不易凝留，故将该方用于内湿证，亦取得了满意的疗效。

【方歌与趣味速记】

方歌：雷氏芳香化浊法，藿佩陈夏腹朴佳。荷叶用鲜清暑热，夏伤秽浊效堪夸。

趣味速记：陈货为何佩厚下腹。

【参考文献】

[1] 李海松，梁苹茂. 从湿论治糖尿病血管并发症[J]. 吉林中医药，2011，31（6）：518-519.

[2] 梁苹茂. 雷氏芳香化浊法治疗Ⅱ型糖尿病临床观察[J]. 天津中医，1997，14（4）：157-158.

[3] 王广见，王淑瑞. 雷氏芳香化浊法治愈病脑案[J]. 四川中医，1992，（7）：28-29.

三仁汤

（《温病条辨》）

【组成】杏仁五钱　白蔻仁两钱　生薏仁六钱　滑石六钱　竹叶二钱　通草两钱　半夏两钱　厚朴二钱

【用法】甘澜水煎大半杯，温服。

【功效主治】宣畅气机，清利湿热。主治湿温初起，症见头痛恶寒，身重疼痛，面色淡黄，胸闷不饥，午后身热，口不渴。苔白，脉弦细而濡。

【方解】本方是治疗湿温初起，邪在气分，湿重于热的主要方剂。湿温的病因，吴瑭认为是“长夏初秋，湿中生热，即暑病偏湿者也”。其发病每与内湿有关。薛生白说：“太阴内伤，湿饮停聚，客邪再至，内外相引，故病湿热。”因此，湿温初起，除头痛恶寒，身重疼痛，还兼见胸闷不饥等湿阻气机之证。其头痛乃卫阳为湿邪阻遏之候，湿为阴邪，湿遏热伏，则午后身热。方中以杏仁宣利上焦肺气，盖肺主一身之气，气化则湿亦化；

白豆蔻芳香化湿，行气宽中，畅中焦之脾气；薏苡仁甘淡性寒，利湿清热而健脾，可以疏导下焦，使湿热从小便而去；滑石甘淡性寒，利湿清热而解暑；通草、竹叶甘寒淡渗，以助清利湿热之功；半夏、厚朴辛苦性温，行气化湿，散结除痞，有行气化湿之功，且寒凉而不碍湿。诸药相合，宣上畅中渗下，使湿热之邪从三焦分消，暑解热清，则诸症自解。

【现代研究】现代对三仁汤的研究显示，Th_1/Th_2 失衡是温病湿热证共同的致病机制之一，三仁汤具有不同程度改善 Th1/Th2 失衡的作用。肝脏 NF- KB 表达增强是温病湿热证共同的致病机制之一，三仁汤可降低肝脏 NF-KB。另外在临床应用中，主要是对眩晕、功能性消化不良、胆汁反流性胃炎的临床疗效显著。

【文献选录】

吴鞠通：湿为阴邪，自长夏而来，其来有渐，且其性氤氲黏腻，非若寒邪之一汗而解，温热之一凉则退，故难速已。世医不知其为湿温，见其头痛恶寒身重疼痛也，以为伤寒而汗之，汗伤心阳，湿随辛温发表之药蒸腾上逆，内蒙心窍则神昏，上蒙清窍则耳聋目瞑不言；见其中满不饥，以为停滞而大下之，误下伤阴，而重抑脾阳之升，脾气转陷，湿邪乘势内渍，故洞泄；见其午后身热，以为阴虚而用柔药润之，湿为胶滞阴邪，再加柔润阴药，二阴相合，同气相求，遂有固结而不可解之势。唯以三仁汤轻开上焦肺气，盖肺主一身之气，气化则湿亦化也。

熊魁悟：本方用杏仁宣肺利气以化湿，蔻仁、厚朴、半夏芳化理气以燥湿，通草、苡仁、滑石淡渗利湿，竹叶以透热于外，合而共奏宣畅气机，清热利湿之效。

【医案举隅】

案例1：陈某，男，6岁，2009年7月6日初诊。

半月前因外出受寒，患者出现咳嗽、咳痰，西药治疗效果不佳（具体用药不详）。症见：咳声重浊，咯痰黏稠不爽，纳差，口干不欲饮，大便溏，每日2～3次，舌淡，苔白腻微黄，脉滑数。中医辨证：湿浊蕴肺，郁而化热。治以宣肺止咳，涤浊化痰。用三仁汤加减：

苦杏仁9g，生薏苡仁15g，白豆蔻6g，法半夏9g，厚朴9g，通草3g，酒黄芩9g，桔梗9g，冬瓜仁12g，炙麻黄3g，甘草3g。

水煎，每日1剂，分3次服，每次30mL，3剂后咳嗽明显减轻。效不更方，继服3剂后痊愈。

按语：该例为感受外邪，痰湿浊邪蕴于肺脾，郁而化热，出现咳嗽，咯痰黏稠不爽，胸闷纳差，苔白腻微黄。治以三仁汤涤浊化痰，宣肺醒脾。方中加麻黄、桔梗宣肺化痰；黄芩清肺热。诸药配合，宣上、畅中、渗下，使痰湿浊热得清，则咳嗽可愈。湿浊咳嗽，若兼见中焦或下焦湿热之证者，选用三仁汤更为适宜。

案例2：刘某，女，46岁，2010年4月2日就诊。

初诊以反复眩晕2个月为主诉。症见头重如裹，脘腹胀满，纳差，心烦，失眠，舌质淡暗，苔黄微腻，脉滑。中医辨证：湿浊郁阻，上蒙清窍。治以化湿涤浊。方用三仁汤加味：苦杏仁12g，生薏苡仁30g，白豆蔻10g，厚朴12g，法半夏12g，通草6g，滑石20g，郁金15g，丹参15g，白芥子12g，甘草6g。水煎服，每日1剂，分3次服，每次200mL，3剂后复诊，眩晕明显好转，随症加减，继服10剂后痊愈。

按语：该例证属湿浊郁阻，遏而化热。湿邪上蒙清窍则头晕；湿浊中阻，脾失健运，则纳差；热扰心神则心烦失眠。故以三仁汤加郁金、丹参等，芳香苦辛，轻宣淡渗，化湿涤浊，使清气得升，浊邪得除，则眩晕可愈。

【方剂点评】

该方宣化畅中，清热利湿，芳香化浊，通阳利湿。现用于急性黄疸型肝炎、急性肾炎、肾盂肾炎、伤寒、副伤寒属于湿热为患者。

【方歌与趣味速记】

方歌：三仁杏蔻薏苡仁，朴夏白通滑竹伦。水用甘澜扬百遍，湿温初起法堪遵。

趣味速记：三人爬竹竿，扑通滑下来。

【参考文献】

[1] 李华锋，刘叶，林兴栋．小鼠肝炎病毒温病湿热证模型血清 Th_1/Th_2 细胞因子变化研究[J]. 辽宁中医药大学学报，2012，14（9）：57-60.

[2] 李华锋，刘叶，罗炳德，等．肝炎病毒温病湿热证模型小鼠肝脏NF-KB表达的研究[J]. 新中医，2012，44（7）：152-154.

[3] 尚亚楠，马霞，罗琼，等．三仁汤临床应用举隅[J]. 辽宁中医药大学学报，2012，14（10）：77-78.

[4] 郭虎军，杨天明．三仁汤加味治疗功能性消化不良80例[J]. 实用中医内科杂志，2012，26（9）：28-29.

[5] 潘鸿，向平．加减三仁汤治疗胆汁返流性胃炎75例临床观察[J]. 检验医学与临床，2012，9（17）：2251.

东垣清暑益气汤

（《脾胃论》）

【组成】 黄芪一钱（汗少减5分）　苍术一钱（泔浸，去皮）　升麻一钱　人参五分（去芦）　泽泻五分　炒曲五分　橘皮五分　白术五分　麦门冬三分（去心）　当归身三分　炙甘草三分　青皮（去白）两分半　黄柏（酒洗，去皮）两分或三分　葛根两分　五味子九枚

【用法】 上㕮咀，都作1服。以水2大盏，煎至1盏，去滓，食远温服。剂之多少，临病斟酌。

【功效主治】 清热益气，化湿生津。平素气阴俱虚，感受暑湿，身热头痛，口渴自汗，四肢困倦，不思饮食，胸闷身重，便溏尿赤。舌淡苔腻，脉虚弱。

【方解】 本方主治平素气虚，感受暑湿，身热头痛，口渴自汗，四肢困倦，不思饮食，胸闷身重，大便溏泻，尿黄赤。舌淡苔腻，脉虚弱。李氏清暑益气汤与王氏清暑益气汤，名同实异。李氏清暑益气汤是由补中益气汤去柴胡加味而来，重在益气、除湿、健脾，“虽有清暑之名，而无清暑之实”。故以黄芪甘温补之为君。人参、橘皮、当归、甘草甘微温，补中益气为臣。苍术、白术、泽泻渗

利而除湿；升麻、葛根甘苦平，善解肌热；又以风胜湿也，湿盛则食不消而作痞满，故炒曲甘辛，青皮辛温，消食快气；肾恶燥，急食辛以润之，故以黄柏苦辛寒，借甘味泻热补水；虚者滋其化源，以人参、五味子、麦门冬酸甘微寒，救天暑之伤于庚金，为佐。李氏清暑益气汤主要用于治疗脾胃素虚，又感暑湿之证。对湿热内蕴之内伤杂证，本方亦可选用。

【现代研究】

现代研究表明，用李氏清暑益气汤治疗2型糖尿病属脾虚痰浊和气阴两虚证的患者，对改善患者临床症状及胰岛素抵抗和保护 β 细胞功能有良效。李氏清暑益气汤加减治疗多发性神经根炎，发现其能消除神经根炎，使节段性髓鞘脱失较好地修复，改善传导功能。临床应用中也在不断拓宽使用范围，如用于老年性痴呆、低钾血症、糖尿病合并夏季腹泻、代谢综合征等病症，均取得了满意的临床效果。

【文献选录】

李东垣：《内经》曰："阳气者，卫外而为固也。炅则气泄。"今暑邪干卫，故身热自汗，以黄芪甘温补之为君。人参、橘皮、当归、甘草，甘微温，补中益气为臣。苍术、白术、泽泻，渗利而除湿；升麻、葛根，甘苦平，善解肌热，又以风胜湿也；湿胜则食不消而作痞满，故炒曲甘辛，青皮辛温，消食快气；肾恶燥，急食辛以润之，故以黄柏苦辛寒，借甘味泻热补水；虚者滋其化源，以人参、五味子、麦门冬，酸甘微寒，救天暑之伤于庚金为佐。

汪昂：此手足太阴足阳明药也。热伤气，参、芪益气而固表；湿伤脾，二术燥湿而强脾；火盛则金病而水衰，故用麦冬，五味以保肺而生津，用黄柏以泻热而滋水；青皮平肝而破滞；当归养血而和阴；神曲化食而消积；升、葛解肌热而升清；泽泻泻湿热而降浊；陈皮理气；甘草和中。合之以益气强脾，除湿清热也。

【医案举隅】

案例1：高某，女，46岁。

多饮、多食、多尿、消瘦1个月。于2005年8月23日来我院就诊。患者1个月前因感冒发热咳嗽，在当地卫生院抗感染治疗后热退，咳嗽好转。继而口干多饮，多食易饥，尿多有泡，消瘦乏力，精神萎靡，时而头晕目眩，胸胁胀满。查空腹血糖10.5mmol/L，餐后2小时血糖16.8mmol/L，尿糖3+。舌质暗红，舌体胖，边有齿印，苔薄黄，脉弦而小数。证属气阴不足，气滞血瘀。

处方：生黄芪25g，太子参15g，苍白术各10g，麦冬15g，五味子10g，葛根15g，青陈皮各10g，当归10g，升麻5g，黄连6g，丹参15g。

服药20余剂。诸症悉退，复查空腹血糖6.2mmol/L，尿糖（-）。嘱其服六味地黄胶囊、小檗碱片巩固治疗，并监测血糖。

按语：糖尿病初期多表现为阴虚胃热，日久阴虚及阳，气病及血，每每出现气阴两虚和血瘀之证。患者多饮，多食，受纳运化功能亢进，脾胃易趋衰退，气虚运血无力，导致血脉失和，瘀血内生，症见神疲乏力，头晕目眩，舌质暗红等。清暑益气汤中既有麦冬、五味子滋阴生津，太子参、黄芪、苍白术补气健脾，又有葛根、丹参活血祛瘀，再去甘草、黄连易黄柏以降血糖。故临床用于治疗气阴两虚属血瘀型的2型糖尿病初期，效果尚佳。

案例2：患者，女，48岁。

高级知识分子，长期从事脑力工作，精神压力较大，缺乏体育锻炼。一诊时唯见精神萎靡，形体肥胖。自诉头晕困重，倦怠少力，夜寐鼾重。舌淡暗，苔薄腻，脉沉细无力。查胸片、心电图等无异常，血糖6.1 mmol/L，总胆固醇正常，TGL9 mmol/L，BP 140/80 mm Hg，HDL-C0.9 mmol/L，符合代谢综合征的诊断标准。中医辨证：患者年近七七，天癸将竭，脾肾渐亏，运化失健，痰湿内生，气机不畅，清气不升。治以健脾益气，升清化痰，辅以补肾活血。以李氏清暑益气汤加减。

处方：黄芪60g，党参30g，孩儿参15g，苍术9g，白术9g，橘皮9g，半夏9g，茯苓12g，甘草3g，焦楂曲各12g，黄柏12g，泽泻9g，当归9g，炒升麻6g，柴胡9g，黄精15g，仙鹤草30g。

每日1剂，水煎服。连服7剂后，精神转佳，神清气爽，才思敏捷，胃纳复馨。守方继进14剂以善其后，随访半年无复发征象。

按语：李氏清暑益气汤原方由人参、黄芪、麦冬、五味子、白术、苍术、当归、陈皮、葛根、泽泻、黄柏、青皮、神曲、升麻、生姜、大枣、炙甘草等药物组成。方中人参、黄芪为健脾益气的代表药物，合麦冬、五味子益气养阴，扶正培本，再加黄柏、葛根、泽泻、生蒲黄、升麻、苍术、神曲等共奏化瘀、理气、消食、降脂等祛实之功。实际临床中，患者体质各异，求诊季节有别，中医虽有“因人、因时、因地制宜”的治疗原则，但因为中年代谢综合征患者症状相似，证型差异甚微，故临床用药可有某些相通之处。

【方剂点评】清暑益气是对暑病耗伤津气的治法。现在一般多认为，患者高热不退、口渴、烦躁汗多、神疲少气、苔黄白而干、脉虚数无力等属暑热耗气伤津者，多用王孟英《温热经纬》中的“清暑益气汤”。若虚人夹湿而病暑，或平素气虚，感受暑湿，脾湿不化，致身热头痛、口渴自汗、四肢困倦、不思饮食、胸满身重、大便溏泄、小便短赤、苔腻脉虚者，则以李东垣《脾胃论》的“清暑益气汤”为宜。

【方歌与趣味速记】

方歌：东垣清暑益气汤，参芪归术加草苍。升葛泽曲麦味合，健脾祛湿此方强。

趣味速记：苍白二术骑马柏陈皮，人参草曲当卖青皮。

【参考文献】

[1] 陈巧玲．李氏清暑益气汤治疗 2 型糖尿病的临床研究 [D]. 广州中医药大学，2010.

[2] 梁镇宏．李氏清暑益气汤加减治疗多发性神经根炎 32 例疗效观察及肌电图分析 [J]. 新中医，2003，35（8）：29-30.

[3] 颜乾麟，孙春霞．李氏清暑益气汤新用 [J]. 新中医，2004，36（11）：68.

[4] 李金华，黄新华．李氏清暑益气汤临床应用举隅 [J]. 光明

中医，2008，23（3）：366.

[5] 蔡小平 . 李氏清暑益气汤治疗糖尿病合并夏季腹泻 40 例疗效观察 [J]. 新中医，2001，21（6）：33-34.

[6] 董福轮，陈英群，季蓓，等 . 李氏清暑益气汤治疗代谢综合征的体会与思考 [J]. 中国中医药信息杂志，2008，15（4）：98-99.

[7] 杭群，牛淑平，王欣 . 汪机对“李氏清暑益气汤”的临证发挥 [J]. 安徽中医学院学报，2006，25（3）：5-7.

宣清导浊汤

（《温病条辨》）

【组成】 猪苓五钱　茯苓五钱　寒水石六钱　晚蚕砂四钱　皂荚子去皮，三钱

【用法】 水五杯，煮成两杯，分二次服，以大便通畅为度。

【功效主治】 宣泄湿浊，通利二便。主治湿温久羁，三焦弥漫，神志轻度昏迷，少腹硬满，大便不通，小便赤少。舌苔浊腻，脉象实者。

【方解】 本方功能宣通气机，清化湿浊。主治湿温久羁，三焦弥漫，神昏窍阻，少腹硬满，大便不下者。本方所治的便秘神昏，并非阳明燥屎内结，而是证属湿阻气机，宣清导浊功能失调，浊气上攻所致。治宜宣通气机，清化湿浊。方中猪苓、茯苓淡渗利湿，使湿邪从下分利，寒水石宣湿清热，更用蚕砂化浊阴，升清阳，以宣清导浊，皂荚子宣上窍，利下窍，以宣通闭阻，合上药一以化无

形之气，一以逐有形之湿，湿邪既解，则气机宣畅，而大便自通，神志乃清。正如吴鞠通所说：“此湿久郁结于下焦气分，闭塞不通之象……二苓、寒石，化无形之气；蚕砂、皂子，逐有形之湿也。”本方具有宣通清阳，渗导湿浊之效，故以“宣清导浊”名之。运用时以神志如蒙，少腹硬满，小便不通，苔垢腻为辨证要点。其腹虽硬满而痛不甚，与阳明腑实证之硬满拒按不同；神志如蒙但意识犹清，与热入心包之神昏而意识不清者亦有所不同，应加以区别。现临床上亦以本方治疗急性胃肠炎属湿阻肠胃，传导失司者。

【文献选录】

吴鞠通《温病条辨》：本方为苦辛淡法，又在第三卷五十五条讲：湿温久羁，三焦弥漫，神昏窍阻，少腹硬满，大便不下，宣清导浊汤主之。此湿久郁结于下焦气分，闭塞不通之象，故用能升能降、苦泄滞、淡渗湿之猪苓，合甘少淡多之茯苓以渗湿利气；寒水石色白性寒，由肺直达肛门，宣湿清热，盖膀胱主气化，肺开气化之源，肺藏魄，肛门曰魄门，肺与大肠相表里之义也；晚蚕砂化浊清气，大凡肉体未有死而不腐者，蚕则僵而不腐，得清气之纯粹者也，故其粪不臭不变色，得蚕之纯清，虽走浊道而清气独全，既能下走少腹之浊部，又能化浊湿而使之归清，以己之正，正人之不正也，用晚者，本年再生之蚕，取其生化最速也；皂荚辛咸性燥，入肺与大肠，金能退暑，燥能除湿，辛能通上下关窍，子更直达下焦，通大便之虚闭，合之前药，俾郁结之湿邪，由大便而一齐解散矣。二苓、寒石，化无形之气；蚕砂、皂子，逐有形之湿也。

【医案举隅】

案例1：湿温发热。许某，男，30岁，1997年6月23日初诊。

患者两月前下乡淋雨感湿。翌日全身困倦，不欲饮食，发热，体温在38℃左右波动，肌注青霉素钠、复方奎宁，服中药银翘散、藿朴夏苓汤等未效。刻诊：体温38.2℃，微恶寒，四肢乏力，口涎胶黏，不欲食，面色萎黄，大便不畅，小便短涩。舌质淡红，苔白腻，脉弦滑。中医诊断为湿温，证属湿浊内蕴胃肠。治宜清热化湿，升清降浊。方用宣清导浊汤加味：蚕砂12g，泽兰12g，茯苓20g，猪苓15g，皂荚子10g，佩兰10g，青蒿12g，薏苡仁30g（炒），寒水石30g。每日1剂，水煎服。

6月26日二诊：2剂热退，二便通调。上方去泽兰，继服2剂，诸症消失。

按语：宣清导浊汤是治疗湿浊久郁下焦，气机受阻，清气不升，浊阴不降，下行传导失职的常用方剂。方中猪苓、茯苓甘淡渗湿利水，寒水石利湿清热，蚕砂、皂荚子宣清化浊。诸药合用，一则化无形之气，一则逐有形之湿。湿邪既解，则气机宣畅，大便可通，诸症可除。

案例2：癃闭（慢性膀胱炎伴尿潴留）。吴某，女性，53岁，农民，以反复尿频1年余，加重并小便不出12天于2004年6月22日就诊。患者1年前开始间断出现尿频、尿急、尿痛，因不严重未予治疗，12天前因做痔疮手术后大便秘结而尿频、尿急、尿痛加重，不久即出现小便点滴不出，经当地医生用清热利尿通淋之中药并西医抗炎治疗及反复导尿无好转而来就诊。现患者小便点滴不出，下腹胀痛，恶心欲呕，不能饮食，神识昏蒙，大便秘结，舌红，苔黄腻，脉细弦。查体：下腹隆起，于脐下约 4cm 处扪及极度充盈的膀胱，触之窘迫疼痛，双肾区轻叩痛；B 超示膀胱过度充盈，双肾积水。此为癃闭之急症矣。治疗以宣清导浊之法，用宣清导浊汤合八正散加减：晚蚕砂 30g，猪苓 15g，茯苓 15g，寒水石 20g（先煎），皂荚子 8g，桔梗 10g，通草 6g，车前仁 30g（包煎），萹蓄 15g，大黄 8g（后下），滑石 30g（先煎），海金沙 30g（包煎）。1 剂。6 月 23 日复诊：患者昨日服药 2 次后泻下许多燥屎，随即小便通利，下腹胀痛消除，精神好转，饮食始进。现患者稍有尿频、尿急、尿痛。尿分析：BLD（++），WBC（+++）。继以上方加减治疗周余而痊愈。

按语：患者有癃闭之疾，据其舌、脉、症，当为湿热蕴结下焦所致，治以清热利尿通淋，属正治之法，但前医用清热利尿通淋之剂无效。患者湿热蕴结，浊邪不泄，已导致气机郁闭，而气机郁闭，则窍不通。治当宣通气机，气通则窍通，故直取宣清导浊汤，并加用桔梗，以助皂荚子宣开上窍之力，此提壶揭盖之法，上窍通，则下窍亦通矣。

【方剂点评】此为吴氏治疗湿温湿邪弥漫，神昏窍阻，二便不利之证的名方。方中猪苓、茯苓淡渗利水，引湿邪从小便而去；寒水石辛咸大寒，清解热邪，吴氏谓其能“由肺直达肛门，宣湿清热，盖膀胱主气化，肺开气化之源……肺与大肠相表里之义也”；晚蚕砂化湿浊，和脾胃；皂荚子味辛，能通上下关窍，俾郁结之邪由大便而解。诸药相合，共奏宣泄湿浊，通利二便之效。所谓气机畅达则湿浊降、腑气通而大便自下。

【方歌与趣味速记】

方歌：宣清导浊二苓渗，蚕砂皂荚寒石化。湿滞下焦肠道闭，逐湿化气复安康。

趣味速记：寒蚕皂荚茯猪（憨蚕造假伏诛）。

【参考文献】

[1] 杨医亚 . 中国医学百科全书 [M]. 上海：上海科学技术出版社 .1988.

[2] 李鳌才 . 宣清导浊汤临证验案举隅 [J]. 山西中医，1999，29（1）：33-34.

[3] 张雨雷 . 宣清导浊法在急症中的应用 [J]. 中国中医急症 .2007，16（3）：363.

真武汤

（《伤寒论》）

【组成】 茯苓三两　芍药三两　生姜三两（切）　白术二两　附子一枚（炮，去皮，破八片）

【用法】 以水八升，煮取三升，去滓，温服七合，每日三次。

【功效主治】 有散寒利水，济火而利水之功效。主治脾肾阳虚，水气内停，小便不利，四肢沉重疼痛，腹痛下利，或肢体浮肿，苔白不渴，脉沉；太阳病误汗不解，发热，心下悸，头眩，身瞤动，振振欲擗地者；少阴病腹痛，自下利者，此为有水气，其人或咳，或呕者；虚劳之人，憎寒壮热，咳嗽下利；治少阴肾病，水饮与里寒合而作嗽。

【方解】本方为治疗脾肾阳虚，水气内停的主要方剂，水之所制在脾，水之所主在肾，肾阳虚不能化气行水，脾阳虚则不能运化水湿，致水湿内停。水湿外溢肌肤，则四肢沉重疼痛，甚至水肿；聚而不行，则小便不利；下注肠间，则腹痛下利；上逆肺胃，则或咳或呕；水气凌心，则心悸；清阳不升，则头眩；若太阳病发汗太过，则伤阳耗阴，阳失温煦，阴失濡养，则筋脉挛急，故身瞤动，振振欲擗地。以上见症虽异，但皆由阳虚不能化水所致。治宜温脾肾，以助阳气，利小便而祛水邪。方中以大辛大热的附子为君药，温肾助阳，以化气行水，兼暖脾土，以温运水湿；臣以茯苓和白术健脾利湿，淡渗利水，使水气从小便而出；佐以生姜之温散，既能助附子以温阳祛寒，又伍茯苓、白术以散水湿；其用白芍者，乃一药三用，一者利小便以行水气，一者柔肝以止腹痛，一者敛阴舒筋以止筋惕肉瞤。诸药配伍，温脾肾，利水湿，共奏温阳利水之效。

【现代研究】现代研究表明，真武汤可能是通过降低尿 KIM-1、clusterin、OPN 含量而达到缓解肾间质纤维化的作用。真武汤可上调经单侧结扎左肾输尿管建立肾梗阻的大鼠血清，并可增强结扎肾脏组织中超氧化物歧化酶的活力，对结扎导致的组织细胞损伤也有一定的缓解作用。真武汤可减轻 C-BSA 渗透泵致 CGN 大鼠的肾脏免疫病理损伤，减少尿蛋白含量，改善肾功能，降低血脂，对肾脏有保护作用。真武汤加味可以改善慢性心力衰竭患者的心脏功能，降低脑钠肽的水平。

【文献选录】

成无已：脾恶湿，甘先入脾，茯苓、白术之甘，以益脾逐水。寒淫所胜，平以辛热，湿淫所胜，佐以酸平，附子、芍药、生姜之酸辛，以温经散湿。

吴谦等人：小青龙汤治表不解有水气，中外皆寒实之病也；真武汤治表已解有水气，中外皆寒虚之病也。真武者，北方司水之神也，以之名汤者，赖以镇水之义也。夫人一身制水者脾也，主水者肾也。肾为胃关，聚水而从其类者，倘肾中无阳，则脾之枢机虽运，而肾之关门不开，水虽欲行，孰为之主？放水无主制，泛溢妄行而有是证也。用附子之辛热，壮肾之元阳，而水有所主矣；白术之苦燥，建立中土，而水有所制矣；生姜之辛散，佐附子以补阳，温中有散水之意；茯苓之淡渗，佐白术以健土，制水之中有利水之道焉；而尤妙在芍药酸敛，加于制水、主水药中，一以泄水，使子盗母虚，得免妄行之患，一以泄阳，使归根于阴，更无飞越之虞，然下利减芍药者，以其阳不外散也；加干姜者，以其温中胜寒也，水寒伤肺则咳，加细辛、干姜者，散水寒也；加五味子者，收肺气也。小便利者去茯苓，以其虽寒而水不能停也。呕者，去附子倍生姜，以其病非下焦，水停于胃也，所以不须温肾以行水，只当温胃以散水，佐生姜者，功能止呕也。

杨璇：白术、茯苓补土利水之物也，可以伐肾而疗心悸；附子、生姜回阳益卫之物也，可以壮火而制虚邪；白芍酸以收阴，用白芍者，以小便不利，则知其人不但真阳不足，真阴亦已亏矣，若不用白芍以固护其阴，岂能用附子之雄悍乎！

【医案举隅】

案例1：黄某，女性，69岁，退休工人，广州人。

患者有2型糖尿病十载，3年前诊断为糖尿病肾病。曾长期服用格列喹酮、拜糖平等降糖药物，血糖控制不理想。诊断为糖尿病肾病后改为胰岛素治疗，血糖时有增高。近半年来，反复出现双下肢浮肿。刻诊：畏寒神疲，口干不欲饮，手足麻木，腰酸软，四肢不温，着棉衣不觉热，双下肢肿甚，纳呆寐安，小便量少，2～3次/夜，大便秘结，二三日一行。查：面色萎黄，体型偏胖，舌质暗淡，边有瘀斑，齿印，苔白腻，脉沉细无力。辨证为脾肾两虚，水邪泛滥，夹湿夹瘀。

处方：熟附子6g（先煎），白术20g，茯苓15g，干姜6g，赤芍15g，猪苓15g，丹参15g，枳壳15g，党参20g，玉米须20g，田七10g（先煎），怀山药20g，沙参15g，炙甘草6g。4剂。

用法：水煎服。

二诊：见患者双下肢浮肿明显减退，诉口干及手足麻痹减轻，但畏寒，手足麻木，腰酸软，夜尿减至1次，大便稍硬，舌脉同前。上方去沙参、怀山药，加柴胡10g，山萸肉12g，附子增至8g，7剂，水煎服。三诊时水肿基本消退，诸症均减，大小便转常。加大熟附子用量至

10g，服药7剂后见水肿消退，纳增，精神转振，诸症不显。

按语：该案患者，消渴病迁延日久加之饮食不节而致脾肾阳虚，脾虚则运化失司，水湿潴留，精微下泄，肾虚则封藏失职，不能化气行水，则水湿内停。双下肢浮肿、小便量少是水湿停聚于内之征。舌脉再合患者畏寒肢冷，则全身一派虚寒之象可见。阳虚不能化水，水湿留于下肢则下肢肿甚，不能温煦四肢故见四肢不温，膀胱气化失职故见小便量少。患者久治不愈，血瘀乃成，正如《血证论》云“凡物有根，逢时必发……瘀血即其根也”。瘀血不去，血流瘀滞，则肾失血养，不能制水，水邪泛滥，夹湿夹瘀，发为水肿。选仲景之真武汤以温补脾肾之阳，化浊利水，符合此患者脾肾阳气衰败，水湿内聚之虚实夹杂的病机。方中附子辛热，温肾中之阳，白术燥湿健脾，生姜佐附子之助阳，茯苓淡渗，佐白术健脾，芍药既可敛阴和营，又可制附子刚烈之性。加用活血利水之品如猪苓、丹参、玉米须等，化瘀行水并用，两者相得益彰，效果更佳。

案例2：梁某，男性，62岁。

诉有高血压病史10余年，咳喘六载有余，曾至多家医院求治，诊断为慢性支气管炎，高血压Ⅲ级，极高危。病初经西药抗感染治疗后，咳喘暂时好转，近2年咳喘遇寒频发，西医抗生素治疗效果甚微。就诊时见患者咳嗽有痰，色白量多，气短，胸中憋闷，夜间尤甚，形寒背冷，肢末不温，纳少，寐欠安。观其面色㿠白，下肢浮肿，舌质淡暗，边有齿痕，苔白腻水滑，切其脉，沉细而滑。胸部X片示慢性支气管炎伴感染，肺气肿，心影增大。诊断为脾肾阳虚，寒饮内伏，上射于肺之证。

处方：熟附子（先煎）6g，赤芍 15g，茯苓 15g，干姜 6g，白术 12g，炙麻黄 6g，法半夏 12 g，细辛 5g，五味子 6g，炙甘草 8g，薏苡仁 20g。5 剂，水煎服。

二诊：咳嗽、气短、胸痛等症状缓解，痰量较前减少，下肢浮肿减轻。但仍感背寒怕冷，四肢不温，苦于夜寐欠安，舌暗，苔白滑，脉沉细而滑。上方增熟附子至 8g，加鸡血藤 20g，党参 20g。3 剂。

三诊：诉咳喘大减，吐痰减少，夜能平卧，胸中觉畅，下肢肿消，手足转温，现不欲纳食，小便频数，此为脾肾阳虚之症也。上方去法半夏、鸡血藤，增薏苡仁至 30g，加怀山药 20g，猪苓 15g，车前草 15 g，生姜 3 片。5 剂。后继续守方加减调治2周余，咳喘等症基本缓解，苔白不腻，脉略沉。复查 X 线示双肺纹理稍粗，肺部炎症大部分消散吸收。随访半年，未见复发。

按语：本案例病情复杂，虚实夹杂。患者内有下元亏虚，外又感受寒邪，发为咳喘。咳喘吐痰，色白量多，背部恶寒，舌苔水滑，为风寒引动内蓄之痰饮，寒水相搏，壅遏于肺，肺失宣降所致。畏寒肢冷再结合舌脉则脾肾亏虚之象可见。真元亏虚，水液不能蒸化，潴留而为水肿。阳气虚失其温煦则四肢不温。故以真武汤温阳化气行水，小青龙汤温肺化饮，使寒饮去，肺气通畅而咳喘自平。两方合用，既能温肾化水，又能增强化痰降浊，止咳平喘的作用。仲景“病痰饮者，当以温药和之”之意显见于此。

【方剂点评】

《诸病源候论》云:“水病者，内脾肾虚故也。肾虚不能宣通水气，脾虚又不能制水，故水气盈溢。”真武汤为温肾化气利水之方。临床可用于水肿、喘证、大汗亡阳、痉病等诸多病证。临床疗效显著。

【方歌与趣味速记】

方歌：真武汤壮肾中阳，茯苓术芍附生姜。少阴腹痛有水气，悸眩瞤惕保安康。

趣味速记：珠江富少林。

【参考文献】

[1] 韩凌，冯森玲，李莎莎，等.真武汤对单侧输尿管梗阻模型大鼠尿KIM-1、clusterin、OPN含量的影响[J].中药药理与临床，2012，28（1）：13-17.

[2] 李莎莎，肖雪，韩凌，等.真武汤对肾纤维化大鼠血清和肾脏组织中SOD活力、MDA含量的影响[J].中药药理与临床，2012，28（2）：18-20.

[3] 丑安，周玖瑶，周园，华静，等.真武汤对C-BSA渗透泵肾小球肾炎大鼠的治疗作用[J].中药新药与临床药理，2012，23（6）：626-630.

[4] 周冬青，高书荣.真武汤加味结合常规疗法治疗阳虚水泛型慢性心力衰竭临床研究[J].上海中医药杂志，2012，46（10）：34-36.

[5] 周英.真武汤治疗老年病举隅[J].中国中医急症，2012，21（12）：2051-2052.

和 解 方

和解方是具有清泄少阳，和解表里，分消走泄，清化痰湿，透达秽浊，宣通气机作用的一类方剂，主要以和解、分消、疏透之品组成。主要适用于温病邪不在卫表，又未完全入里，而处于少阳、三焦、膜原等半表半里者。

和解方在治疗温病时要注意：此类方剂清热之力较弱，里热盛而无湿者不宜；分消走泄及开达膜原主在疏化湿浊，如湿已化热，热象较显著及热盛津伤者不宜用；由于病邪性质、具体病位、病机不尽相同，故同为半表半里证，要区别运用。

现代药理研究也证实，此类方剂能解热、抗菌、消炎，具有利胆、调整胃肠功能的作用，能调整机体的免疫功能。

温胆汤

（《三因极一病证方论》）

【组成】半夏汤洗七次　竹茹　枳实麸炒，去瓤。各二两　陈皮三两，去白　甘草炙，一两　白茯苓一两半

【用法】上锉散。每服四大钱，水一盏半，姜五片，枣一枚，煎七分，去滓，食前服。

【功效主治】理气化痰，清胆和胃。治心胆虚怯，遇

事易惊，或梦寐不祥，或有异象、惑象。遂致心惊胆摄，气滞生涎，涎与气搏，变生诸证。或短气悸乏，或复自汗，四肢浮肿，饮食无味，心虚烦闷，坐卧不安。

【方解】本方主治胆胃不和，痰热内扰证。症见胆怯易惊，虚烦不宁，失眠多梦，呕吐呃逆，癫痫等。胆属木，为清净之府，失其常则木郁不达，胃气因之失和，继而气郁生痰化热。胆主决断，痰热内扰，则胆怯易惊，失眠多梦，甚或上蒙清窍，而发癫痫。胃主和降，胆胃不和，则胃气上逆，而为呕吐呃逆。治宜清胆和胃，理气化痰。方中以半夏为君，燥湿化痰，降逆和胃。竹茹为臣，清胆和胃，止呕除烦。佐以枳实、橘皮理气化痰，使气顺则痰自消；茯苓健脾利湿，湿去则痰不生。使以甘草，益脾和中，协调诸药。煎加生姜、大枣，和脾胃而兼制半夏之毒。综合全方，可使痰热消而胆胃和，则诸症自解，共奏理气化痰，清胆和胃之效。

【现代研究】

1. 对精神神经系统的影响：温胆汤可通过调节脑和血浆内生长抑素的水平达到抗抑郁的目的。贺氏等通过实验表明温胆汤具有较好的镇静、镇痛、抗惊厥作用。王燕等报道温胆汤能显著降低实验性高脂血症大鼠血中的TC、TG，LDL-C，升高血中的HDL-C，且疗效优于血脂康。

2. 抗心肌纤维化作用：温胆汤可有效地降低自发性高血压大鼠血清中Ⅲ型前胶原氨基端肽、透明质酸、层粘连蛋白的水平，提示温胆汤有一定的抗心肌纤维化的作用。

3. 温胆汤的临床应用非常广泛，可以用来治疗多种疾病：如癫痫，偏头痛，痴呆，美尼尔综合征，厌食症，呕吐，冠心病，高血压，急慢性支气管炎，肿瘤术后，肿瘤化疗后，慢性胃炎，胆囊炎，消化性溃疡，虚人感冒，过敏性鼻炎，失眠，妊娠恶阻，梅核气，流涎，盗汗，梦遗，郁证等。

【文献选录】

《集验方》记载：温胆汤，治大病后虚烦不得眠，此胆寒故也，宜服此汤法。

《备急千金要方》论述：左手关上脉阳虚者，足少阳经也，病苦眩厥痿，足趾不能摇，躄不能起，僵仆，目黄失精，名曰胆虚寒也。治大病后虚烦不得眠，此胆寒故也，宜服温胆汤方。

《医方集解》论述：此足少阳、阳明药也。橘半生姜之辛温，以之导痰止呕，即以之温胆，枳实破滞，茯苓渗湿，甘草和中，竹茹开胃土之郁，清肺金之燥，凉肺金即所以平肝木也，如是则不寒不燥而胆常温也。经又曰：胃不和则卧不安。又曰：阳气满不得入阴，阴气虚故目不得瞑，半夏能和胃而通阴阳，故内经用治不眠，二陈非特温胆，亦以和胃也。

《成方便读》记载：夫人之六腑，皆泻而不藏，唯胆为清净之腑，无出无入，寄附于肝，又与肝相为表里，肝藏魂，夜卧则魂归于肝。胆有邪，岂有不波及肝哉，且胆为肝木，其象应春，今胆虚则不能遂其生长发陈之令，于是土不能得木而达也，土不达则痰涎易生。痰为百病之母，所虚之处，即受邪之处，故有惊悸之状。此方纯以二陈、竹茹、枳实、生姜和胃豁痰，破气开郁之品，内中并无温胆之药，而以温胆名方者，亦以胆为肝木，常欲得其春气温和之意耳。

【医案举隅】

案例1：患者，男，56岁。2006年8月19日初诊。

患者近半年来经常不易入寐，或寐而不安，多梦易醒，近日来发展为彻夜不寐，晨起头晕耳鸣，肢倦乏力，竟至难以完成日常工作。曾服中药归脾汤、补心丹等皆不见效，又服西药甲丙氨酯、艾司唑仑等亦未见效。诊其舌质淡，舌苔白腻且厚，脉无力而滑，寸部微弱。治以化痰和胃安神。

温胆汤加味：半夏10g，陈皮10g，茯苓12g，枳实10g，竹茹10g，茯神15g，酸枣仁12g，甘草5g，大枣2枚。水煎服，日1剂，早晚温服。

患者服药1剂后即能入睡2小时，服完3剂后，每晚能安睡3小时左右，后又照此方稍事加减，煎服10剂，睡眠增至每晚6小时左右，精神渐佳，诸症皆愈。

按语：本证因其寸脉微弱，全身乏力，前医多以虚证而治，投以归脾汤、补心丹等均不见效。细思之，气虚则阳不化水，脾失健运，从而聚液成痰，而痰浊中阻则可扰乱心神，导致不寐。《内经》曰："胃不和则卧不安。"故用温胆汤加酸枣仁、茯神逐痰和胃，宁心安神而取捷效。

案例2：患者，男，11岁。2006年3月5日初诊。

患者3年前与一男孩打架，而后突然发病，尖叫一声跌倒在地，四肢抽搐，项强，头后仰，面唇青紫，小便自遗并咬破口唇，发作约4分钟始醒。此后每月发作1～2次，经脑电图检查诊断为癫痫。患者平素身体健康，面色红润，大便略干，小便赤，喜食凉物。舌质红绛，舌苔白腻，表面微黄，脉弦滑。治以理气化痰。

温胆汤加味：半夏 8g，陈皮 6g，茯苓 8g，枳实 8g，竹茹 8g，甘草 5g，生姜 3 片，大枣 1 枚。水煎服，日 1 剂，早晚温服。

煎服 4 剂后，又加入酸枣仁 10g，石菖蒲 5g，连服 18 剂。服后观察 3 个月未发作。

2008 年 10 月随访，诉癫痫未再发作，且学习成绩良好。

按语：此证由于患者平素嗜食生冷，伤及脾阳，脾虚生痰，痰聚而阻滞气机，因打架发怒，使气机升降失司，清阳不升，浊阴不降，郁怒引动痰火上升，所谓“火动痰升”，痰蒙清窍而致癫痫发作。言其气者，病必咎之于肝胆，言其痰者，病必咎之于脾胃。《医学心悟》云“脾为生痰之源”，以温胆汤清胆和胃，理气化痰，故癫痫可愈。

【方剂点评】温胆汤为化痰之祖方。据史书载温胆汤出自南北朝名医姚僧垣的《集验方》：生姜四两，半夏二两（洗），橘皮三两，竹茹二两，枳实二枚（炙），甘草一两（炙）。上六味，切，以水八升，煮取二升，去滓，分三服。治大病后虚烦不得眠，此胆寒故也，宜服此汤法。唐代孙思邈《备急千金要方》记载：“治大病后虚烦不得眠，此胆寒故也，宜服温胆汤方。半夏、竹茹、枳实各二两，橘皮三两，生姜四两，甘草（炙）一两。”至宋代陈无择《三因极一病证方论》所载温胆汤由半夏、竹茹、枳实各二两，陈皮三两，炙甘草一两，茯苓一两半，生姜五片，大枣一枚组成。主治“心胆虚怯，触事易惊，梦寐不祥，或异象感惑，遂致心惊胆摄，气郁生涎，涎与气搏，变生诸证。或短气悸乏，或复自汗，四肢浮肿，饮食无味，心虚烦闷，坐卧不安。”将温胆汤病机从“胆虚寒”扩展为“胆郁痰阻”，主治病证由“大病后虚烦不得眠”扩展为“气郁生涎，涎与气搏”。后世在《三因方》中温胆汤的基础上灵活加减变化，最终形成了温胆汤类方，如《济生方》中的涤痰汤，乃温胆汤加胆星、党参、菖蒲而成，功用益气祛痰，化浊开窍。主治痰迷心窍。《世医得效方》十味温胆汤，即温胆汤减去清胆和胃的竹茹，加益气养血，宁心安神的酸枣仁、远志、五味子、熟地黄，功用化痰宁心，主治心胆虚怯，触事易惊，四肢浮肿，饮食无味，心悸烦闷，坐卧不安等。《六因条辨》的黄连温胆汤乃温胆汤加黄连而成，清热力量加大，主治痰热内扰。《通俗伤寒论》中记载的蒿芩清胆汤是温胆汤加青蒿、黄芩、碧玉散，功用清胆利湿和胃。

目前临床上广泛应用的温胆汤多出自《三因方》，其功效理气化痰，和胃利胆，主治胆郁痰扰证。因其组方凉而不遏，温而不热，功效确凿，善治痰证、怪病，药味少而易于驾驭，故作为痰证的基础方剂应用于临床。

今人根据临床疾病的变化，在温胆汤的基础上进行化裁，出现了参芪温胆汤、建中温胆汤、生脉温胆汤、桃仁温胆汤等，治疗范围逐渐扩大，使这一古方不断得到新的发展。

【方歌与趣味速记】

方歌：温胆汤中苓半草，枳竹陈皮加姜枣。虚烦不眠证多端，此系胆虚痰热扰。

趣味速记：温胆苓夏茹枳皮草（文丹令夏茹织皮草）。

【参考文献】

[1] 段富津. 中药学 [M]. 上海：上海科学技术出版社，1995.

[2] 武丽，张丽萍，叶庆莲，等. 加减温胆汤对抑郁模型大鼠行为学和血浆生长抑素含量的影响 [J]. 中国临床康复，2005，9（8）：114.

[3] 贺又舜，袁振仪，瞿延晖，等. 温胆汤镇静镇痛抗惊厥的实验研究 [J]. 中国中医药科技，1997，4（4）：226.

[4] 王燕，武晓宇，马伯艳，等. 温胆汤对高脂血症大鼠血脂的影响 [J]. 河北中医，2006，28（11）：867-869.

[5] 张国华，吕琳. 温胆汤对自发性高血压大鼠血液中 P Ⅲ NP、LN 和 HA 水平影响的实验研究 [J]. 浙江中医杂志，2007，42（10）：598-599.

[6] 杨平. 温胆汤临床应用举例 [J]. 河南中医学院学报，2008，23（138）：70-71

达原散

（《温疫论》）

【组成】 槟榔二钱　厚朴一钱　草果仁五分，知母一钱　芍药一钱　黄芩一钱　甘草五分

【用法】 上用水二盅，煎八分，午后温服。

【功效主治】 开达膜原，辟秽化浊。主治瘟疫或疟疾之邪伏膜原证。症见憎寒壮热，或一日三次，或一日一次，

发无定时，胸闷呕恶，头痛烦躁，脉弦数，舌边深红，舌苔垢腻，或苔白厚如积粉。

【方解】 该方是为瘟疫秽浊毒邪伏于膜原而设。瘟疫之邪入膜原半表半里，邪正相争，故见憎寒壮热；瘟疫热毒内侵入里，导致呕恶、头痛、烦躁、苔白厚如积粉等一派秽浊之候，此时邪不在表，忌用发汗；热中有湿，不能单纯清热；湿中有热，又忌片面燥湿，当以开达膜原，辟秽化浊为法。方用槟榔辛散湿邪，化痰破结，使邪速溃，为君药。厚朴芳香化浊，理气祛湿；草果辛香化浊，辟秽止呕，宣透伏邪，共为臣药。以上三药气味辛烈，可直达膜原，逐邪外出。凡温热疫毒之邪，最易化火伤阴，故用白芍、知母清热滋阴，并可防诸辛燥之药耗散阴津；黄芩苦寒，清热燥湿，共为佐药。配以甘草生用为使者，既能清热解毒，又可调和诸药。全方合用，共奏开达膜原，辟秽化浊，清热解毒之功，可使秽浊得化，热毒得清，阴津得复，则邪气溃散，速离膜原，故以"达原饮"名之。

【现代研究】 若患者不能口服，可用温开水化开，鼻饲给药。小儿酌减。达原饮对干扰素治疗丙肝流感样副作用的干预在临床上取得较好疗效。湿邪感冒应用达原饮化裁治疗，效果显著。达原饮用于治疗小儿持续发热，药效颇佳，其应用范围也一直在扩大，如甲肝、伤寒、副伤寒、流行性感冒、钩端螺旋体病、复发性中心性视网膜炎、慢性浅表性胃炎、类风湿性关节炎、痛风性关节炎等等。

【文献选录】

俞根初：膜者，横膈之膜；原者，空隙之处。外通肌腠，内近胃腑，即三焦之关键，为内外交界之地，实一身之半表半里也。

吴有性说：疫者感天地之疠气……邪从口鼻而入，则其所客，内不在脏腑，外不在经络，舍于伏膂之内，去表不远，附近于胃，乃表里之分界，是为半表半里，即《针经》所谓'横连膜原'者也。

【医案举隅】

案例1：王某，女性，30岁。

以"大便秘结1年"就诊，症见形体肥胖，纳可，便秘，质软，排便不畅，3～5日一行，腹部胀痛，餐后明显，睡眠一般，小便调，舌暗红，苔薄白，微腻，脉滑。予达原饮加减：槟榔、川厚朴、枳实、白芍各15g，黄芩、柴胡、木香、乌药各10g，草果、甘草各5g，白术15g。予7剂，水煎服。

二诊时患者诉大便每日1次，质稍硬，无腹痛，舌暗红，苔薄白，脉滑。予上方，可加桃仁、赤芍活血之品。7剂，水煎服。随诊患者痊愈。

按语：湿邪阻滞，腑气不通，以大便排出困难，或排便不畅，便后有排便未尽感，伴或不伴腹胀，舌苔白腻为辨证要点。故在达原饮的基础上加柴胡、木香、乌药理气之品。考虑患者长期便秘，气机阻滞日久，必夹血瘀，故加活血之品。

案例2：李某，男，25岁。

主诉"发现乙肝表面抗原阳性10年"，诊断为HBeAg阳性慢性乙型肝炎。予α-2b干扰素皮下注射进行抗病毒治疗。首次注射干扰素后，患者出现发热恶寒，体温最高为 39.5℃，伴头痛、肌痛、乏力、恶心，予物理降温及口服扑感敏，体温降至 38.5℃，余症无明显改善，次日中午体温恢复正常。患者在注射 2 个月干扰素后，仍出现每次注射后发热恶寒，体温最高 38.8℃，乏力、恶心、头痛、肌痛。诊见舌暗红，苔白腻，脉弦数。予以槟榔、厚朴、知母、白芍、黄芩各 10g，草果 5g，甘草 6g，生姜 3 片。每日 1 剂，分早晚空腹服用，连服 3 天。患者注射干扰素后体温最高为 37.5℃，症状减轻。诊见舌淡红，苔薄白，微腻，脉弦。遂予以槟榔 3g，厚朴、竹叶各 5g，草果 2g，知母 10g，白芍、黄芩、连翘各 10g，甘草 6g，连服 7 天。随诊 1 个月，患者未诉再有发热等症状。

按语：患者注射干扰素后出现发热，考虑干扰素不良反应。病机：邪阻膜原，湿浊偏盛，阳气被湿邪阻遏，不能布达于肌表故恶寒；邪正交争，故恶寒发热；膜原湿浊外渍肌肉，经络之气不通，则肌痛；湿浊内阻脾胃，中焦气机失调，故恶心；患者初诊苔白腻，故考虑湿大于热。湿邪为寒邪，治疗以辛温燥湿为主，方用槟榔辛散湿邪，疏利蕴伏之邪；厚朴苦降行气，祛湿化浊，破邪气之所结；草果辛香化浊，辟秽止呕，以除秽浊之湿，以上三药气味辛香苦降，舒畅气机，故使秽湿浊气得以消散，湿消热自除矣。二诊减少方中槟榔、厚朴、草果的剂量，考虑湿中有热，忌一味燥湿，滋生热邪，且湿最易与热邪相合，故伍用连翘、竹叶、黄芩轻清之品。温热之邪易伤津耗血，耗伤正气，故加知母以滋阴液，白芍以养营血，甘草和中。

【方剂点评】原方本为瘟疫初起，邪伏膜原而设。多数医家认为达原饮为疏利疫邪之剂，以之治伏邪初起甚宜。只要辨证符合邪伏膜原之病机，均可运用本方。后世医家在本方基础上化裁变化，以适应疾病变化迅速的特点。

【方歌与趣味速记】

方歌：达原草果槟厚朴，知母黄芩芍甘佐。辟秽化浊达膜原，邪伏膜原寒热作。

趣味速记：后母要冰炒黄果仁。

【参考文献】

[1] 李素娟，张怀宝．达原饮对干扰素治疗丙肝流感样副作用的干预研究[J]. 中医学报，2011，26（8）：978-979.

[2] 高顺兵，王俊槐．达原饮化裁治疗湿邪感冒临床观察[J]. 新中医，2012，44（10）：24.

[3] 王逍，罗世杰．达原饮治疗小儿持续发热初探[J]. 陕西中医学院学报，2011，34（5）：76-77.

[4] 王敏．达原饮加味临床应用体会[J]. 中国民族民间医药，2012，（9）：34.

蒿芩清胆汤

（《通俗伤寒论》）

【组成】青蒿脑一钱半至二钱　淡竹茹三钱　仙半夏一钱半　赤茯苓三钱　青子芩一钱半至三钱　生枳壳一钱半　广陈皮一

钱半　碧玉散三钱（包）

【用法】原方未写用法。现代水煎服。

【功效主治】清胆利湿，和胃化痰。主治少阳湿热痰浊证。症见寒热如疟，寒轻热重，口苦膈闷，吐酸苦水，或呕黄涎而黏，甚则干呕呃逆，胸胁胀痛，小便黄少。舌红，苔白腻，间现杂色，脉数，右滑左弦。

【方解】本方为治少阳胆热偏重，兼有湿热痰浊内阻之剂。凡少阳枢机不利，湿热痰浊为患者，均可用本方加减治之。方中青蒿脑（即青蒿新发之嫩芽）苦寒芳香，既清透少阳邪热，又辟秽化湿；黄芩苦寒，善清胆热，并能燥湿，两药相合，既可内清少阳湿热，又能透邪外出，共为君药。竹茹善清胆胃之热，化痰止呕；枳壳下气宽中，除痰消痞；半夏燥湿化痰，和胃降逆；陈皮理气化痰，宽胸畅膈，四药相伍，使热清、湿化、痰除，共为臣药。赤茯苓、碧玉散清热利湿，导邪从小便而去，为佐使药。综观全方，可使胆热清，痰湿化，气机畅，胃气和，则诸症悉除。

【现代研究】蒿芩清胆汤保肝利胆退黄的作用机理可能与降低肝细胞β-葡萄糖醛酸酶含量、诱导UDPGT活性、促进胆红素排泄，从而改善胆红素代谢有关。蒿芩清胆汤能够抑制流感病毒感染湿热证小鼠流感病毒的复制，同时能够调节流感病感染湿热小鼠肺AQP1、肺AQP5、胃AQP4、肠AQP1、肾AQP2表达的紊乱。临床上目前可用于上呼吸道感染发热、外感发热等，均有良好的效果。

【文献选录】

俞根初：足少阳胆与手少阳三焦合为一经，其气化一寄于胆中以化水谷，一发于三焦以行腠理。若受湿遏热郁，则三焦之气机不畅，胆中之相火乃炽，故以蒿、芩、竹茹为君，以清泄胆火；胆火炽，必犯胃而液郁为痰，故臣以枳壳、二陈和胃化痰；然必下焦之气机通畅，斯胆中之相火清和，故又佐以碧玉，引相火下泄；使以赤芩，俾湿热下出，均从膀胱而去。此为和解胆经之良方，凡胸痞作呕，寒热如疟者，投无不效。

【医案举隅】

案例：梁某，男，79 岁。

低热 1 周，体温 37.0℃ ~ 37.3℃，心率 116 次 / 分，每日下午 4 点发热，晚 9 点热退，伴浑身酸痛兼身重，头痛，头重如裹（患者诉头重如箍围），咽痛，牙痛，口周有疱疹，不欲食，每天只进少许稀汤，自述口苦如黄连，大便不调。生化检查：血、尿常规大致正常（排除感染导致发热）。胸片示两肺纹理增多。其他检查未见明显异常。患者于 2011 年 9 月 19 日初诊，询知每日下午发热，晚上热退，伴浑身酸重痛，头痛，头重，咽痛，牙痛，口周有疱疹，纳差，口苦，3 天无大便，舌红，苔黄腻，脉弦滑有力。此属少阳湿热（热重于湿）证。治以和解少阳，清热化湿。方用蒿芩清胆汤化裁。

处方：青蒿 12g，黄芩 10g，清水半夏 10g，竹茹 20g，碧玉散 10g，茯苓 15g，枳壳 10g，陈皮 10g，连翘 20g，酒大黄 6g（后下），瓜蒌仁 20g，羌活 6g。

每日1剂，并嘱患者禁食生冷、油腻、辛辣之物。服2剂后复诊。

患者诉发热时间缩短，每日下午4点发热，6点热退，浑身痛明显缓解，咽痛、牙痛减轻，口周未起新的疱疹，但仍感浑身酸重，头沉。食欲明显好转，口苦减轻，排沥青色大便，量多。查舌苔稍退，脉滑。辨证为湿重于热。治宜清解少阳，化湿理气。减竹茹、碧玉散、连翘、酒大黄、瓜蒌仁、羌活，加生薏苡仁20g，白豆蔻20g，杏仁6g，厚朴10g，滑石粉15g（包煎），淡竹叶10g，焦三仙各10g。5剂后三诊。

患者诉服汤药后，每日下午只有轻微发热，约半小时后热退，浑身酸重痛，头痛如箍围明显缓解，食欲明显好转，可进食日常饭菜，舌苔已退，大便调，日2次。诉有痰，难咳出。在上方基础上减滑石粉、淡竹叶，加胆南星10g，竹茹20g以清化热痰。9月29日四诊，患者潮热已退，每日下午微恶风，项强，但体温正常，痰能咳出。前方加葛根15g，3剂，后患者病愈。

按语：本例患者每天下午潮热，夜间热退，寒热往来，不欲饮食，脉弦，属少阳证。身热不扬，发热1周，病程较长，浑身酸重痛，头重如裹，舌苔滑腻，再考虑当下季节原因，暑气未消，表明患者湿象重。患者咽痛，牙痛，口周有疱疹，口苦，舌红，苔黄，脉弦滑有力，三天无大便，表明热毒较重，故加重清热解毒、通便的力度。王士雄云："风寒之疟可以升散，暑湿之疟必须清解。"故清胆利湿为治疗大法。青蒿苦寒，芳香，清透少阳邪热；黄芩苦寒，清泄胆府邪热，共为君药。半夏、竹茹、陈皮、枳壳四味化痰湿，理气机，配茯苓、碧玉散于和解之中兼化暑湿。连翘清热解毒，酒大黄、瓜蒌仁清热通便，少量羌活上行以治头痛。后患者潮热稍退，咽痛牙痛减轻，大便已行，但是仍感浑身酸重，头沉，水滑苔，湿象重，故在清解少阳的同时，加大化湿的力度，用蒿芩清胆汤合三仁汤加减以宣畅气机，清利湿热。后患者诉有痰，难咳出，兼有湿热痰浊，加胆南星，竹茹以燥湿化痰。最后加葛根以清余热生津，解项强，防死灰复燃。

【方剂点评】蒿芩清胆汤应用时要把握胆热犯胃，湿热痰阻，热重于湿的证候，以寒热如疟，寒轻热重，胸胁胀闷，吐酸苦水，舌红，苔腻，脉弦滑为辨证要点。常用于治疗肠伤寒、急性胆囊炎、急性黄疸型肝炎、胆汁反流性胃炎、慢性胰腺炎、急性胃炎、耳源性眩晕、肾盂肾炎、盆腔炎、钩端螺旋体病以及非典型性肺炎等辨证属少阳湿热痰阻者，可取得较好疗效。

【方歌与趣味速记】

方歌：蒿芩清胆枳竹茹，陈夏茯苓碧玉入。热重寒轻痰湿重，胸痞呕恶总能除。

趣味速记：青竹如碧玉，黄羚下子沉。

【参考文献】

[1] 任存霞. 蒿芩清胆汤对阳黄证大鼠 β-G，UDPGT 的影响 [J]. 中国中医急症，2011，20（8）：1252-1253.

[2] 高展翔. 蒿芩清胆汤对流感病毒感染湿热证小鼠水通道蛋

白影响的实验研究[D].：广州中医药大学，2012.

[3] 林宁，张彦卿，徐上钦，等.蒿芩清胆汤加减治疗上呼吸道感染发热37例临床观察[J].中国中医急症，2012，21（12）：2001-2002.

[4] 左明晏，许从莲，杨毅.蒿芩清胆汤在外感发热中的应用[J].中国中医急症，2012，21（8）：1274.

[5] 张岑.蒿芩清胆汤治疗不明原因发热验案一则[J].四川中医，2012，30（11）：121.

[6] 沈元良.蒿芩清胆汤衍变与考释[J].浙江中医杂志，2012，47（9）：696.

息 风 方

息风方是具有凉肝息风，滋阴息风，制止痉厥的一类方剂，主要由清热凉肝或滋阴潜镇之品组成，适用于温病热盛动风或虚风内动的疾病。

息风方在治疗温病时要注意：如未出现痉厥者不宜使用；痉厥往往不是单独发生，临床运用时要根据患者具体表现配合其他治法；应注意祛除动风的原因；小儿患者邪在卫分、气分者不宜早投凉肝息风剂。

现代药理研究证实，息风方具有镇静、抗惊厥的作用，能够解热，降血压，降低颅内压，纠正电解质等。

羚角钩藤汤

（《通俗伤寒论》）

【组成】羚羊角片一钱半，先煎　双钩藤三钱，后入　霜桑叶二钱　滁菊花三钱　鲜生地五钱　生白芍三钱　川贝母四钱，去心　淡竹茹鲜刮，与羚羊角先煎代水，五钱　茯神木三钱　生甘草八分

【用法】水煎服。

【功效主治】凉肝息风，增液舒筋。主治肝热生风证。症见高热不退，烦闷躁扰，手足抽搐，发为痉厥，甚则神昏，

舌绛而干，或舌焦起刺，脉弦而数。

【方解】本方治证为热邪传入厥阴，肝经热盛，热极动风所致。邪热炽盛，故高热不退；热扰心神，则烦闷躁扰，甚则神昏；热灼阴伤，热极动风，风火相煽，以致手足抽搐，发为痉厥。治宜清热凉肝息风为主，辅以增液舒筋，化痰宁心之法。方中羚羊角清泄肝热，息风止痉之效颇佳，钩藤清热平肝息风止痉，两药相合，凉肝息风，共为君药。桑叶、菊花辛凉疏泄，清热平肝息风，以加强凉肝息风之效，用为臣药。《本草经疏》说："菊花专制肝木，故为祛风之要药。"热极动风，风火相煽，最易耗阴劫液，故用鲜生地黄、白芍、生甘草三味相配，酸甘化阴，滋阴增液，柔肝舒筋，上述药物与羚羊角、钩藤等清热凉肝息风药并用，标本兼顾，可以加强息风解痉之功；邪热亢盛，每易灼津成痰，故用川贝母、鲜竹茹以清热化痰；热扰心神，又以茯神木平肝，宁心安神，以上俱为佐药。生甘草调和诸药，用为使药。本方的配伍特点是以凉肝息风药为主，配伍滋阴化痰，安神之品，故为凉肝息风的代表方剂。

【现代研究】羚角钩藤汤能够改善暑风证大鼠惊厥的表现。侯宇轩等以羚角钩藤汤（茯神木改为茯苓）水煎剂灌胃2次（每次82.89mg/kg），观察其对人工高温所致幼龄大鼠暑风证的影响。结果表明，该方能提高大鼠的热耐受时间，延迟惊厥的发生，缩短惊厥后大鼠的昏迷时间，促进其意识及运动功能的恢复，但对惊厥强度无明显影响。

【文献选录】

《重订通俗伤寒论》何秀山按：以羚、藤、桑、菊息风定惊为君；臣以川贝善治风痉，茯神木专平肝风。但火旺生风，风助火势，最易劫伤血液，尤必佐以芍药、甘草、鲜生地酸甘化阴，滋血液以缓肝急；使以竹茹，不过以竹之脉络通人之脉络耳。

《谦斋医学讲稿》：本方原为邪热传入厥阴，神昏抽搦而设，因热极伤阴，风动痰生，心神不安，筋脉拘急。故用羚羊角、钩藤、桑叶、菊花凉肝息风为主，佐以生地、白芍、甘草甘酸化阴，滋液缓急，川贝、竹茹、茯神化痰通络，清心安神。由于肝病中肝热风阳上逆，与此病机一致，故亦常用于肝阳重证，并可酌加石决明等潜镇。

【医案举隅】

案例 1：吴某，男，38 岁，1997 年 10 月 2 日初诊。

患者因突发剧烈头痛，伴恶心、呕吐五六次，以蛛网膜下腔出血（经腰椎穿刺确诊）住院治疗 3 天，病情略有好转，邀余会诊。刻诊：痛苦面容，头痛剧烈，颈项强直，不时恶心呕吐，烦躁不安，双目紧闭，畏光，渴喜冷饮，脘腹胀满，大便 5 日未行，小便黄赤，舌质红，苔薄黄，脉弦滑而数。证属风阳暴张，络脉损伤，与阳明腑实互结为患。治以平肝潜阳，息风镇惊，佐以通腑。予羚角钩藤汤加减：羚羊角粉 1.5g（冲服），钩藤 30g，生地黄 15g，草决明 30g，霜桑叶 15g，菊花 15g，生川军 12g（后下），枳实 12g，三七粉 4g（冲服）。1 剂，水煎服。服药后，大便日行 2 次，头痛显著减轻。守上方去川军、草决明，加龙胆草 10g，石决明 40g，栀子 10g，丹皮 10g，白蒺藜 30g，生白芍 20g。5 剂，水煎服。服 5 剂后，头痛消失，仍感眩晕，视物不清。前方去龙胆草、栀子、枳实，加珍珠母30g，女贞子20g，旱莲草12g。连服1周，诸症悉除。又继服5剂，痊愈出院。

按语：蛛网膜下腔出血性头痛辨证属风阳鸱张，络脉损伤与阳明腑实互结所致。治疗当在清上宁络之时，急下阳明腑实，“病在上，取之下”，意在“釜底抽薪”，使火势下行。正如《丹溪心法·头痛》说：“痛甚者火多……亦有可下者”，故用羚角钩藤汤加川军等，药服1剂，大便得通，头痛即减，后加平肝息风之品而收功。

案例2：李某，女，49岁，教师。2002年4月27日入院。

主诉：剧烈头痛7小时，伴呕吐、意识不清5小时。患者于2002年4月26日晚上突然头痛，2小时后，出现呕吐，继而四肢体冷，牙关紧闭，意识不清，测Bp 180/110mmHg。入我科就诊时，头痛剧烈，呕吐咖啡色液体约500mL，CT扫描结果为蛛网膜下腔出血。查体：T37.2℃，P86次/分，R16次/分，Bp180/110mmHg，颈项强，克氏征（+），布氏征（+），巴氏征（－）。入院后，开始用西药治疗，主要以止血，抗感染和使用脱水剂治疗，呕吐渐停，但头痛，项强等症未明显改善，且体温达38.5℃，烦躁不安，面色潮红，大便干结，舌红无苔，脉数。综观脉证，属肝肾阴虚，肝阳上亢，肝风内动，兼有热入营血之证。法当平肝清热息风，凉血止血养阴。

处方：羚羊角片3g，钩藤、生地黄、玄参各15g，全蝎、丹皮各10g，菊花、郁金各12g，葛根、石决明、金银花、忍冬藤各30g。

服药3剂，发热退净，头痛减轻，烦躁已除，舌红，脉滑数，以前法调整处方而进。

处方：生地黄、玄参各15g，丹皮、白芍、郁金各10g，钩藤、菊花、柏子仁、酸枣仁各12g，甘草、川芎各6g，金银花、石决明、葛根各30g。

服药4剂，头痛大减，烦躁除，睡眠安好，大便已行，舌红，脉弦数，继服上方1周，头痛止，诸症悉减，唯颈项稍强，舌红苔薄，脉弦数，上方减玄参、甘草，加麦冬10g，沙参12g，滋养阴液，以善其后，患者于5月15日痊愈出院。

按语：中医学认为此病是肝肾阴虚，肝阳上亢，升发太过，化火生风，头部气血逆乱所致，发病之条件在于"风"，指肝风夹火、痰等邪气。病机在于阴虚阳亢，本虚标实，上实下虚。头痛为本病之重要特征，本症是因肝风肝火相煽而发，故用钩藤、石决明重镇平肝。头痛剧烈者加羚羊角，羚羊角咸寒入肝，善泻肝火，凉肝息风效果最佳。钩藤清热平肝，息风定痛功效甚佳，石决明为凉肝清肝要药。方中玄参、生地黄清热养阴，凉血止血；白芍平肝养血；柏子仁、酸枣仁柔肝养血，且能镇静安神。本病属中风一门，因阴虚阳亢，风火相煽，致气血逆乱于头脑。治疗当以沉降潜镇之品。为何要用葛根呢？因为葛根古时就用以治项强之症，本病之项强，在于肝风内动，阴虚血少，阴津不能上承濡养筋脉所致，方中用大量镇肝息风潜阳之品，加一味葛根，以其能"起阴气"，滋养筋脉而止牵引强痛，筋脉得以濡润而项强拘挛自可缓解。这样升降之药配合使用，降者自降，升者自升，升降有序。这种药物的配伍方法是属于“相反相成”的范畴。在用葛根治疗项强的同时，配以全蝎，息风止痉之力大增，且性质又较平和，两相配合，强痛挛急可止。

【方剂点评】本方为凉肝息风的代表方剂，临床以高热、抽搐为证治要点。若热盛者，可加大青叶、板蓝根、夏枯草、草决明等增强清肝之力；若热闭神昏者，可配安宫牛黄丸或紫雪丹等清热开窍；若高热不退，津液耗伤较甚者，可酌加玄参、天冬、麦冬、石斛、阿胶等滋阴增液之品；若神昏痰鸣者，加天竺黄、竹茹等清热豁痰；若抽搐较甚，可加全蝎、蜈蚣、僵蚕、蝉蜕等息风止痉；若热邪偏胜于气分者，加石膏以清气分；若热邪偏于营血者，加丹皮清营凉血。此外临床应注意：热病后期阴虚动风者不宜使用本方；羚羊角可用山羊角或珍珠母代替，但用量要大。

【方歌与趣味速记】

方歌：俞氏羚角钩藤汤，桑菊茯神鲜地黄。贝草竹茹同芍药，肝风内动急煎尝。

趣味速记：领狗上草地，主妇少背菊（羚钩桑草地，竹茯芍贝菊）。

【参考文献】

[1] 侯宇轩．羚角钩藤汤对暑证大鼠作用的实验研究 [J]. 陕西中医学院学报，1992，（1）：40.

[2] 祝远之．蛛网膜下腔出血性头痛治验 1 例 [J]. 山西中医，

1999，15（1）：28.

[3] 姬同超．羚角钩藤汤配西药治疗蛛网膜下腔出血50例[J]. 陕西中医，2008，29（2）：205-206.

阿胶鸡子黄汤

（《通俗伤寒论》）

【组成】陈阿胶二钱，烊冲　生白芍三钱　石决明五钱，杵　双钩藤二钱　大生地四钱　清炙草六分　生牡蛎四钱杵　络石藤三钱　茯神木四钱　鸡子黄二枚，先煎代水

【用法】水煎服。

【功效主治】养血滋阴，柔肝息风。主治邪热久留，灼伤真阴。症见筋脉拘急，手足蠕动，或头目晕眩，舌绛苔少，脉细数等。

【方解】本方是滋阴息风之剂，适用于肝风内动属于阴虚血亏者。阴血既亏，则筋脉失其荣养，而见拘挛、不能自如伸缩。治以滋阴养血，柔肝息风。故方中用阿胶、鸡子黄血肉有情之品，养血滋阴而息风，共为君药。另外，肝质喜柔，躁则风动，故用生地黄、白芍、甘草酸甘化阴，养血柔肝，舒筋缓急，是为臣药。钩藤甘凉，为治风要药，用之以平肝息风；茯神木入肝经，为平木之品，兼可安神宁心；由于阴血虚者肝阳必亢，故用石决明、牡蛎介壳之品，镇肝潜阳，四药共投，陡增平肝潜阳，息风止痉之力，而起佐助之功。络石藤平和而专走经络，通关节，活络舒筋，为使药。诸药相合，同奏滋阴养血，平肝潜阳，舒筋息风之效。

【现代研究】

治疗脑动脉硬化性眩晕：赵诚等以阿胶鸡子黄汤加味治疗32例脑动脉硬化性头晕的患者，其中男19例，女13例，年龄55～79岁，病程最短5个月，最长11年，全部经头颅CT或MRI、MRA检查，16例多发腔隙性脑梗死，10例脑血栓形成，6例脑萎缩。10例经心电图示合并慢性冠状动脉供血不足，脑血流图显示均为血管弹性减退性改变，30例血流变检查呈高黏血状态且双侧颈动脉、椎基底动脉有不同程度的粥样斑块形成，眼底检查全部有动脉硬化性眼底改变，28例有甘油三酯或胆固醇升高，MRA检查颅内大脑前循环及后组循环血管均有不同程度的动脉硬化性改变。治疗结果：治愈25例，有效7例，总有效率100%。

【文献选录】何秀山在《重订通俗伤寒论》中认为：血虚生风者，非真有风也，实因血不养筋，筋脉拘挛，伸缩不能自如，故手足瘛疭。类似风动，故名曰内虚暗风，同称肝风。温热病末路多见此症者，以热伤血液故也。方以阿胶、鸡子黄为君，取其血肉有情，液多质重，以滋血液而息肝风；臣以芍、草、茯神木，一则酸甘化阴以柔肝，一则以木制木而息风；然心血虚者，肝阳必亢，故佐以决明、牡蛎介壳类潜阳；筋挛者，络亦不舒，故使以钩藤、络石藤通络舒筋也。此为养血滋阴，柔肝息风之良方。

【医案举隅】

案例1：某男，70岁，干部，2004年就诊。

既往有高血压多年。症见：头晕，目眩，耳鸣，健忘，倦怠，失眠，用脑后头痛，目胀，眼花，舌绛，苔黄燥，脉弦数，测血压 190/100mm Hg，MRI 诊断为多发腔隙性脑梗死，MRA 检查颅内颈内大脑中动脉、大脑前动脉等符合动脉硬化性改变，彩超示双侧颌动脉、椎基底动脉有不同程度的粥样斑块形成，中医诊断“眩晕”，辨证分型为肝肾阴竭，脑失所养。治宜滋水涵木，填精补髓，给予阿胶鸡子黄汤加味：

阿胶（烊化）10 g，鸡子黄 2 枚（冲服），石决明 25g，生白芍 25g，生地黄 30g，麦冬 25g，川芎 15g，钩藤（后下）15g，夜交藤 15g，生牡蛎 30g，赤芍 12g，丹参 15g，羌活 15g，白芷 9g，甘草 8g。

水煎服，取汁 300 mL，日 1 剂，早晚 2 次服，7 剂后头晕、目眩、耳鸣愈，但注意力仍不集中，健忘，又服 15 剂，诸症消失。

按语：脑为髓之海，头为诸阳之会，若髓海不足则脑转耳鸣，睛酸眩冒，目无所见，懈怠安卧，复为痰浊瘀滞所阻，或受风邪上扰，脉络不畅，清阳不升，浊阴不降，故头晕头痛不止。或素体阳盛，肝阳上亢，或忧郁恼怒，气郁化火，肝阴暗耗，风阳升动，上扰清空发为头晕目眩。肾为先天之本，藏精生髓，老年肾亏，水火失济，心肾不交，故少寐多梦健忘，阴虚生内热，故舌红，脉弦细数。治疗宜于滋水涵木、填精补髓、平肝潜阳中加入化痰、宣通、清虚热之品，阿胶、鸡子黄、龟板填精补髓，白芍、生地黄、麦冬滋阴清热，石决明、钩藤、夜交藤、生牡蛎镇肝息风，宁心安神，川芎、丹参、羌活、白芷、赤芍祛风活络，化瘀止痛，甘草调和诸药。诸药合用，补通并用，标本兼治，所以取得良好疗效。

案例2：某男，3岁。1982年8月2日就诊。

患儿几天前因高热惊厥入院，做腰椎、骨髓穿刺等检查，确诊为乙型脑炎（极重型）。经西医积极抢救后基本脱险，神志清醒，项强消失，抽搐停止，但出现头摇不停，眼球震颤等症，连续使用镇痉药物及对症处理十余日无效，转中医诊治。就诊时神智清晰，体温37.6℃（腋下），间隔四五分钟即摇头、眼球震颤一次，每次持续一二分钟，口唇干燥，尿黄便干，舌红少津，脉细稍数。辨证为阴血亏损，筋脉失养，虚风内动。治法：滋阴养血，柔肝息风。用阿胶鸡子黄汤加味。

处方：阿胶（烊化）、石决明（先煎）、络石藤各10g，牡蛎（先煎）20g，制龟板（先煎）15g，茯神5g，甘草3g，鸡子黄1个。

3剂。另用羚羊角粉5分，分两次开水冲服。药后体温降至37.2℃（腋下），舌红有津，头摇、眼球震颤减至二十分钟一次，乳食有增，大便不干。原方再服5剂后，头摇已止，但眼球震颤未平。去络石藤，加菊花、钩藤各10g，再进5剂，服后能自行站立和移步，眼球震颤亦止，于8月16日痊愈出院。

按语：温病后期阴虚风动，乃本方之证。加羚羊角以增强息风作用，且有助于退热。药证合拍，故数剂获效。

【方剂点评】

本方主要用于温病后期，阴血不足，虚风内动之证。现代主要用于乙脑后遗症辨证属热伤营阴，虚风内动者。临床以手足瘛疭，徐缓无力，舌绛苔少，脉细数为辨证要点。若抽搐较甚者，加羚羊角以息风止痉；阴虚阳亢者，加龟板、磁石以滋阴潜阳；兼有虚热者，加知母、丹皮以清热。另外，凡热极动风或阴血虽亏而邪热尚盛之证，由于本方为滋阴息风之剂，有敛邪之弊而应慎用。

【方歌与趣味速记】

方歌：阿胶鸡子黄汤好，地芍钩藤牡蛎草。决明茯神络石藤，滋阴养血息风妙。

趣味速记：二石钩牡蛎，茯知草地胶黄（二十够美丽，不知早早焦黄）。

【参考文献】

[1] 赵诚，刘耀东，王志强，等．阿胶鸡子黄汤加味治疗脑动脉硬化性头晕 [J]. 中国实用医药，2008，21（3）：145-146.

[2] 李飞．方剂学 [M]. 北京：人民卫生出版社，2002.

大定风珠

（《温病条辨》）

【组成】 生白芍六钱　阿胶三钱　生龟板四钱　干地黄六钱　麻仁二钱　五味子二钱　生牡蛎四钱　麦冬连心六钱　炙甘草四钱　鸡子黄（生）二枚　鳖甲（生）四钱

【用法】 水八杯，煮取三杯，去滓，再入鸡子黄，搅令相得，分三次服。

【功效主治】滋阴养液，柔肝息风。用于阴虚风动证。

【方解】方用血肉有情之品鸡子黄、阿胶为君，吴鞠通自释鸡子黄“为血肉有情，生生不已，乃奠安中焦之圣品……能上通心气，下达肾气……其气焦臭，故上补心，其味咸寒，故下补肾”；阿胶甘平滋润，入肝补血，入肾滋阴，二药合用，为滋阴息风的主要配伍。臣以麦冬、生地黄、白芍滋阴增液，养血柔肝；生龟板、生鳖甲、生牡蛎益阴潜阳，平肝息风，六者共助君药滋阴息风之效。佐以麻子仁养阴润燥，五味子酸收，收敛欲脱之阴。甘草调和诸药，与白芍配伍，酸甘化阴。诸药合用，峻补真阴，潜阳息风，使阴液得复，筋脉得养，则虚风自息，病症可痊。

【现代研究】本方现代常用于治疗慢性肾衰的骨质代谢紊乱、顽固性荨麻疹、抽动－秽语综合征等。

1. 慢性肾衰骨质代谢紊乱：吴氏用大定风珠治疗慢性肾功能不全病人 15 例，并与葡萄糖酸钙 15 例作对照，观察治疗前后血清钙、磷、骨钙素、C 端甲状旁腺素、骨矿物含量水平及临床症状改善情况。结果：阴虚风动型慢性肾衰病人骨矿物质代谢显著紊乱，服用大定风珠后骨矿物质代谢紊乱显著改善，血磷水平与贫血状态也得到改善。

2. 顽固性荨麻疹：倪氏以内风立论，选用大定风珠加减治疗顽固性荨麻疹 31 例，结果全部获效，其中服药 10 天治愈者 8 例，服药 14 天治愈者 23 例，随访 2 年仅 1 例因饮酒、食辛辣而复发。

3. 抽动–秽语综合征: 陆氏以大定风珠加味治疗抽动–秽语综合征 12 例，并与氟哌啶醇进行比较研究，结果：

显效 3 例，有效 7 例，无效 2 例。两组治疗前后自身比较抽动次数均有极显著差异（$P < 0.01$），两组之间比较无明显差异（$P > 0.01$）。

【文献选录】

吴鞠通在《温病条辨》中指出：此邪气已去八九，真阴仅存二三之治也，观脉虚苔少可知。故以大队浓浊填阴塞隙，介属潜阳镇定，以鸡子黄一味，从足太阴下安足三阴，使上下交合，阴得安其位，斯阳可立根基。俾阴阳有眷属一家之意，庶可不致绝脱焉！

秦伯未在《谦斋医学讲稿》中认为：本方主治温热之邪消烁真阴，神倦瘛疭，脉弱舌绛，时有虚脱的现象，故用大队的滋阴药，佐以介类潜阳镇定。在肝病中遇到肝肾阴血极虚，内风煽动不息，如眩晕不能张目，耳鸣，筋惕肉瞤，心慌泛漾，亦常用此加减。凡风阳上扰，肝阴多虚，且有水不涵木的现象，故常用白芍、生地治本，结合息风潜阳。但肝阳宜凉镇，肝风必须填补，将本方和羚角钩藤汤对比，可以看到用药的浅深程度。

【医案举隅】

案例 1：女，51 岁，2003 年 8 月 23 日初诊。

家人代述有肝病病史七八年，并发上消化道出血，于 2001 年在某院行脾切除术。术后两年内出现 2 ~ 3 次肝性脑病，多次住院治疗。刻诊：患者极度虚弱，蜷卧在床，消瘦明显，神志时清时寐，神疲乏力，四肢拘挛，徐徐抽动，双目上视，纳呆，大便干，舌红绛无苔，脉微弱。

辨证：真阴大伤，虚风内动。方用大定风珠加减。

炙甘草10g，白芍15g，阿胶10 g（烊化），生地黄30g，麦冬15g，五味子6g，穿山甲6g，牡蛎30g，土鳖虫6g，鳖甲10g，青蒿10g，陈皮10g，鸡子黄1枚。水煎服，日1剂。

2003年9月7日二诊，因患者胃纳不佳，故自主隔日服药1剂，已服4剂。刻下：精神转佳，已无神昏，拘挛减轻，仍见手足徐徐抽动，舌红绛少苔，脉微弱，上方去陈皮、穿山甲，加龟板10 g，天麻10 g，继服。9月14日三诊。服上方6剂，精神好转，抽搐明显减轻，纳食增加，舌上已现少许薄白苔，仍有乏力气短等。治以滋阴填精，益气活血，以善其后。

处方：炙甘草10g，白芍15g，阿胶6g（烊化），生地黄15g，麦冬15g，五味子6g，牡蛎15g，天麻15g，炙鳖甲6g，龟板6g，茯苓10g，太子参15g。服上方10余剂，病情基本好转，生活自理。

按语：大定风珠方是清代著名温病学家吴鞠通在《伤寒论》炙甘草汤的基础上加减而成，用于治疗下焦阴液虚衰，风动虚脱之证。《温病条辨》下焦篇十六：“热邪久羁，吸烁真阴……神倦瘛疭，脉气虚弱，舌绛苔少，时时欲脱者，大定风珠主之。”本方用三甲复脉汤滋阴潜阳，加鸡子黄血肉有情之品，以增强滋阴息风之效，五味子补阴敛阳以防厥脱之变。从患者神倦舌绛，虚风内动，时时欲脱等表现分析，系久病加之术后大量出血、失液，补充不继，肝肾真阴枯耗，其病机正如吴鞠通所云：“此邪气已去八九，真阴仅存一二故也……故以大队浓浊填阴塞隙……”

药证合拍，故用之疗效颇佳。

案例2：某男，42岁。1985年6月20日就诊。

患者半月前因外感发热出汗过多引起双下肢无力，小腿膝踝之间肌肉似痛非痛，酸麻胀重，难以名状，夜间两腿不论放何处均感不安，需家人用力揉捏方可入眠。曾予维生素、安定、钙剂及抗风湿药治疗均无明显疗效。刻诊：双下肢时时摆动不能自主，面色萎黄，舌质红，干净无苔，脉虚弱，查体未发现明显的阳性体征。四诊合参，辨为津亏血虚，筋脉失养之证。拟大定风珠加减，以观动静。

处方：生白芍30g，生地黄30g，麦冬15g，生牡蛎20g（先煎），龟甲20g（先煎），五味子6g，甘草6g，川牛膝15g，木瓜15g。水煎去渣，入阿胶10g，鸡子黄2枚，搅匀服。

服药3剂，两腿摆动减轻，夜已能入睡，继进6剂，舌质转润，诸症皆愈。

按语：大定风珠为滋阴息风之剂，临证无论何病，只要紧扣阴血大亏，内风煽动之病机，就可放手使用。本案为不宁腿综合征，现代医学主要以对症处理为主。医者抓住患者素体虚弱，复加发热、大汗亡津液之病史，四诊合参，辨为阴津亏损，血不养津之证，用本方滋阴养血，柔肝缓急，加木瓜、牛膝舒筋活络，药证合拍，故获良效。

【方剂点评】本方乃滋阴息风的代表方，适于阴虚风动之候，临床以瘛疭，神倦，舌绛，苔少或无，脉虚弱为辨证要点。常见的加减变通如下：若喘者，多为元气大亏，加人参益气平喘；自汗者，元气虚而卫表不固，加龙骨、人参、浮小麦益气敛汗；心悸者，多为心气耗伤，加人参、浮小麦益气养心；兼有低热者，加地骨皮、白薇、知母、丹皮退虚热；有痰者，加天竺黄、贝母、制半夏清热化痰。此外，临床上要注意阴亏而热邪犹盛者，不宜使用本方，因该方乃大队浓浊滋补之品组成，误用有恋邪留寇之弊。

【方歌与趣味速记】

方歌：大定风珠鸡子黄，再合加减复脉汤。三甲并同五味子，滋阴息风是妙方。

趣味速记：五嫂卖母鸡，吵架骂干弟阿龟（五芍麦牡鸡，草甲麻干地阿龟）。

【参考文献】

[1] 吴玉生. 大定风珠对阴虚风动型慢性肾衰病人骨矿物质代谢紊乱的改善 [J]. 中药药理与临床，1999，15（1）：39.

[2] 倪晓畴. 大定风珠治疗顽固性荨麻疹 31 例 [J]. 中国民间疗法，2000，8（8）：30.

[3] 陆磊. 大定风珠加味治疗抽动秽语综合征 12 例 [J]. 湖北中医杂志，2001，23（7）：28.

[4] 王继弟，王世钦. 经方验案四则 [J]. 山东中医杂志，2005，24（8）：506-507.

[5] 李飞. 方剂学 [M]. 北京：人民卫生出版社，2002.

加减复脉汤

（《温病条辨》）

【组成】炙甘草六钱　干地黄六钱　生白芍六钱　麦冬五钱　阿胶三钱　麻仁三钱

【用法】水八杯，煮取三杯，分三次服。剧者加甘草至一两，地黄、白芍各八钱，麦冬七钱，日三服，夜一服。

【功效主治】滋阴养血，生津润燥。主治温热病后期，邪热久羁，阴液亏虚证。

【方解】加减复脉汤是由《伤寒论》炙甘草汤去人参、桂枝、生姜、大枣、清酒，加白芍组成，方取干地黄、阿胶、白芍、麦冬滋养肝肾之阴，炙甘草扶正，麻仁润燥，共奏滋阴退热，养液润燥之效。

【现代研究】现代有研究认为加减复脉汤可用于被蝮蛇咬伤致心肌损害、冠心病或经皮冠状动脉支架置入术后的治疗。如赵炎等从1984年至2002年以加减复脉汤为主，治疗了96例浙江短尾蝮蛇咬伤所致的心肌损害的重型患者，全部病例均获痊愈。平均住院时间15天。随访1年以上无反复。陈锦芳用加减复脉汤治疗冠心病和经皮冠状动脉支架置入术后辨证属于心肾气阴亏虚者，也取得了较好疗效。

【文献选录】

吴鞠通曰："去参、桂、姜、枣之补阳，加白芍收三阴之阴，故云加减复脉汤。"吴氏变炙甘草汤温阳复脉为养阴复脉，指出加减复脉汤的适应证有五：一是，阳明病，温邪久羁中焦，伤少阴癸水者。或已下，或未下而阴竭者，若中无结粪，邪热少而虚热多，其人脉必虚，手足心热甚于手足背，以复脉汤复其津液，阴复则阳留，庶可不至于死也；二是，温病误表，津液被劫，心之气液受伤，而心中震震，舌强神昏者，以复脉汤复其津液；三是，温病精脱耳聋者，初则阳火上闭，阴精不得上承，清窍不通，继则阳亢阴竭，故温病六七日以外，壮火少减，阴火内炽，耳聋者，悉以复脉复其肾精，阴精足能养诸窍耶；四是，汗下后，口燥咽干，神倦欲眠，舌赤苔老，与复脉汤，滋养少阴之阴精，少阴精足而后能生；五是，温病误用升散，伤及心阴，而脉结代，甚则脉两至者，重与复脉，以养心肾之阴，先治心疾，后治他病。

【医案举隅】

案例 1：刘某，男，65 岁。2006 年 10 月 17 日就诊。

患者确诊为冠心病已有 8 年，近年来时常出现胸闷不适、时有心悸烦热、口干咽燥、大便秘结，西药无法改善其阴虚燥热的症状，遂来就诊。查其舌质光绛无苔，边有瘀点，脉沉细缓。辨证为心肾阴虚，气滞血瘀。治宜滋养心肾阴液，理气通络。方用加减复脉汤加味。

处方：炙甘草 10g，干地黄 24g，生白芍 15g，麦冬 15g，阿胶 10g（烊化冲服），麻仁 10g，丹参 15g，全瓜蒌 24g。

5 剂。常法煎服。药后口干咽燥症状明显好转，大便通畅，胸闷得以舒缓。原方再进 5 剂。患者感觉舒适，诸症缓解。嘱其注意饮食清淡，适当活动，不定期服用本方，

1年多来症状基本得以解除。

按语：本例患者见胸闷不适，心悸烦热，乃阴血不足，心脉失养所致；口干咽燥、大便秘结、舌光绛无苔、脉沉细缓，乃阴液亏虚，无津上承，无液润肠见症；胸闷、舌边有瘀点，乃久病入络之症状。用炙甘草补益心脾之气，干地黄滋补肾阴，麦冬、阿胶滋心阴养心血，麻仁润肠通便，丹参活血通络，祛瘀止痛，全瓜蒌宽胸散结，润肠通便。所用药物切中病机，故能获得良效。

案例2：曾某，女，70岁，退休教师。2007年12月14日就诊。

患冠心病近15年。近年来时常发生心前区憋闷疼痛，经冠状动脉造影确诊为冠状动脉右侧支管腔狭窄，直径缩小达95%，严重影响供血。3天前在南京军区福州总医院做经皮冠状动脉支架置入手术。术后第2天极度疲乏，汗出淋漓，患者有糖尿病，要求配合中药治疗。就诊时见精神疲惫，自汗多，口渴不欲饮，胸微闷，大便偏干，舌质光红无苔，脉细弱。辨证为心肾气阴亏虚，气不敛津。治宜益气养阴，敛阴止汗。方用加减复脉汤合生脉散加减。

处方：炙甘草10g，干地黄24g，生白芍15g，麦冬15g，人参15g，五味子10g。

3剂。常法煎服。药后汗止，诸症好转，夜寐稍差，舌苔薄白，脉细缓。照上方去五味子，加茯苓10g，再服5剂，症状基本消除。

按语：本例患者有糖尿病病史，素体气阴不足，术后气阴更加亏虚。临床上阴液亏虚，心肾失养则神疲倦怠，口渴不欲饮，舌质光红无苔，脉细弱；心气虚则胸微闷，脉弱无力；气虚不能敛津液则自汗多；阴虚肠道失润则大便干。方用加减复脉汤滋养阴液，生脉散益气生津，敛阴止汗，阴复气升则诸症得以消除。

【方剂点评】复脉汤乃仲景之名方，然吴鞠通认为温病与伤寒在诸多方面有区别，故在其基础上去掉了辛甘化阳的药物，以防伤阴之弊，如人参、桂枝、生姜、大枣，加酸敛之芍药，成为著名的加减复脉汤，用于治疗温病的相关证型，并结合临床证候化裁出一甲复脉汤、二甲复脉汤、三甲复脉汤，使其作用更加全面。

【方歌与趣味速记】

方歌：加减复脉炙甘草，地黄芍冬胶麻仁。滋阴养血兼润燥，热羁阴亏服莫论。

趣味速记：草地烧东阿人（草地芍冬阿仁）。

【参考文献】

[1] 赵炎，许增宝，庄连奎.加减复脉汤治疗蝮蛇咬伤致心肌损害96例[J].实用中西医结合临床，2003，3（5）：46.

[2] 陈锦芳.加减复脉汤的临床应用[J].江苏中医药，2008，40（3）：12.

开 窍 方

开窍方是具有开通机窍，启闭醒神作用的一类方剂，主要以芳香开窍之品组成，适用于温病热邪陷入心包、湿热酿痰蒙蔽机窍等证候。

开窍方在治疗温病时要注意：需鉴别闭证与脱证；开窍之品大多气味芳香，不可久服，中病即止，过用则伤正气；开窍方多为丸散，便于急救时用，昏迷不能口服者，可用鼻饲等法。

现代药理研究证实，开窍方具有调节血压、抗惊厥、抑菌灭毒、调节中枢神经系统功能、维持机体正常生理功能等作用。

苏合香丸

（《太平惠民和剂局方》）

【组成】白术　青木香　乌犀屑（用代用品）　香附子（炒去毛）　朱砂（研，水飞）　诃黎勒（煨，去皮）　白檀香　安息香（别为末，用无灰酒一升熬膏）　沉香　麝香（研）　丁香　荜茇各二两　龙脑（研）　苏合香油（入安息香膏内）各一两　薰陆香（别研）一两

【用法】上为细末，研后调匀，用安息香膏并炼白蜜

和为丸剂，每服旋丸如梧桐子大。晨取井华水，温冷任意，化服四丸。老人、小儿可服一丸。温酒化服亦得，并空腹服之。

【功效主治】芳香开窍，行气止痛。主治中风，中暑，痰厥昏迷，心胃气痛。

【方解】本方是治疗寒闭证的代表方。方中苏合香、麝香、冰片、安息香芳香开窍，辟秽化浊，共为君药。臣以木香、香附、丁香、沉香、白檀香、乳香以行气解郁，散寒止痛，理气活血。佐以辛热之荜茇，温中散寒，助诸香燥药以增强驱寒止痛开郁之力；犀角（水牛角代）清心解毒；朱砂重镇安神，二者药性虽寒，但与大队温热之品相配，则不悖温通开窍之旨。白术益气健脾，燥湿化浊；诃子收涩敛气，二药一补一敛，以防诸香辛散走窜太过，耗散真气。

本方配伍特点是集诸芳香药于一方，既长于辟秽化浊，又可行气温中止痛，且散收兼顾，补敛并施，既可加强芳香开窍与行气止痛之效，又可防止香散耗气伤正之弊。

【现代研究】

1. 观察苏合香丸经皮给药佐治婴幼儿继发性麻痹性肠梗阻的疗效。结果证实其疗效优于插胃管及肛管排气。

2. 大量现代药理研究表明本品有抗血小板凝集，保护心肌，抑制血管收缩，抗炎镇痛等作用。苏合香可治疗冠心病与其抗血小板、抗凝血、促纤溶活性和抗血栓形成的作用有关。

3. 临床用苏合香丸治疗多种疾病：中暑：对于中暑属

阴证，症见四肢厥逆、冷汗自出、面色苍白、神昏不省人事、呼吸浅促、脉微欲绝者，可用苏合香丸口服或鼻饲，每次1丸，每日2次，疗效良好。此外，还可以苏合香丸1丸化开，配以三仁汤、甘露消毒丹合用，鼻饲给药，以治疗暑湿秽浊蒙闭心神的中暑重症，症见高热神昏、舌质红绛、苔白滑垢腻、脉濡数者。历代医家多认为苏合香丸辛香温解，不宜用于邪热所致之证，这一临床新用法证实了苏合香丸的治疗范围更大。嗜睡：苏合香丸用于治疗嗜睡，为每日早晚各1丸，研碎吞服，配合温胆汤加减，有较好的疗效。呃逆：对顽固性呃逆也可用苏合香丸治疗，每服1丸，每日3次，也有较好的疗效。胆道蛔虫胆绞痛：苏合香丸可缓解胆道蛔虫胆绞痛，每次1丸，1日2～3次，温开水送服，服药间隔4～5天。若有呕吐或服药困难者，可配合肌注甲氧氯普胺2毫升，即刻送服。服药后在30～60分钟内症状消失或缓解，一般用药不超过3丸。治疗时要注意配合纠正水及电解质紊乱、抗感染及驱虫治疗。

4. 用于治疗脑血管意外，癔症性昏厥，突然精神刺激而致昏厥及癫痫，脑震荡等病所致的突然昏厥，证属寒湿痰阻，气郁闭塞清窍即寒闭神昏。冠心病心绞痛证属寒凝气滞，血瘀痰阻或食物中毒属气滞寒凝或吐泻昏迷者亦可用之。

【文献选录】

吴崑《医方考》：病人初中风，喉中痰塞，水饮难通，非香窜不能开窍，故集诸香以利窍；非辛热不能通塞，故用诸辛为佐使。犀角虽凉，凉而不滞；诃黎虽涩，涩而生津。

世人用此方于初中之时，每每取效。丹溪谓辛香走散真气，又谓脑、麝能引风入骨，如油入面，不可解也。医者但可用之以救急，慎毋令人多服也。

徐大椿《医略六书》：苏合香丸诸香凑合，白术健中，功专温中通窍，善开寒闭厥晕，为中风斩关夺门之将。独用犀角一味，为热因寒用之向导。白蜜润燥，朱砂安神，菖蒲通窍，酒以行其药力也。洵为崇乘诸中窍闭厥晕之方。

李畴人《医方概要》：苏合香丸用诸香合成。苏合香出自外国。安息香出自安息国，并能透窍开闭，犀角、脑、麝幽香凉心肺，香附、木香、丁香、沉香，宣气通窍化痰，以白术一味，坐镇中宫，朱砂宁心安神。而后诸香彻上彻下，无所不通，亦无所不开，斯气厥、痰秘、尸厥、一切不正之邪，无所不祛矣。此方专治气分闭结，不入血分。一方加檀、荜、勒，则燥涩太过，不相宜矣。

谢观《中国医学大辞典》：此方取诸香以开寒闭，与牛黄丸皆为中风门中夺门开关之将。然牛黄丸开热阻关窍，此则开寒阻关窍。方中用犀角为寒因寒用之向导，与至宝中用龙脑、桂心无异……一方去檀香、荜茇、诃黎勒三味，以其太涩燥之故。又方中冰、麝分量太重，用时宜减大半。

【医案举隅】

案例1：黄某，男，13岁。1985年5月17日初诊。

自诉两眼挤动已3年。当初因被家长训斥后哭泣上学，晚间即发现两眼挤动，未予重视。症状逐渐加重后，经某医院眼科检查：视力正常，双眼结膜充血，屈光间质透明，眼底未见异常，诊为双眼慢性结膜炎。近20天症状明显加重而就医。诊见：两眼频繁挤动，口鼻亦随之搐动，约 57 次 / 分，两眼干涩，眼睑青暗。舌苔薄白，脉弦。诊为双眼挤动症。证属风寒外袭，胞络痹阻。治当祛风散寒，温经通络。遂投苏合香丸 10 丸，每服 2/3 丸，以菊花 10g，芥穗 5g 煮水送服。日服 2 次。

1 周后复诊：症状明显减轻，两眼挤动次数明显减少，约 12 次 / 分，两眼润泽，苔薄，脉弦缓，上药继服 9 日。

三诊：上述症状消失，两眼润泽，面色红润，精神愉快，投六味地黄丸 5 丸，以善其后。随访 3 年，病未复发。

按语：肝开窍于目，主风主动。泪出当风，肝经为风邪乘袭，眼睑络脉闭阻，故眼睑青暗。气血运行不畅，眼睑失养，则两目干涩，频频挤动。吾取苏合香丸行气散寒，通络止痉之功，使邪气去，络脉通，气血运行，两目得养而告捷。

案例 2：孙某，男，8 个月。1985 年 3 月就诊。

母代诉：4 个月前，因感冒突发喘息，气急憋闷，经我院儿科诊为间质性肺炎，用抗生素治疗收效不显，求治于余。刻诊：形体肥胖，喘息气急，喉间有痰鸣声，面色黄白，舌苔薄白，指纹黄淡。证属邪气闭肺，气机不宣，治当理气化痰。投苏合香丸 2 丸，每次 1/3 丸，日服 2 次。服用 1 丸后，症状明显减轻，一日内只发作 2 ~ 3 次，每次约 1 小时，喉间已无痰鸣。守方继服 6 丸而愈。

按语：小儿素体肥胖，脾虚湿蕴，外邪乘袭，引动痰湿，肺气不宣，肃降失令而呼吸急迫。宗《金匮要略》“病痰饮者，当以温药和之”之义，取苏合香丸化痰理气之功而治愈。

【方剂点评】本方所治，多因寒邪或痰浊致气郁闭阻，蒙蔽清窍，扰乱神明所致，属寒闭之证，治当以温通开窍，行气化浊为大法。方中苏合香、安息香辛温芳香，祛瘀豁痰辟秽，开窍醒神，麝香、冰片走窜开窍，通达经络，行气活血，共为君药；配合诸香窜行气之药青木香、白檀香、沉香、乳香、丁香、香附为臣，以辛散温通，行气开郁，散寒化浊，活血止痛，并能调理脏腑气血之郁滞以使畅通；佐以辛热之荜茇，温里散寒，合上述十种辛香之品，尤能增强散寒、止痛、开郁的作用，白术健脾补中，燥湿化浊，诃子温涩敛气，此两者与诸香药配伍，寓涩于通，可补气收敛，以防辛香太过，耗散正气，更配犀角清心解毒，其性寒而不遏，清灵透发，朱砂重镇安神，均为佐药。总观全方，以芳香走窜，启闭开窍为主，重点配伍辛温走散之品为辅佐，大力宣通三焦气机，调畅气血，祛寒泄浊，并少佐补气敛涩之品，如此组方，既可加强诸香药开窍与行气止痛之效，又不至于耗散真气，故可成为有制之师。此方配伍极为严谨，共奏芳香开窍，行气化浊之效，确为救急良药，是温通开窍之常用代表方。

本方又是适用于心腹疼痛属于气滞寒凝的有效方剂。以突然昏倒，不省人事，牙关紧闭，苔白脉迟为证治要点。中风，突然昏倒，牙关紧闭，不省人事；感触秽恶之气，胸腹满痛而冷，痰壅气闭或突然昏迷；时疫霍乱，腹痛胸痞，欲吐泻不得，甚则昏迷。以上诸症多伴面色青白，口鼻气冷，手足不温，苔白滑，脉沉迟有力等症状。本方中芳香走窜的药物较多，有碍胎元，孕妇忌服。热闭证、脱证不宜使用本方。本方常用于现代流行性乙型脑炎、肝性脑病、冠心病心绞痛、心肌梗死等属于寒闭或寒凝气滞者。

【方歌与趣味速记】

方歌：苏合香丸麝香息，木丁朱乳荜檀襄。牛冰术沉诃香附，中恶急救莫彷徨。

趣味速记：傻朱熹久想刻冰笔。

【参考文献】

[1] 杜德锋．苏合香丸经皮给药佐治婴幼儿继发性麻痹性肠梗阻——附36例报告[J]. 新医学，2003，（S1）：31-32.

[2] 朱亮，冷红文，谭力伟，郭济贤．苏合香抗血栓作用[J]. 中成药，1990，（09）：31-32.

[3] 袁家昶．苏合香丸治疗胆道蛔虫病[J]. 陕西中医，1985，（07）：322.

[4] 王凤阳．高桂券．苏合香丸的临床新用[J]. 辽宁中医杂志，1990，（2）：19.

安宫牛黄丸

（《温病条辨》）

【组成】牛黄一两　郁金一两　犀角一两　黄连一两　朱砂一两　梅片二钱五分　麝香二钱五分　珍珠五钱　山栀一两　雄黄一两　金箔衣　黄芩一两

【用法】上为极细末，炼老蜜为丸，每丸一钱，金箔为衣，蜡护。大丸口服，每次 1 丸，小丸每次 2 丸，病重者每日 2 ～ 3 次。昏迷不能口服者，可用温开水化开，鼻饲给药，小儿酌减。

【功效主治】解热祛毒，通窍镇静。主治风温、春温、暑温疫毒，燔灼营血，热陷心包，痰热上蒙清窍所致高热烦躁，神昏谵语，或舌蹇肢厥，以及中风痰壅，突然昏迷，面赤气粗，口眼歪斜，小儿外感，热极生风，风痰上扰，高热烦躁，喉间痰鸣，神昏谵妄，惊厥抽搐。

【方解】本方治疗温热病之邪陷心包或痰阻心窍所致的高热神昏，是急救用的丸剂。方中以牛黄清热解毒，豁痰开窍，息风止痉；犀角咸寒，清营凉血，安神定惊；麝香芳香，通达经络，开窍醒神，共为主药。辅以黄芩、黄连、栀子苦寒降泄，泻火解毒以助牛黄、犀角清泄心包之热；雄黄解毒豁痰；冰片、郁金通窍醒神，化痰开郁；朱砂、珍珠、金箔清心镇静安神，息风止痉定惊，共为佐使药。诸药合用，共收清热解毒，豁痰开窍之效，为治疗高热神昏、中风痰迷的要药。

【现代研究】现代对安宫牛黄丸的研究表明，安宫牛黄丸能够降低脓毒症大鼠模型的死亡率，提高脓毒症休克大鼠的体温和白细胞计数，对脓毒症大鼠有较好的保护作用。同时，安宫牛黄丸具有降低脓毒症大鼠血清 ALT、AST 水平的趋势，能够显著降低脓毒症大鼠血清 TB 水平、肺脏 MPO 活性、血浆内毒素含量，对脓毒症大鼠的主要脏器功能有明显的改善作用；能够显著下调脓毒症大鼠肝脏、肺脏、肾脏等主要脏器中早期炎症介质 TNF-α 和晚期炎症介质HMGB-1mRNA、STATI、STAT3mRNA的表达；还能显著降低JAK/STAT通路中STATI和STAT3DNA结合活性，降低JAK/STAT通路的活化程度。安宫牛黄丸药效可使脑组织ATP酶活性升高，可改善脑损伤，促清醒。

【文献选录】

吴鞠通：牛黄得日月之精，通心主之神；犀角主治百毒、邪鬼瘴气；珍珠得太阴之精而通神明，合犀角补水救火；郁金草之香，梅片木之香，雄黄石之香，麝香乃精血之香，合四香以为用，使闭固之邪热温毒深在厥阴之分者，一齐从内透出，而邪秽自消，神明可复也；黄连泻心火，栀子泻心与三焦之火，黄芩泻胆、肺之火，使邪火随诸香一齐俱散也；朱砂补心体，泻心用，合金箔坠痰而镇固，再合珍珠、犀角为督战之主帅也。

张秉成：热邪内陷，不传阳明胃腑，则传入心包。若邪入心包，则见神昏谵语诸症，其势最虑内闭。牛黄芳香气清之品，轻灵之物，直入心包，辟邪而解秽；然温邪内陷之证，必有黏腻秽浊之气留恋于膈间，故以郁金芳香辛苦，散气行血，直达病所，为之先声，而后芩连苦寒性燥者，祛逐上焦之湿热；黑栀清上而导下，以除不尽之邪；辰砂色赤气寒，内含真汞，清心热，护心阴，安神明，镇君主，辟邪解毒。

【医案举隅】

案例：蒋某，男，28岁，未婚。

1987年6月失恋，初起闷闷不乐，夜不成眠，继则狂乱奔走，面红目赤，妄言秽语不绝口，喜怒无常，甚则弃衣寻觅对象，每用氯丙嗪、安定片等镇静剂，狂躁暂时收敛，不数日狂乱如故。病延半年，某日注射氯丙嗪后由其家属带来就诊。刻下诊见：所答非所问，时或傻笑，以前所为一概不知，口气臭秽，尿黄便结，舌红稍绛，苔黄腻，脉弦滑数。诊为狂证。

处方：安宫牛黄丸（北京同仁堂产者效最佳），每日服 1 丸。并以礞石滚痰丸合生铁落饮化裁：青礞石 6g，大黄 10g（后下），芒硝 6g（化服），黄芩 15g，生铁落 100g（先煎），胆南星 10g，石菖蒲 10g，钩藤 20g，远志 10g。每日煎服 7 剂。

药后逐渐安静，至第 7 天，狂乱未作，大便稀烂，日行 3 ~ 4 次。停服安宫牛黄丸，原方去芒硝、钩藤，加天冬 10g，麦冬 10g，大黄减至 6g，以清余火定志。继服 21 剂，停药至今未再发作。

按语：安宫牛黄丸出自《温病条辨》，为叶天士从万氏牛黄清心丸巧妙加味而成。主治温邪内陷，热入心包之证。狂证之治，重在泻火开窍安神。分析安宫牛黄丸之组方，以犀角、黄芩、黄连、山栀直折泻火，清热解毒，可捣毁狂乱之巢穴，牛黄、麝香、冰片、郁金通心开窍，恢复灵机混乱之序，辰砂、珍珠、金箔镇心安神，使亢奋之阳潜藏而不复萌动。合而用之，则泻火、开窍、安神功专效宏，与狂证之治则相契合。但须注意，此药集苦寒泻火、芳香开窍于一方，长期使用有耗阴劫液之弊，且药价昂贵，一般神情复常后即停药，尤其是火盛伤阴者，更应防其药过病所。另外，结合辨证，运用逐痰开窍、行气活血、滋阴降火等法，针对各种变生之证论治，补安宫牛黄丸之不足，则效果更良。

【方剂点评】安宫牛黄丸是临床上最常用的急症用药之一，在辨证的基础上，灵活地将安宫牛黄丸与通腑泻下剂、淡渗利水剂、滋阴潜阳剂、清营凉血剂同用，将极大程度地提高安宫牛黄丸对急危重症和疑难杂病的疗效。

【方歌与趣味速记】

方歌：安宫牛黄开窍方，芩连栀郁朱雄黄。犀角珍珠冰麝箔，热闭心包功效良。

趣味速记：安宫牛黄射雄犀牛，芩连之冰珍朱寓箔。

【参考文献】

[1] 李俊. 安宫牛黄丸对脓毒症大鼠 JAK/STAT 通路的干预作用 [D]. 广州中医药大学，2010.

[2] 李佳，张贵君，赵晖，等. 安宫牛黄丸药效组分对内毒素损伤小鼠脑组织 ATP 酶活性的影响 [J]. 现代生物医学进展，2010，10（3）：555 ~ 557.

[3] 蒙木荣. 安宫牛黄丸为主辨证治疗狂证 [J]. 中国医药学报，1992，7（1）：33 ~ 34.

紫雪丹

（《太平惠民和剂局方》）

【组成】石膏　寒水石　滑石　磁石各三斤　水牛

角　羚羊角　沉香　青木香各五两　玄参　升麻各一斤　炙甘草八两　丁香一两　芒硝制十斤　硝石精制四升　麝香五分　山朱砂三两　黄金一百两

【用法】以水一斛，先煮五种金石药，得四斗，去渣滓后，内八物，煮取一斗五升，去渣滓，取硝石四升，芒硝亦可，用朴硝精者十斤投汁中，微炭火上煮，柳木篦搅，勿住手，有七升，投在木盆中，半日欲凝，研朱砂三两，细研麝香五分，内中搅调，寒之二日成霜雪紫色。病壮人，一服二分，当利热毒，老弱人或热毒微者，一服一分。该药中病即止，不宜过用。孕妇忌服。

【功效主治】清热解毒，镇痉开窍。主治温热病，邪热内陷心包，症见高热烦躁，神昏谵语，痉厥，口渴唇焦，尿赤便闭以及小儿热盛惊厥。

【方解】本证为温热病发展过程中，热邪炽盛，内陷心包，伤及津液，引动肝风所致，其中热邪炽盛为首要病因。方中石膏、滑石、寒水石清热泻火，羚羊角凉肝息风，犀角清心凉血解毒，升麻、玄参、炙甘草清热解毒，朴硝、硝石清热散结，麝香开窍醒神，木香、丁香、沉香宣通气机，以助开窍，朱砂、磁石、金箔重镇安神。

【现代研究】现代对紫雪丹的研究表明，紫雪丹乃局方，主治烦热发狂。此方芳香开窍，宁心安神，泻火散结，息风解毒，养液理气。治内外烦热不解、发狂奔走、发斑、发黄、口疮、脚气、瘴毒、蛊毒、药毒及小儿惊痫。紫雪丹治疗热毒蕴结所致重症腮腺炎及邪毒内陷心肝，可药到病除 。另外因热毒内蕴阳明 ，多见阳明腑实证，故紫雪丹之硝石、芒硝对壮热之重症腮腺炎有釜底抽薪之功。

【文献选录】

徐洄溪：邪火毒火，穿经入脏，无药可治，此能消解，其效如响。

吴鞠通：邪入心包，舌蹇肢厥，牛黄丸主之，紫雪丹亦主之。阳明温病，下利谵语……脉不实者，牛黄丸主之，紫雪丹亦主之。暑邪……心热烦躁神迷甚者，先与紫雪丹。

【医案举隅】

案例：孙某，男，1岁10个月，1959年12月29日初诊。

发热、咳嗽5天，喘憋1天，大便秘结3天未解。两肺呼吸音减弱，有密集中小水泡音，身热40℃，无汗，神识虽清但有烦躁，面赤唇干，四肢发冷，指趾微绀，苔黄厚腻，舌微赤，脉疾。证属表里俱热，阳明燥结，有伤阴之象。治宜表里双解，兼以养阴。

处方：麻黄3g，杏仁、生地黄、连翘各10g，生石膏、芦根各30g，金银花、板蓝根、瓜蒌各18g，黄芩、甘草、青黛各6g，紫雪丹5g（分3次冲服）。服1剂。

二诊：身热退至38.5℃，烦躁已减，大便已行，喘亦好转，尚咳嗽有痰，舌尖红，苔渐退，脉转数，前方减紫雪丹为3g。又服2剂后，身热退至36.7℃，脉亦缓和，喘减咳轻，尚有痰，表证已解，尚有余热，宜清热豁痰。

处方：炙麻黄3g，杏仁、贝母、黄芩、冬瓜仁各10g，鲜芦根30g，甘草梢、薏苡仁、桔梗、竹茹各6g，生石膏、银花叶各12g。

又进4剂后诸症悉无，仅有一半声咳嗽，胸透正常。

再拟桑菊饮加减 4 剂善后。

按语：临床证实紫雪确实有效，且方中气分药居多，“泻火散结，息风定痉”，有是证用是药，但用无妨。此方芳香开窍，宁心安神，泻火散结，息风解毒，养液理气，配合得宜。原方用于成人，每服三四分，以冷开水调灌。治内外烦热不解、发狂奔走、发斑、发黄、口疮、脚气、瘴毒、蛊毒、药毒及小儿惊痫。

【方剂点评】 紫雪丹常用于治疗各种发热性感染性疾病，如流行性脑脊髓膜炎、乙型脑炎的极期、重症肺炎、猩红热、化脓性感染等疾患的败血症期、肝性脑病、小儿高热惊厥、小儿麻疹热毒炽盛所致的高热神昏抽搐。紫雪丹有很好的退烧、止痉作用，对于伴有惊厥、四肢抽动的高热、昏迷患者特别适用。

【方歌与趣味速记】

方歌：紫雪玄金草角羚，二硝四石四香升。香砂再入清高热，开窍清心痉厥宁。

趣味速记：五石两角沉木钉箱，朱元璋忙码黄金草。

【参考文献】

[1] 戴裕光. 紫雪丹开窍宁神泻火防痉 [J]. 实用中医药杂志，2002，18（2）：49.

[2] 彭鑫，汤尔群.《温病条辨》凉开三宝在疫病急救中的运用 [J]. 中国中医基础医学杂志，2011，17（12）：1309-1310.

至宝丹

（《太平惠民和剂局方》）

【组成】水牛角　朱砂　雄黄　生玳瑁屑　琥珀各一两　麝香　龙脑各一分　金箔半入药，半为衣　银箔各五十片　丁香一两　牛黄半两　安息香一两半，为末，以无灰酒搅澄飞过，滤去沙土，约得净数一两

【用法】以水牛角、玳瑁为细末，入余药研匀，将安息香膏重汤煮，凝成后，入诸药中和搜成剂，盛不津器中，并旋圆如桐子大，用人参汤化下三丸至五丸。每两岁儿服两丸，人参汤化下。

【功效主治】清热开窍，化浊解毒。主治痰热内闭心包证，以及中风、中暑、小儿惊厥属于痰热内闭者。症见神昏谵语，身热烦躁，痰盛气粗，舌红苔黄垢腻，脉滑数。

【方解】本方所治各种疾病皆因热邪亢盛，痰浊内闭心包所致。小儿惊厥用此，机理亦同。方中水牛角与麝香相配，清热开窍，共为君药；冰片与安息香均能芳香开窍，辟秽化浊，与麝香合用，开窍之力尤为显著，牛黄、玳瑁清热解毒，其中牛黄又能开窍豁痰，息风定惊，与水牛角同用，可以增强清热凉血解毒之效，俱为臣药；佐以朱砂、琥珀镇心安神，雄黄豁痰解毒，方中金箔、银箔与朱砂和琥珀同用，意在加强重镇安神之力。诸药相伍，共奏清热开窍，化浊解毒之效。原书中用人参汤化服，对于正气虚弱者，借助人参之力以益气扶正，与芳香化浊开窍药配伍，可苏醒神志，扶正祛邪，功效显著，但以脉虚者为宜。

【现代研究】现代研究表明，至宝丹具有开窍通闭，化痰镇痉的作用。适用于伤寒，温病，痰迷心窍，痰盛气粗，中风中恶，口噤不语，四肢厥冷。配合清暑祛秽之品治疗中暑、中秽。温病兼湿之证，也多用至宝丹。至宝可用于“邪入心包”以神昏为主的病证。神昏是指意识不清，甚至完全丧失，可见于急性感染性和急性传染性疾病，也可见于许多脏腑和器官疾病，如中风、重症脑损伤、肝性脑病、肺性脑病、新生儿重度缺氧缺血性脑病等引起的意识不清或昏迷等。

【文献选录】

叶天士：温邪逆传膻中，热痰蔽阻空窍……痰乃热熏津液所化，膻中乃空灵之所，是用药之最难。至宝丹，芳香通其神明之窍以驱热痰之结，极是。

吴鞠通：此方荟萃各种灵异，皆能补心体，通心用，除邪秽，解热结，共成拨乱反正之功。大抵安宫牛黄丸最凉，紫雪次之，至宝又次之。主治略同，而各有所长，临用对证斟酌可也。

张山雷：此《局方》也，清热镇怯，定魄安神。凡肝胆火炎，冲激犯脑，非此不可，洄溪所云必备之药。方下所谓诸痫急惊，卒中客忤，烦躁不眠及伤寒狂语等症，方后所谓卒中不语云云，无一非脑神经之病，投以是丸，皆有捷效。名以至宝，允无愧色。

冉雪峰：此方醒脑回苏，豁痰开窍，既解毒散结，又窜透醒豁，乃镇静剂中之要方。香可避邪，麝香、龙脑，香臭甚浓，又益之安息香，解秽宣结，悦心透脑，醒豁神经，宣通经髓。佐以乌犀、玳瑁二鳞介药，金箔、银箔二石质药，镇降潜纳之功甚大，又佐琥珀通瘀，雄黄化痰，秽浊黏滞，络阻痰塞，得之靡不开豁。西法有芳香神经剂及镇定神经剂，此方两两兼收，萃为合璧。全方药皆精华，不杂一味草木，类多醒窍通灵之品，制如法度，其效力更不可思议。细察方义，不宁诸香药窜透力大，而朱砂含汞，雄黄含砒，何一非大力透窜？不宁二金属药镇降力大，而乌犀、玳瑁、琥珀、雄黄，何一非大力镇降？且香而不烈，镇而不泄，尤显优异。

王晋三：至宝丹，治心脏神昏，从表透里之方也。犀角、牛黄、玳瑁、琥珀，以有灵之品内通心窍；朱砂、雄黄、金银箔，以重坠之药安镇心神；佐以龙脑、麝香、安息香，搜剔幽隐诸窍……故热入心包络，舌绛神昏者，以此丹入寒凉汤药中用之，能祛阴起阳，立展神明，有非他药之可及。若病起头痛而后神昏不语者，此肝虚魂升于顶，当以牡蛎救逆以降之，又非至宝丹之所能苏也。

【医案举隅】

案例：张某，女，12岁。1983年3月5日以高烧入院。

诊断：肺炎。经抗生素治疗乏效，5日请会诊。观呼吸喘促，喉间痰鸣，鼻如煤烟，神昏躁扰，唇焦齿燥，舌绛无苔，口渴饮冷，小便赤，大便结，脉右寸口浮大，左寸细数，身若燔炭，下肢厥冷，乃肺阴将绝之危候。投紫雪丹，可使气营两清，清热解毒，透邪息风，镇静开窍。并配合清燥救肺汤服用（加川贝）。次日病情缓解。第三日复诊，唯头晕，食少，口干，咳嗽，身微热有汗。

此气阴两伤，拟竹叶石膏汤加川贝母、五味子，连服两剂而痊愈出院。

按语：患者年幼，起病急，病情重，发病后传变较快，经会诊后诊为肺阴竭绝之候，投以紫雪丹。病情非但未见好转，又见加重，进一步确诊为暑温，故投加减白虎汤送服至宝丹，病情逐步好转。

【方剂点评】至宝丹亦是凉开方剂的常用代表方。以神昏谵语，身热烦躁，痰盛气粗为证治要点。现代流脑、乙脑、中毒性痢疾、尿毒症、脑血管意外、肝昏迷等属痰热内闭心包证，均可用之。神昏谵语由于阳盛阴虚所致者不宜使用。

【方歌与趣味速记】

方歌：至宝朱砂麝息香，雄黄牛角和牛黄。金银二箔兼龙脑，琥珀还同玳瑁良。

趣味速记：龙虎射杀雄牛，安带金银角。

【参考文献】

[1] 邵雅斐.《温病条辨》中“凉开三宝”用法初探[J].实用中医内科杂志，2008，22（5）：14-15

[2] 宋乃光.《温病条辨》辛凉三剂、开窍三宝的组成与应用特点[J].江苏中医药，2008，40（3）：1-3.

[3] 龚其恕.“三宝”的临床运用[J].四川中医，1985，（8）：21.

固 脱 方

固脱方是具有益气敛阴、回阳固脱作用的一类方剂，主要由补气助阳、涩阴敛汗固脱之品组成，适用于患者正气素虚而邪气太盛，或汗下太过，阴液骤损，阴伤及阳导致的气阴外脱或阳气外脱的脱证。

固脱方在治疗温病时要注意：用药应快速及时；应根据病情轻重适当掌握给药次数、间隔时间、用药剂量，并随时根据病情变化做相应的调整；在正气欲脱的同时又见神昏等邪闭心包的症状，则应固脱与开窍并用；脱证得以纠正后，应注意有无邪热复炽等现象，根据具体情况辨证论治。

现代药理研究证实，固脱方能够强心、抗休克，具有改善微循环等作用。

参附汤

（《正体类要》）

【组成】人参半两　附子（炮，去皮、脐）一两

【用法】为粗末，分作三服，每服加生姜十片，垂危者倍之。

【功效主治】益气回阳救脱。主治元气大亏，阳气暴

脱证。症见汗出黏冷，四肢不温，呼吸微弱，或上气喘急，或大便自利，或脐腹疼痛，面色苍白，脉微欲绝。

【方解】 参附汤是治阳虚欲脱的有效名方，强心的效力最强。阳虚欲脱，病势垂危，急用大温大补之品以回阳救脱，庶几可以转危为安。方中人参甘温大补元气，能起衰竭于式微，回阳气于将绝；附子大辛大热，温壮元阳，是回阳救逆要药，能助人参生发阳气。二药相配，共奏回阳固脱之功。《删补名医方论》说："补后天之气，无如人参；补先天之气，无如附子，此参附汤之所由立也……二药相须，用之得当，则能瞬息化气于乌有之乡，顷刻生阳于命门之内，方之最神捷者也。"

【现代研究】 参附汤配合西药升压治疗急性心肌梗死合并心源性休克患者可明显提高升压药的疗效，降低无效率和死亡率。参附汤通过保护糖皮质激素受体（GCR），提高机体血浆皮质酮（GC）系统在失血性休克过程中的生物学效应，可能是其益气回阳救逆功效的重要作用机制之一。参附汤上调失血性休克大鼠糖皮质激素受体的作用未见器官特异性。参附汤能通过抗氧化应激作用减低阿霉素的心脏毒性，保护心肌细胞。具有温阳补肾作用的参附汤能促进自体移植小鼠造血干细胞的归巢。参附汤与丁丙诺啡联合应用能有效地缓解和控制戒断症状，递减顺利，但不能影响位置偏爱效应，由此推测亦不能减轻大鼠对阿片类药物的渴求感。刘菊妍等通过实验探讨加味参附汤药治疗慢性阿片类依赖戒断综合征的临床疗效，能显著提高吗啡依赖大鼠各脏器及血液中的SOD含量，从而具有戒毒作用。

【文献选录】

徐大椿《医略六书》：附子补真阳之虚，人参扶元气之弱，姜、枣调和营卫，领参、附以补真阳之不足而卫外为固也。水煎温服，使真阳内充，则卫气自密而津液无漏泄之虞，何致厥冷不暖，自汗不止哉？

怀远《古今医彻》：夹阴伤寒，内外皆阴，阳气顿衰，必须急用人参健脉以益其元，佐以附子温经散寒。舍此不用，将何以救之？

唐宗海《血证论》：人之元气，生于肾而出于肺，肺阴不能制节，肾阳不能归根，则为喘脱之证，用附子入肾以补阳气之根，用人参入肺以济出气之主，二药相济，大补元气，气为水之阳，水即气之阴，人参是补气之阴，附子是补水之阳，知此，则知一切补气之法。

吴谦《删补名医方论》：先身而生谓之先天，后身而生谓之后天。先天之气在肾，是父母之所赋；后天之气在脾，是水谷之所化。先天之气为气之体，体主静。故子在胞中赖母息以养生气，则神藏而机静。后天之气为气之用，用主动。故育形之后资水谷以奉生身，则神发而运动。天人合德，二气互用，故后天之气得先天之气则生，生而不息。先天之气得后天之气始化，化而不穷也。若夫起居不慎则伤肾，肾伤则先天气虚矣。饮食不节则伤脾，脾伤则后天气虚矣。补后天之气莫如人参，补先天之气无如附子，此参附汤之所由立也。视二脏虚之微甚，参、附量为君主。二药相须，用之得当，则能瞬息化气于乌有之乡，顷刻生阳于命门之内，方之最神捷者也。若表虚自汗，以附子易黄芪，名人参黄芪汤，补气兼止汗。失血阴亡，以附子易生地，名人参生地黄汤，固气兼救阴。寒湿厥汗，以人参易黄芪，名芪附汤，补阳兼固表。此皆参附汤之转换变化法也，医者扩而充之，不能尽述其妙。

【医案举隅】

案例1：女性，60岁。

因复发腹胀、小便少3月余入院，有肝硬化病史7年余，5年前行脾切除术。其间肝硬化腹水反复发作，每次发作均需住院，病情缓解后出院。3个月前复发腹胀，小便少，伴见下肢浮肿，纳呆，神倦乏力，齿龈出血。入院查体：HR 86次/分钟，BP100/20mmHg，T37.0℃。慢性肝病面容，神志清楚，胸廓对称，心音较低，肺部无异常，腹隆起，腹壁静脉曲张，叩诊移动性浊音，下肢中度水肿，肝功能检查示总白蛋白59g/L，ALB 25g/L，无黄疸，入院后完善辅助检查，做腹部彩超发现肝内有低密度灶，提示肝癌。后到省级医院确诊肝癌。行支持对症治疗，支链氨基酸250毫升/次，1次/天，静脉滴注，人血白蛋白10g静滴，1次/天，水溶维生素2支/次，1次/天，生脉注射液40mL静脉滴注，1次/天，静脉滴注头孢匹胺1.0克/次，预防感染。经治疗月余后，患者病情逐步加重，精神极差，小便量少，血压下降，BP80/40mmHg，呼吸频急，约30次/分钟，神志恍惚，HR126次/分钟，心音低弱，面色苍黄，体力极差。后经中医会诊口服参附汤，回阳救逆，大补元气。服1剂后，患者神志转清，精神好转，小便明显增多，腹胀腹大减轻，患者可自行从床上坐起，纳食增加，BP100/65mmHg，HR92 次 / 分钟，生命体征稳定。

按语：参附汤为中医临床常用的急救方，用于元气大亏，阳气暴脱，脉微欲绝，四肢不温，呼吸微弱之危象。方中人参甘温，大补元气，附子大辛大热，温壮元阳，二药相配共奏回阳固脱之功，《删补名医方论》说："补后天之气，无如人参；补先天之气无如附子，此参附汤之所以立也……二药相须，用之得当，则能瞬息化气于乌有之乡，顷刻生阳于命门之内，方之最神捷者也。"

案例 2：张某，男，80 岁，2004 年 11 月 9 日初诊。

患者素有高血压、陈旧性心肌梗死、心功能不全、肾功能不全、呼吸衰竭等多种疾病。近 4 天来出现发热，体温在 38℃以上，双肺可闻及大量湿啰音。血象 WBC 为 14×10^9/L，N 为 0.80，X 线检查示双肺纹理增粗，可见多发小片状阴影，考虑为肺部感染。先后足量应用头孢拉定、阿莫西林、舒巴坦治疗，体温未能得到控制。昨晚血压突然下降，冷汗出，四肢不温，尿少，心律不齐，BP9.5/5kPa，经静滴多巴胺仍难以维持。邀中医会诊时，患者处于昏迷状态，面色萎黄，呼吸快而稍显微弱，手足不温，皮肤湿冷，脉细弱而不齐。病乃厥证，证属热毒炽盛，元阳虚脱。法当清热解毒，益气回阳。

拟方：①红参 20g，熟附片 1g。每日 1 剂，水煎取汁 100mL，1 次鼻饲送下。②生黄芪 30g，金银花、连翘、柴胡、黄芩、丹参、麦冬、石菖蒲各 15g，板蓝根 20g，知母 30g。每日 1 剂，水煎 2 次，去渣浓缩成 100mL，分两次鼻饲。

服上药5剂，血压回升。升压药在2天前已可减量至原来的1/3，而血压可维持在17.5/10.5kPa，体温降到36.8℃，四肢转温，尿量正常，脉细。停用升压药。再进5剂，体温正常，血压稳定，无期前收缩，尿量正常。

按语：肺部感染是临床常见的对老年人生命威胁较大的疾病，多病情复杂，治疗棘手，特别是在多脏器病症基础上并发的肺部感染，选择抗生素常有多种顾虑，且往往效果不佳。中药及中西医结合治疗常能取得意想不到的效果。该案患者年龄大，病种多且危重，由于正气虚弱，招致外邪乘虚而入，并无力驱邪外出，以致毒邪炽盛，正难胜邪，元阳衰惫，故成阳脱之证。面对此一危重病例，一方面配用参附汤益气回阳救逆，另一方面配用小柴胡汤加减清热解毒，透热外出。攻邪而不伤正，补虚而不留邪，充分发挥了中医药抢救危重症的独有优势，从而取得良好效果。

【方剂点评】参附汤是中医治疗急重症的名方。关于该方及方中人参、附子两药，前贤多有论述，如《伤寒蕴要》中说："附子，乃阴证要药，凡伤寒传变三阴及中寒夹阴，虽身大热而脉沉者必用之，或厥冷腹痛，脉沉细，甚则唇青囊缩者，急须用之，有退阴回阳之力，起死回生之功。近世阴证伤寒，往往疑似不敢用附子，直待阴极阳竭而用之已迟矣。且夹阴伤寒，内外皆阴，阳气顿衰，必需急用人参健脉以益其原，佐以附子，温经散寒，舍此不用，将何以救之？"清代虞抟说："附子禀雄壮之质，有斩关夺将之气，能引补气药行十二经，以追复散失之元阳；引补血药入血分，以滋养不足之真阴；引发散药开腠理，以驱逐在表之风寒；引温暖药达下焦，以祛除在里之冷湿。”《本草正要》说：“人参，味甘、微苦、微温。气味颇厚，阳中微阴。气虚血虚俱能补，阳气虚竭者，此能回之于无何有之乡；阴血崩溃者，此能障之于已决裂之后。”《本草新编》：“人参能入五脏六腑，无经不到……肝中之血，得人参则易生，世人以人参气分之药，绝不用之疗肝肾，此医道之所以不明也。”

本方主治阳气暴脱所致的四逆、汗出、脉微垂危之证。《素问·生气通天论》称“阳气者，若天与日，失其所则折寿而不彰”，今阳气暴脱，危及生命，故当急救固脱，力挽垂危，故从大温大补，益气固脱而立法。方中人参甘温大补元气，附子大辛大热，温壮元阳，二药相配，具有上助心阳，下补肾命，中温脾土，共奏回阳固脱之功，用之得当，则能力救垂危。本方为回阳益气救脱之剂，只宜用于脱证，对闭证则禁用。据临床报道，本方治疗心力衰竭属于心肾阳虚，阳气欲脱，脉微欲绝，或兼咳喘气短，动则尤甚，手足不温，小便不利，或见浮肿汗出，脉虚数无力，舌淡嫩等症者，有显著疗效。对休克型肺炎，辨证属脱证厥逆者，用此方大补元气，回阳固脱，在用药 12 ～ 15 小时后即可使休克缓解。

参附汤方药味虽少而用量较重，功力专而无所牵制，是以阳气虚脱非此莫属。方中人参不能用党参代替，以免药不胜病。本方亦可治疗阳虚自汗。现代临床中充血性心力衰竭之阳气暴脱者，休克之阴竭阳亡者，产后大失血，月经暴崩不止者，疮疡溃脓之血脱阳亡者都经常应用。笔者以为此方功效之宏，药力之伟，未必要等到脱垂之重证方可用，但有先后天之亏，皆可以本方加味疗之，效果甚佳。

【方歌与趣味速记】

方歌：参附汤是救急方，补气回阳效力彰。正气大亏阳暴脱，喘汗肢冷可煎尝。

趣味速记：人参与附子，回阳救脱功。

【参考文献】

[1] 孙亚武，陆曙 . 参附汤在急性心肌梗死合并心源性休克中的治疗作用 [J]. 中国医药导报 .2008.（34）：66-67.

[2] 凌昌全，谭金兴，黄雪强 . 参附汤对休克大鼠不同器官糖皮质激素受体的上调作用 [J]. 浙江中医学院学报 .2003.（03）：56-57.

[3] 范颖，徐丹，于彩娜，林庶茹 . 参附汤对阿霉素心脏毒性大鼠心肌细胞 SOD、GSH-Px、MDA 的影响 [J]. 陕西中医学院学报 .2010.（06）：65-66.

[4] 吴顺杰，周健，吴远彬等 . 参附汤对移植小鼠造血干细胞归巢干预作用的研究 [J]. 辽宁中医杂志 .2008.（05）：780-782.

[5] 苏军凯，莫志贤，余林中 . 参附汤加味对吗啡依赖大鼠戒断症状及位置偏爱效应的影响 [J]. 中国实验方剂学杂志 .2000.（02）：26-27.

[6] 刘菊妍，吴小文 . 参附汤加味治疗海洛因依赖戒断综合征 31 例 [J]. 新中医 .2004.（01）：65.

[7] 余玉英 . 参附汤用于救治危重患者 1 例 [J]. 中国医药指

南.2011，9（2）：123.

[8] 范同心，范颖颖，参附汤治疗厥证验案举隅 [J]. 山西中医，2005，21（6）：41.

生脉散

（《医学启源》）

【组成】人参五分　麦冬五分　五味子七粒

【用法】水煎服。

【功效主治】益气生津，敛阴止汗。治气阴两伤形成的心悸气短、脉微虚汗、咽干舌燥及久咳伤肺、自汗。

【方解】本方所治为温热、暑热之邪耗气伤阴，或久咳伤肺致气阴两虚之证。方中人参甘温，益元气，补肺气，生津液，是为君药。麦门冬甘寒养阴清热，润肺生津，用以为臣。人参、麦冬合用，则益气养阴之功益彰。五味子酸温，敛肺止汗，生津止渴，为佐药。三药合用，一补一润一敛，益气养阴，生津止渴，敛阴止汗，使气复津生，汗止阴存，气充脉复，故名“生脉”。

【现代研究】现代对生脉散的研究表明，NF-KB 在慢性心力衰竭心室重构机制中起重要作用；生脉散可能通过抑制 NF-KB 逆转心室重构，改善心脏功能。生脉散可增强阿司匹林对急性冠状动脉综合征患者血清 hs-CRP 的抑制作用，还能改善治疗效果。临床应用中也不断拓宽使用范围，生脉散加减对气阴两虚型 2 型糖尿病有降血糖的作用，可缓解临床症状。生脉散可改善病毒性心肌炎患者的临床症状，纠正异常心电图，降低血清心肌酶等。加味生脉散结合西药治疗冠心病的效果显著。

【文献选录】

汪昂：人有将死脉绝者，服此能复生之，其功甚大。至于久咳肺伤，气阴两虚证，取其益气养阴，敛肺止咳，令气阴两复，肺润津生，诸症可平。

张秉成：方中但以人参保肺气，麦冬保肺阴，五味以敛其耗散。不治暑而单治其正，以暑为无形之邪，若暑中无湿，则不致留恋之患，毕竟又无大热，则清之亦无可清，故保肺一法，即所以祛暑耳。此又治邪少虚多，热伤元气之一法也。在夏月肺虚者可服之。

【医案举隅】

案例 1：黄某，男，69 岁。

患老年慢性支气管炎 10 余年。1992 年 12 月初因偶感风邪，哮喘发作。症状为：恶风，咳喘气急，喉中痰鸣，咯痰清稀，心悸多汗，睡眠差，大便干燥，小便正常，苔薄白，舌质红，脉细数。辨证为久病咳嗽气喘，伤及肺肾，致使气阴两虚。治宜益气养阴，平喘止咳。处方为自拟生脉平喘汤。

处方：党参、黄芪各 20g，麦冬、五味子、枣仁、杏仁、百部、紫菀、款冬花、枇杷叶各 15g，甘草 5g。

服用 2 剂后，气紧咳嗽稍见好转。但仍感心悸、多汗、睡眠差。在原方基础上加沙参、柏子仁、浮小麦，服药 4 剂，症状明显好转。按此方继续服用 10 剂后，病人基本恢复正常。

按语：本病多见于50岁以上的老年人，临床发病率高，尤以冬春两季为多见。其病主要在肺，因肺主气，司呼吸，外合皮毛，为五脏六腑之华盖，无论内外两邪都可犯肺，使肺气失去宣发清肃的功能，致呼吸不利，气逆而咳喘。肾主水，肾为气之根，与肺同司气体的出纳。若肾虚下元不固，或肺虚气无所往，都可导致肾失摄纳，气不归元，阴阳不相接续，气逆于肺而为喘促。故老年慢性支气管炎主要病在肺肾，以气阴两虚为多见。因此，治宜滋益气阴，补肺固金。在自拟的生脉平喘汤中，用党参、麦冬补养气阴，而五味子既可收敛耗散之气，又可敛肺生津，再加黄芪补气固表止汗，枣仁宁心、安神、敛汗，杏仁、百部、紫菀、款冬花等平喘止咳，疗效较佳。

案例2：廖某，女，10岁，1993年6月12日就诊。

患者半年前感冒，经治疗外感好转，却出现心悸、气短、神倦等症状。西医做心电图检查诊断为病毒性心肌炎。服西药病情好转，但药一停，心悸又复发，出汗多，不能活动，动则病情加重，故求中医配合治疗。其症状为面白，心悸，神倦，出汗多，口渴，苔黄质红，脉数。辨证为小儿病久致使气阴两亏。治宜气阴双补，处方为自拟加味生脉汤。

处方：党参、黄芪、麦冬、枣仁、生地黄、玉竹、白芍各10g，五味子6g，谷麦芽、浮小麦各15g，炙甘草8g。服用2剂后，病儿稍有好转。复诊时根据症状略为加减，继续治疗两月余，病儿自觉症状消失，又做心电图检查，恢复正常。

按语：本病多发于青少年，一般是因外感治疗不及时，致使病邪深入，由表及里，由腑传脏而出现心悸症状。轻者症见心慌、心悸，重则心房纤颤。现代医学认为本病是感染病毒、细菌和立克次氏体等所致。该病往往虚实夹杂，变化多端，故疗法各异。虚以气阴两虚为主，实以余热未清为多见。治疗宜以辨证论治为原则，分清阴阳虚实，标本先后，对症治疗，才能达到满意的疗效。上面列举的病例属小儿慢性病毒性心肌炎，是由上呼吸道感染所致。该小儿久病心悸、汗多，耗损心血心气，导致气阴两虚。故在自拟的加味生脉汤中，用生脉散补益气阴，另加黄芪补气，配浮小麦止汗，白芍养血敛阴，生地黄、玉竹养阴生津，谷麦芽、炙甘草补中益气，促使机体功能逐渐恢复，两个月后临床症状慢慢消失。

【方剂点评】

生脉散益气养阴生津，用于治疗温热、暑热之邪耗气伤阴，或久咳伤肺之气阴两虚证。临床应根据温热病的偏盛偏衰斟酌用方，临证加减，方药切中病机，收效良好。

【方歌与趣味速记】

方歌：生脉麦味与人参，保肺清心治暑淫。气少汗多兼口渴，病危脉绝急煎斟。

趣味速记：生脉散救“无脉人”。

【参考文献】

[1] 徐琰．生脉散对慢性心力衰竭大鼠模型心室重构的影响 [J]. 南京中医药大学学报，2012，28（3）：241-244.

[2] 汪志稀.生脉散对急性冠状动脉综合征患者血清超敏C反应蛋白调节的影响[J].检验医学与临床，2012，9（15）：1939-1940.

[3] 梁友利.生脉散加减治疗气阴两虚型2型糖尿病的疗效观察[J].中国医药指南，2012，10（29）：292-293.

[4] 刘宁奕，袁国尚，刘海莲.生脉散治疗病毒性心肌炎44例临床分析[J].现代医药卫生，2012，28（22）：3481-3482.

[5] 高桂龙.生脉散加味治疗冠心病的疗效观察[J].山东医学高等专科学校学报，2012，（06）：1-6.

[6] 旷茂瑜.生脉散加味方的临床应用[J].江西中医药，1995，26（4）：42-43.

回阳救急汤

（《伤寒六书》）

【组成】熟附子五分　干姜五分　人参五分　甘草一钱　白术一钱　肉桂五分　陈皮一钱半　五味子四分　茯苓三钱　半夏二钱

【用法】水两盅，加生姜三片，煎后，临服入麝香3厘调服。手足温和即停药，不得多服，多服则加别病。如止后，可用加味理中汤加减治之。

【功效主治】回阳救急，益气生脉。主治寒邪直中阴经，真阳衰微的真寒证。四肢厥冷，神衰欲寐，恶寒蜷卧，吐泻腹痛，口不渴，甚则身寒战栗，或指甲口唇青紫，或口吐涎沫，舌淡苔白，脉沉微，甚或无脉。

【方解】本方证是由寒邪直中三阴，阴寒内盛，真阳衰微欲脱所致。本方以四逆汤合六君子汤，再加肉桂、五味子、麝香、生姜组成。方中以附子配干姜、肉桂，则温里回阳，祛寒通脉之功尤著。六君子汤补益脾胃，固守中州，并能除阳虚水湿不化所生的痰饮。人参合附子，益气回阳以固脱；配五味子益气补心以生脉；麝香三厘，辛香走窜，通行十二经脉，与五味子之酸收配合，则散中有收，使诸药迅布周身，而无虚阳散越之弊。诸药相合，共收回阳生脉之效，使厥回脉复而诸症自除。

【现代研究】现代研究显示，回阳救急汤可使小鼠在强抗原刺激下增强免疫反应，而回阳救急汤药液对小鼠免疫应答没有明显的调节作用。临床对老年难治性肺炎、慢性泄泻、急性心肌梗死合并休克、心源性休克、慢性心力衰竭疗效显著。

【文献选录】

汪昂：此足三阴药也。寒中三阴，阴盛则阳微，故以附子、姜、桂辛热之药祛其阴寒，以六君子温补之药助其阳气，五味合人参可以生脉，加麝香者，通其窍也。

俞根初：少阴病下利脉微，甚则利不止，脉厥无脉，干呕心烦者，经方用白通加猪胆汁汤主之。然不及此方面面顾到。故俞氏每用之奏功。揣其方义，虽仍以四逆汤加桂温补回阳为君；而以《千金》生脉散为臣者，以参能益气生脉，麦冬能续胃络脉绝，五味能引阳归根也；佐以白术、二陈健脾和胃，上止干呕，下止泻痢；妙在使以些许麝香，斩关直入，助参、术、附。

【医案举隅】

案例：陈某，女，84 岁，2010 年 6 月 29 日就诊。

病史：患者既往有脑梗死、高血压病、冠心病、系统性红斑狼疮、2 型糖尿病病史。因发热、咳嗽、咳痰 10 天，于 2010 年 5 月 8 日入住某医院呼吸科。入院时血常规和 X 线胸片提示左肺有轻度炎症；血培养提示：人葡萄球菌亚种阳性；痰培养提示：鲍曼不动杆菌（++++），白色念珠菌（++）。先后给予多种抗生素抗感染治疗无效。且见患者极度虚弱，神疲乏力，嗜睡，不能进食，二便失禁，家属要求中医药治疗。入本科症见：患者呈嗜睡貌，面色潮红，语声低微，汗多，纳差，咳嗽，咳痰无力，痰白，口干不欲饮水，手足不温，大便失禁，糊状，每天 2 次，夜尿多，舌光红，无苔，脉细数无力。查体：体温 36.6℃，右肺可闻及少量干湿性啰音，心率 90 次 / 分，无病理性杂音，双下肢无水肿，大便常规无异常。考虑患者现体质极度虚弱，不耐攻伐，故停用所有抗生素。患者血压偏低，不能进食，停用降压、降糖西药。中医诊断：厥脱，证属阴盛格阳之戴阳证。治当回阳固脱，益气生脉。方用加减回阳救急汤。

处方：黄芪 30g，高丽参（另煎）10g，附子（先煎）、白术、茯苓各 15g，法半夏 12g，肉桂、陈皮、五味子、炙甘草各 6g。

2 剂，每日 1 剂，水煎，胃管注入。

二诊：患者神志转清，精神较前好转，汗出较前减轻，纳差，轻微咳嗽，能将痰咳出，面色白，口干不欲饮水，大便日 1 次，糊状，夜尿多，舌光红，少苔，色白，脉细数无力。方药对症，效果明显，守原方加入龙骨（先煎）、牡蛎（先煎）各 30g，以潜阳之品镇摄浮阳。2 剂，如法煎服。

三诊：患者汗止，大便日 1 次，糊状，夜尿 1、2 次，舌淡，舌尖可见明显裂纹，苔白，脉沉细稍数。患者服回阳救急汤后，症状逐渐好转，仍继服上方 2 剂，如法煎服。并嘱患者多饮水，可进食少量小米粥养脾胃，助食欲恢复。

四诊：拔除胃管后，自己可进食药物及食物，大便质稀烂。为防服用回阳救急汤后阳气上扬，阴不敛阳，孤阳不生，独阴不长，治当阴阳双补。给予地黄饮子化裁。处方：熟附子（先煎）、石斛、茯苓各 15g，大枣、熟地黄各 12g，巴戟天、山茱萸各 10g，五味子、远志、肉桂、石菖蒲各 5g。

如法煎服，调理善后。7 月 12 日出院。门诊随诊半年，肺炎未复发。

按语：本案患者为老年女性，素体本虚，加之罹患多种慢性疾病，易感外邪。外邪犯肺，肺失宣降，正邪相争，故咳嗽，咳痰，发热。患者素体正气不足，抗邪无力，使用大剂量抗生素更伤正气，导致阳气虚衰，四肢失于温煦，故表现为手足不温。脾肾阳虚，运化无力，摄纳无权，故不能进食，二便失禁。阳损及阴，阴不敛阳，虚阳外越，故面色潮红，舌红，少苔，脉细数无力。治疗当用加减回阳救急汤回阳救逆，益气生脉。

方中以附子配肉桂，则温里回阳，祛寒通脉之功尤著。

六君子汤补益脾胃，固守中州，并能祛除痰饮。人参合附子，益气回阳以固脱；配五味子益气补心以生脉。诸药相合，共奏回阳生脉之效，使厥回脉复而诸症自除。本案患者正气大虚，加入黄芪益气补中，敛汗固脱。龙骨、牡蛎重镇潜阳，以防虚阳外越。患者属厥脱重症，麝香辛香走窜之力甚强，恐耗散太过对病情不利，故去麝香。患者无呕吐症状，故去生姜。本案治疗属温阳法，用加减回阳救急汤治疗老年难治性肺炎效果甚佳，说明只要辨证准确，中医药也可治疗急危重症。

【方剂点评】

本方回阳固脱，益气生脉。主治寒邪直中三阴，真阳衰微证。以四逆汤合六君子汤，再加肉桂、五味子、麝香、生姜组成。附子配肉桂，则温里回阳，祛寒通脉之功尤著。六君子汤补益脾胃，固守中州，并能祛除痰饮。人参合附子，益气回阳以固脱；配五味子益气补心以生脉，可使厥回脉复而诸症自除。方中麝香用量不宜过大。服药后手足温和即停服。若呕吐涎沫，或少腹痛者，可加盐炒吴茱萸，温胃暖肝，下气止呕；泄泻不止者，可加升麻、黄芪等益气升阳止泻；呕吐不止者，可加姜汁温胃止呕；若无脉者，可加少许猪胆汁，用为反佐，以防阳微阴盛而成阳脱之变。

【方歌与趣味速记】

方歌：回阳救急用六君，桂附干姜五味寻。加麝三厘或胆汁，三阴寒厥建奇勋。

趣味速记：陈夫人下令炒五香酱猪肉。

【参考文献】

[1] 吕新文，宋建荣，汶昕，等.中药方剂回阳救急汤对小鼠免疫力的影响 [J]. 临床和实验医学杂志，2009，8（5）：50-51.

[2] 柯斌，师林.加减回阳救急汤治疗老年难治性肺炎验案 1 则 [J]. 新中医，2012，44（3）：165-166.

[3] 吕玉秀.回阳救急汤治疗慢性泄泻 60 例疗效观察 [J]. 中国社区医师（医学专业半月刊），2009，11（18）：141.

[4] 曾启全，周波.加味回阳救急汤治疗急性心肌梗死合并休克 20 例 [J]. 中医杂志，2009，50（4）：353.

[5] 曾启全，孙智锋，陈强松，等.加减回阳救急汤对心源性休克的临床疗效 [J]. 辽宁中医杂志，2010，37（7）：1286-1287.

[6] 靳建明，王明明，李万义.回阳救急汤治疗慢性心力衰竭 180 例 [J]. 中国当代医药，2011，18（5）：100-101.